W0288612

Werner Hemm • Stefan Mair • Michael Schünemann • Ralph Wagner

Die JSO-Komplex-Heilweise

Die JSO-Komplex-Heilweise

Rezeptierbuch

von

Werner Hemm
Stefan Mair
Michael Schünemann
Ralph Wagner

Foitzick Verlag München

Wichtiger Hinweis: Die Autoren haben große Sorgfalt auf die (therapeutischen) Angaben, insbesondere Dosierung, Indikationen und Warnhinweise, verwendet. Dennoch entbindet dies den Anwender dieses Werkes nicht von seiner eigenen Verantwortung bezüglich seiner Verordnungen.

Bibliografische Information Der Deutschen Bibliothek
Die Deutsche Bibliothek verzeichnet diese Publikation in der Deutschen Nationalbibliografie; detaillierte bibliografische Daten sind im Internet über <http://dnb.ddb.de> abrufbar.

© 2003 Klaus Foitzick Verlag, München

Projektleitung: Dr. Inge Ziegler, München
Umschlaggestaltung, Satz und Layout: paper-back gmbh, München
Druck und Bindung: WB-Druck GmbH & Co. Buchproduktions KG, Rieden am Forggensee
Titelabbildung: Getty Images

Das Werk ist urheberrechtlich geschützt. Die dadurch begründeten Rechte, insbesondere die der Übersetzung, des Nachdrucks, der Funksendung, der Wiedergabe auf fotomechanischem Weg und der Speicherung in Datenverarbeitungsanlagen, auch bei nur auszugsweiser Verwertung, bleiben vorbehalten.

ISBN 3-929338-25-4
1. Auflage 2003 Foitzick Verlag, München

Inhaltsverzeichnis

Vorwort

Seit über 80 Jahren bewährt sich die JSO-Komplex-Heilweise (JKH) in der täglichen Praxis als eine auf dem Boden des traditionellen naturheilkundlichen Denkens gewachsene Therapiemethode.

Wer sich in diese Heilweise einarbeitet und mit ihr umgehen lernt, wird dies niemals bereuen müssen: Der Einsatz wird durch gute Ergebnisse in der Behandlung belohnt.

Das einzigartige Konzept der JSO-Komplex-Heilweise (JKH) mit den 55 Globulimitteln, umgeben von den Fluiden, ist ja auch so aktuell wie nie zuvor. Von jeher steht hier der Mensch im Mittelpunkt. Die Funktionen des Organismus mit all seinen Eigenschaften werden durch die Komplexmittel ideal abgebildet. Dadurch wird ganzheitlich regulierend auf die komplexen Funktionsabläufe eingewirkt.

Im Jahr 2000 haben Frau Dr. Herta Richter und Heilpraktiker Michael Schünemann das Buch „Spagirisch heilen" veröffentlicht. Dieser neue Standard erleichtert Therapeuten den Einstieg in die JSO-Komplex-Heilweise. Sehr übersichtlich und verständlich werden die Mittelreihen, die Komplexe und die jeweiligen Einzelbestandteile – aufbauend auf den Erkenntnissen von Theodor Krauß dargestellt. An Rezepturbeispielen werden Kombinationsmöglichkeiten und die Dosierung aufgezeigt.

Im vorliegenden Rezeptierbuch handelt es sich praktisch um eine konsequente Weiterentwicklung des vorangegangenen Werkes durch langjährige praktische Anwender der Heilweise. Das Rezeptierbuch zur JSO-Komplex-Heilweise wurde vollständig überarbeitet. Es enthält ein sehr differenziertes Indikationsverzeichnis und ausführliche Beschreibungen der einzelnen Mittel. Bei den einzelnen Therapievorschlägen steht die praktische Umsetzung im Vordergrund. So steht auf jeder diagnostischen Ebene ein Vorschlag bereit.

Bei vielen Indikationen wurden zusätzliche Erläuterungen mit aufgenommen, ein Glossar naturheilkundlicher Begriffe rundet das Rezeptierbuch ab.

Wir hoffen, dass sich auch das neue Rezeptierbuch zur JSO-Komplex-Heilweise in Ihrer täglichen Therapie bewährt. Für alle Ihre Informationen, Fragen und Anregungen sind wir dankbar.

Ihnen und Ihren Patienten wünschen wir viele Erfolge mit den Präparaten der JSO-Komplex-Heilweise.

München und Nürnberg, im Frühjahr 2003

Werner Hemm, Stefan Mair, Michael Schünemann und Ralph Wagner

Hinweise zur Benutzung

In diesem Rezeptierbuch sind die Indikationen in ihrem naturheilkundlichen Zusammenhang aufgeführt. Daher finden Sie Unterindikationen nicht immer in alphabetischer Reihenfolge. Diese finden Sie im Index.

Beim jeweiligen Rezept wurde in *Hauptmittel* und ergänzende Mittel unterschieden. Die Dosierung ist bei jedem Rezept genannt.

Die Mittel der JSO-Komplex-Heilweise sind sehr gut mit anderen Therapierichtungen kombinierbar. Die Biochemie nach Dr. Schüßler und die JSO Bicomplexe sind gute Beispiele dafür.

Die Mittelwahl

Hinweis für Diabetiker: Der Zuckergehalt von 80 Streukügelchen beträgt etwa 1 g (0,08 BE). Etwa 1000 Streukügelchen entsprechen damit 1 BE.

Für die Auswahl der Mittelreihe ist neben der Konstitution wichtig, welche Organe vorwiegend von der Erkrankung betroffen sind. Dabei können folgende Fragen zu Hilfe genommen werden:

- Liegt eine Stoffwechselstörung bzw. eine Funktionsstörung an einem der Stoffwechselorgane vor? → Stoffwechselmittel
- Liegt auch eine „Gewebsläsion“ (strukturelle Störung) des betreffenden Organs vor (chronische Erkrankung)? → Gewebemittel
- Soll das lymphatische System unterstützt werden? → Lymphmittel
- Wird ein Mittel zur besseren arteriellen bzw. venösen Durchblutung benötigt? → Adermittel
- Sind die Atemwege betroffen? → Brustmittel

- Liegt eine nervöse Störung vor? → Fieber- und Nervenmittel, Fluide
- Sollen Stoffwechselgifte (über den Darm) ausgeleitet werden oder das Darmmilieu reguliert werden? → Darmmittel
- Ist eine allgemeine Umstimmung nötig? → Konstitutionsmittel

Ist die Entscheidung zwischen verschiedenen Mitteln einer Reihe unklar, sollte man stets auf das Mittel mit der allgemeinsten Wirkung zurückgreifen. Dies ist immer das erste Mittel der jeweiligen Reihe (z.B. Stoffwechselmittel 1 Cochlearia cp, Gewebemittel 1 Caulophyllum cp).

Natürlich gibt es auch Patienten, bei denen viele verschiedene Störungen gleichzeitig auftreten. Soweit man diese nicht auf eine gemeinsame Ursache zurückführen kann, sind für die Mittelwahl zunächst die Hauptbeschwerden entscheidend.

Ist die Frage nach den wichtigsten Mittelreihen geklärt, kann die Rezeptur nach folgenden Regeln zusammengestellt werden:

- Aus den in Frage kommenden Mittelreihen wird das Hauptmittel entsprechend dem primär zu stärkenden Organ (bzw. seiner Funktion) ausgewählt.
- Sollte die Entscheidung zwischen verschiedenen Mitteln einer Reihe unklar sein, kann man auch auf das Mittel mit der allgemeinsten Wirkung (z.B. Stoffwechselmittel 1 Cochlearia cp, Gewebemittel 1 Caulophyllum cp) zurückgreifen.
- Da die Mittel einer Reihe einen gemeinsamen Grundkomplex besitzen, wird in der Regel nur ein Mittel einer Reihe eingesetzt. Möchte man dennoch mit verschiedenen Mitteln einer Reihe arbeiten, so sollten diese zeitlich getrennt (z.B. tageszeitlicher oder täglicher Wechsel) oder in verschiedenen Darreichungsformen gegeben werden. Krauß, der Begründer der Heilweise, beschreibt, dass sich die Fieber- und Nervenmittel in ihrer Wirkung sehr gut ergänzen, wobei Fieber- und Nervenmittel 1 Aconitum cp vor allem innerlich und Fieber- und Nervenmittel 2 Cinchona cp äußerlich angewendet wird.
- In der Regel werden darüber hinaus noch ergänzende Mittel verwendet, über deren Wahl der Ort, die Art und das Erscheinungsbild der Erkrankung entscheiden. Die Tabelle dient als Hilfestellung zur Auswahl der Ergänzungen.

Krankheitserscheinungen	Mittel
akute Entzündung	Adermittel 1 Avena cp D10 Fieber- und Nervenmittel 1 Aconitum cp D10 Capsella cp-Fluid (1–3 Tropfen in 1/8 Liter Wasser)
chronische Entzündung	Adermittel 2 Hamamelis cp Lymphmittel 1 Echinacea cp Populus cp-Fluid
juckend	Sambucus cp-Fluid oder Salbe Nettiderma®-Salbe
eitrig	Populus cp-Fluid oder -Salbe S Darmmittel 2 Tanacetum cp
blutend	Capsella cp-Fluid (1–3 Tropfen in 1/4 Liter Wasser)
fieberhaft	Fieber- und Nervenmittel 1 Aconitum cp (meist als D10)
infektiös	Darmmittel
Abwehrschwäche	Lymphmittel Darmmittel Populus cp-Fluid
chronische Zustände	Konstitutionsmittel Gewebemittel Lymphmittel Darmmittel 2 Tanacetum cp Populus cp-Fluid
anlagebedingt	Konstitutionsmittel (allgemeine Umstimmung)
nervös bedingt	Fieber- und Nervenmittel 1 Aconitum cp Stoffwechselmittel 10 Centaurium cp Fluide
Krampfbereitschaft	Stoffwechselmittel 10 Centaurium cp Sambucus cp-Fluid
Schmerzen (Neuralgien)	Viscum album cp-Fluid S Rhododendron cp-Fluid Fieber- und Nervenmittel 1 Aconitum cp D10

Neurasthenie	Viscum album cp-Fluid S Fieber- und Nervenmittel 1 Aconitum cp
allgemeine Schwäche (Rekonvaleszenz)	Adermittel 3 Hydrastis cp Lymphmittel 2 Abrotanum cp Stoffwechselmittel 1 Cochlearia cp Stoffwechselmittel 8 Veronica cp (= Stoffwechselmittel 1 Cochlearia cp + Adermittel 3 Hydrastis cp) Rhododendron cp-Fluid
Darmmilieu/Dysbakterie	Darmmittel, akut: Darmmittel 1 Allium cp chronisch: Darmmittel 2 Tanacetum cp
mangelhafte Organdurchblutung	Adermittel 1 Avena cp Capsella cp-Fluid (3-mal täglich 5 Tropfen)
venös bedingt	Adermittel 2 Hamamelis cp Gewebemittel 5 Conium cp Gewebemittel 7 Millefolium cp (= Gewebemittel 5 Conium cp + Adermittel 2 Hamamelis cp) Populus cp-Fluid
histologische Veränderungen (→ Verhärtung, Ulzera, Verdickung)	Gewebemittel (→ Gewebemittel 5 Conium cp)

Indikationen

Allergische Erkrankungen

Die Allergie ist eine erworbene Überempfindlichkeitsreaktion des Organismus. Nach Konfrontation seines Abwehrsystems mit einem Antigen kommt es zu einer hyperergischen Immunantwort. Das Antigen wird an einen inkompletten Antikörper gekoppelt. Die Folge ist eine inkomplette Antigen-Antikörper-Reaktion.

Inkomplette Antikörper können sein:

- Immunglobuline mit einer fehlenden Valenz
- T-Lymphozyten mit ausbleibendem Suppressionsmechanismus.

Klinisch werden Reaktionen vom Sofort- (B-Zellen) oder Spättyp (T-Zellen) differenziert. In beiden Fällen vermehrt sich nach jedem Kontakt mit dem Antigen der Klon von Gedächtniszellen mit der fehlerhaften Abwehrreaktion.

Vom naturheilkundlichen Standpunkt aus erscheint eine rein abwehrsteigernde Therapie wenig sinnvoll und unzweckmäßig, aber eine Umstimmungstherapie bei der allergisch-hyperergischen Entzündung als notwendig gegeben.

Als Auslösefaktoren (Allergene) gelten:

- Inhalationsallergene (Blütenstaub, Epithelabschilferungen, Dämpfe, Pilzsporen)
- Nahrungsallergene (Eiweißreiche Nahrung (Eier), Weizen (Gluten), Milch, Fisch, Nüsse, Schimmel)
- Iatroallergene (Impfseren, Kortisoninjektionen, niedermolekulare Medikamente (Sulfonamide))

- Kontaktallergene (Pflanzen, Tierhaare, Tierspeichel, Leder, Gummi, Metalle (z.B. Nickel), Kunststoffe, Pflanzenschutzmittel)
- Infektionsallergene (Viren, Bakterien, Infekttoxine).

Grundrezept

Fieber- und Nervenmittel 1 Aconitum cp D10 JSO
- Verringerung der Überreizung durch nervöse Beeinflussung; allergische Gefäßreaktion
- 3-mal täglich 5 Globuli oder 3–5 Globuli in 1/8 Liter Wasser auflösen und über den Tag verteilt schluckweise trinken

Adermittel 1 Avena cp D10 JSO
- Verringerung der übermäßigen arteriellen Gefäßaktivität; vermindert die entzündlich-allergische Gefäßerregung; reduziert die erhöhte Gefäßdurchlässigkeit und damit das allergische Ödem
- 3-mal täglich 5 Globuli oder 3–5 Globuli in 1/8 Liter Wasser auflösen und über den Tag verteilt schluckweise trinken

Stoffwechselmittel 10 Centaurium cp JSO
- spastische und allergische Diathese; allergische Gefäßreaktion; stabilisiert die RES-Funktion der Verdauungsschleimhäute
- 3-mal täglich 10 Globuli

Gewebemittel 11 Rhus toxicodendron cp JSO
- Hauptmittel bei der allergischen Diathese
- 3-mal täglich 10 Globuli

Capsella cp-Fluid
- Verringerung der übermäßigen arteriellen Gefäßaktivität; vermindert die entzündlich-allergische Gefäßerregung; reduziert die erhöhte Gefäßdurchlässigkeit und damit das allergische Ödem
- 5 Tropfen auf 1/2 Liter Wasser geben, tagsüber schluckweise trinken

Rhododendron cp-Fluid
- bei Überreizungszuständen
- 3–5 Tropfen auf 1/8 Liter Wasser schluckweise trinken

Allergische Hauterkrankungen

Kontaktdermatitis – Kontaktekzem

Akute Kontaktdermatitis – akutes Kontaktekzem

Adermittel 1 Avena cp D10 JSO
- Verringerung der übermäßigen arteriellen Gefäßaktivität. Mittel des ersten Entzündungsstadiums. Allergische und exsudative Diathese. Allergien
- 3-mal täglich 5 Globuli oder 3–5 Globuli in 1/8 Liter Wasser auflösen und über den Tag verteilt schluckweise trinken

*Stoffwechselmittel 3 Scrophularia cp JSO**
- Entgiftung und Entstauung im Lymphapparat; antikatarrhalische Wirkung; Förderung der absteigenden Lymphe
- 3-mal täglich 10 Globuli

*Stoffwechselmittel 5 Berberis cp JSO**
- akute Ausschläge, Ekzeme; Eliminationsförderung von metabolen Substanzen und hautreizenden Endprodukten. Harnsaure Diathese
- 3-mal täglich 10 Globuli

Konstitutionsmittel 5 Vinca minor cp JSO
- konstitutionelle Wirkung bei Hautausschlägen, Ekzemen; Verbesserung der Hautentgiftung und -ernährung
- abends 5–7 Globuli

* Bei Angabe zweier Mittel aus der gleichen Reihe (z.B. Stoffwechsel- oder Gewebemittel, etc.) bitte Verabreichung im täglichen Wechsel oder nacheinander verordnen!

Chronische Kontaktdermatitis – chronisches Kontaktekzem

Gewebemittel 11 Rhus toxicodendron cp JSO
- ähnlich einem Antipsorikum und Antidyskratikum Hauptmittel bei allen Diatheseformen, insbesondere der harnsauren, der exsudativen und allergischen Diathese
- 3-mal täglich 10 Globuli

Konstitutionsmittel 5 Vinca minor cp JSO
- konstitutionelle Wirkung bei Hautausschlägen, Ekzemen. Verbesserung der Hautentgiftung und -ernährung
- abends 5–7 Globuli

Stoffwechselmittel 3 Scrophularia cp JSO
- Entgiftung und Entstauung im Lymphapparat; antikatarrhalische Wirkung; Förderung der absteigenden Lymphe
- 3-mal täglich 10 Globuli

Populus cp-Fluid
- Verminderung der zur Erschlaffung führenden Gefäßreize; Reaktionsmittel der JSO-Komplex-Heilweise
- 3-mal täglich 5 Tropfen

Lupus erythematodes

Systemische Autoimmunreaktion des Bindegewebes mit Befall der Fasern und der Gefäße. Neben der Erkrankung innerer Teile ist die Haut als großes Bindegewebslager besonders prädestiniert.

DD: Medikamenteninduzierter Lupus erythematodes

Adermittel 1 Avena cp D10 JSO
- Verringerung der übermäßigen arteriellen Gefäßaktivität; vermindert die entzündlich-allergische Gefäßerregung; reduziert die erhöhte Gefäßdurchlässigkeit und damit das allergische Ödem
- 3-mal täglich 5 Globuli oder 3–5 Globuli in 1/8 Liter Wasser auflösen und über den Tag verteilt schluckweise trinken

Stoffwechselmittel 10 Centaurium cp JSO
- spastische und allergische Diathese; allergische Gefäßreaktion; stabilisiert die RES-Funktion
- 3-mal täglich 10 Globuli

Gewebemittel 5 Conium cp JSO
- funktionelle Kräftigung des Bindegewebes; antiproliferative Wirkung; Verminderung der chronisch-entzündlichen Reizung.
- 3-mal täglich 10 Globuli

Konstitutionsmittel 1 Thuja cp JSO
- Blutreinigungsmittel, auch bei Hauterkrankungen. Ausleitung und Neutralisierung von Erbgiften.
- abends 5–7 Globuli

Je nach konstitutionellen Gegebenheiten kommen auch die anderen Konstitutionsmittel in Frage.

Neurodermitis

Seite 142

Psoriasis

Seite 143

Urtikaria

Quaddelbildung der Oberhaut mit Juckreiz und blassem Ödem mit Randrötung.

Fieber- und Nervenmittel 1 Aconitum cp D10 JSO
- Verringerung der Überreizung durch nervöse Beeinflussung. Allergien. Akute fieberhafte und spastische Zustände.
- 3-mal täglich 5 Globuli oder 3–5 Globuli in 1/8 Liter Wasser auflösen und über den Tag verteilt schluckweise trinken

Gewebemittel 2 Equisetum cp JSO
- Flüssigkeitsschwellungen infolge venöser Stauungen; Veränderung der Natrium-Kalium-Pumpe; Energieminderung. Hauptmittel der hydrogenoiden Konstitution. Hydrogenoidismus.
- 3-mal täglich 10 Globuli

Sambucus cp-Fluid
- Gefäßreizungen durch im Blut enthaltene Endprodukte des Stoffwechsels; Regulation von Tonusschwankungen; Spasmen der glatten und Gefäßmuskulatur.
- 3-mal täglich 5 Tropfen

Schleimhäute und seröse Häute

Atemwege

Allergisches Asthma bronchiale

Seite 42

Heuschnupfen

*Stoffwechselmittel 10 Centaurium cp JSO**
- Regulierung des vegetativen Nervensystems, auch zur Prophylaxe
- 3-mal täglich 10 Globuli

Adermittel 1 Avena cp D10 JSO
- akute Schleimhautentzündung
- 3-mal täglich 5 Globuli oder 3–5 Globuli in 1/8 Liter Wasser auflösen und über den Tag verteilt schluckweise trinken

Fieber- und Nervenmittel 1 Aconitum cp D10 JSO
- Verringerung der Überreizung durch nervöse Beeinflussung; allergische Gefäßreaktion
- 3-mal täglich 5 Globuli oder 3–5 Globuli in 1/8 Liter Wasser auflösen und über den Tag verteilt schluckweise trinken

*Stoffwechselmittel 3 Scrophularia cp JSO**
- zu starke Schleimhautsekretion
- 3-mal täglich 10 Globuli

Populus cp-Fluid
- Schleimhautentzündung
- mit 10 Tropfen in 1/8 Liter Wasser gurgeln

ISO-Augentropfen C
- Konjunktivitis bei Heuschnupfen
- mehrmals täglich 1 Tropfen in Bindehautsack einträufeln

Rhinitis vasomotorica

Seite 58

* Bei Angabe zweier Mittel aus der gleichen Reihe (z.B. Stoffwechsel- oder Gewebemittel, etc.) bitte Verabreichung im täglichen Wechsel oder nacheinander verordnen!

Darm

Colica mucosa – allergische Komponente

Reizkolon; syn. Colon irritabile, funktionelle abdominelle Störung ohne erkennbare Ursache, die durch Bauchschmerzen, Gefühl der Flatulenz und Stuhlunregelmäßigkeiten gekennzeichnet ist.

Fieber- und Nervenmittel 1 Aconitum cp D10 JSO
- Verringerung der Überreizung durch nervöse Beeinflussung; allergische Gefäßreaktion
- 3-mal täglich 5 Globuli oder 3–5 Globuli in 1/8 Liter Wasser auflösen und über den Tag verteilt schluckweise trinken

Stoffwechselmittel 10 Centaurium cp JSO
- spastische und allergische Diathese; allergische Gefäßreaktion; stabilisiert die RES-Funktion der Verdauungsschleimhäute.
- 3-mal täglich 10 Globuli

Sambucus cp-Fluid
- Gefäßreizungen durch im Blut enthaltene Endprodukte des Stoffwechsels, Regulation von Tonusschwankungen, Spasmen der glatten und Gefäßmuskulatur
- 3-mal täglich 5 Tropfen

Darmmittel 1 Allium cp JSO
- Milieu, Regulativ für die Darmflora als „Mutter" des Immunsystems
- 3-mal täglich 10 Globuli

Gewebemittel 10 Podophyllum cp JSO
- nervöse und organische Darmerkrankungen; Erhaltung der Gewebsstrukturen
- 3-mal täglich 10 Globuli

Colitis ulcerosa

Seite 72

Morbus Crohn – allergische Komponente

Seite 88

Gefäße

Arteriitis – allergische Komponente

Adermittel 1 Avena cp D10 JSO
- Verringerung der übermäßigen arteriellen Gefäßaktivität; vermindert die entzündlich-allergische Gefäßerregung; reduziert die erhöhte Gefäßdurchlässigkeit und damit das allergische Ödem
- 3-mal täglich 5 Globuli oder 3–5 Globuli in 1/8 Liter Wasser auflösen und über den Tag verteilt schluckweise trinken

Capsella cp-Fluid
- Verringerung der übermäßigen arteriellen Gefäßaktivität; vermindert die entzündlich-allergische Gefäßerregung; reduziert die erhöhte Gefäßdurchlässigkeit und damit das allergische Ödem
- 5 Tropfen in 1/2 Liter Wasser über den Tag verteilt schluckweise trinken

Rhododendron cp-Fluid
- Förderung der Ausscheidung von Säuren (besonders Harnsäure); Verminderung der Venosität, In Verdünnung bei Allergien. Skrofulose. Lymphatismus
- 5 Tropfen auf 1/8 Liter Wasser schluckweise trinken

Endangitis obliterans – allergische Komponente

Progrediente Erkrankung der arteriellen Gefäße (besonders der Beine) infolge allergisch-hyperergischer Reaktionen, Arteriosklerose, auch diabetischer Angiopathie mit Nachlassen der Fußpulse.

Adermittel 1 Avena cp D10 JSO
- Verringerung der übermäßigen arteriellen Gefäßaktivität; vermindert die entzündlich-allergische Gefäßerregung; reduziert die erhöhte Gefäßdurchlässigkeit und damit das allergische Ödem
- 3-mal täglich 5 Globuli oder 3–5 Globuli in 1/8 Liter Wasser auflösen und über den Tag verteilt schluckweise trinken

Capsella cp-Fluid
- Verringerung der übermäßigen arteriellen Gefäßaktivität; vermindert die entzündlich-allergische Gefäßerregung; reduziert die erhöhte Gefäßdurchlässigkeit und damit das allergische Ödem
- 5 Tropfen in 1/2 Liter Wasser über den Tag verteilt schluckweise trinken

Rhododendron cp-Fluid

- Förderung der Ausscheidung von Säuren (besonders Harnsäure); Verminderung der Venosität, in Verdünnung bei Allergien. Skrofulose. Lymphatismus
- 5 Tropfen auf 1/8 Liter Wasser schluckweise trinken

Morbus Raynaud – allergische Komponente

Durch Vasokonstriktion (Gefäßkrämpfe) bedingte, anfallsweise auftretende Ischämiezustände meist an den Arterien der Finger (2.–5.); der Anfall ist gekennzeichnet durch Ischämie (Blässe), dann Zyanose und schmerzhafte reaktive Hyperämie. Bei längerem Bestehen treten sekundäre Schädigungen der Gefäßwände (Intimaverdickung, Kapillaraneurysmen) mit nachfolgender Nekrose und Gangrän auf. Auslösung durch Kälte.

Adermittel 1 Avena cp D10 JSO

- Verringerung der übermäßigen arteriellen Gefäßaktivität; vermindert die entzündlich-allergische Gefäßerregung; reduziert die erhöhte Gefäßdurchlässigkeit und damit das allergische Ödem
- 3-mal täglich 5 Globuli oder 3–5 Globuli in 1/8 Liter Wasser auflösen und über den Tag verteilt schluckweise trinken

Capsella cp-Fluid

- Verringerung der übermäßigen arteriellen Gefäßaktivität; vermindert die entzündlich-allergische Gefäßerregung; reduziert die erhöhte Gefäßdurchlässigkeit und damit das allergische Ödem
- 5 Tropfen in 1/2 Liter Wasser über den Tag verteilt schluckweise trinken

Rhododendron cp-Fluid

- Förderung der Ausscheidung von Säuren (besonders Harnsäure); Verminderung der Venosität, in Verdünnung bei Allergien. Skrofulose. Lymphatismus
- 5 Tropfen auf 1/8 Liter Wasser schluckweise trinken

Gelenke

Rheuma, u.a. Morbus Bechterew – allergische Komponente

*Gewebemittel 11 Rhus toxicodendron cp JSO**
- Eliminationsförderung von harnsauren und serösen Stoffwechselendprodukten. Hauptmittel bei allen Diatheseformen. Antipsorikum bei harnsaurer und exsudativer und allergischer Diathese.
- 3-mal täglich 10 Globuli

*Gewebemittel 4 Symphytum cp JSO**
- Hauptmittel zur Strukturverbesserung bei Bindegewebs- und allen Formen von Knochenerkrankungen
- 3-mal täglich 10 Globuli

Adermittel 1 Avena cp D10 JSO
- Verringerung der übermäßigen arteriellen Gefäßaktivität; vermindert die entzündlich-allergische Gefäßerregung; reduziert die erhöhte Gefäßdurchlässigkeit und damit das allergische Ödem
- 3-mal täglich 5 Globuli oder 3–5 Globuli in 1/8 Liter Wasser auflösen und über den Tag verteilt schluckweise trinken

Capsella cp-Fluid
- Verringerung der übermäßigen arteriellen Gefäßaktivität; vermindert die entzündlich-allergische Gefäßerregung; reduziert die erhöhte Gefäßdurchlässigkeit und damit das allergische Ödem
- 5 Tropfen in 1/2 Liter Wasser über den Tag verteilt schluckweise trinken

Magen

Allergische Gastritis

Seite 221

* Bei Angabe zweier Mittel aus der gleichen Reihe (z.B. Stoffwechsel- oder Gewebemittel, etc.) bitte Verabreichung im täglichen Wechsel oder nacheinander verordnen!

Weitere Einflussfaktoren auf die Allergie

Dyskrasie

Der Begriff aus der Humoralpathologie (Seite 483) beschreibt die fehlerhafte Zusammensetzung der Kardinalsäfte:

- Blut als Sitz der Lebenskraft
- Schleim als nährendes Prinzip
- Gelbgalle als Energieprinzip und
- Schwarzgalle als metabole Substanzen.

Nach alter Auffassung entscheiden die elementaren Qualitäten der Körpersäfte über Gesundheit und Krankheit. Abweichungen bedingen Veränderungen im Energiehaushalt und in der Zusammensetzung des organischen Substrates mit seinen physiologischen Strukturen und damit der Erregbarkeit des Gesamtorganismus und seiner Teile. Fehler in der Lebensweise (z.B. Ernährung), gestörte Funktionen der Stoffwechselorgane, hereditäre Anlagen und Organleiden verändern die Zusammensetzung der Säfte.

Die Therapie der Dyskrasien ist so vielfältig wie ihre Entstehungsmechanismen; grundsätzlich aber gilt es, die Elimination zu fördern und die Blutqualität zu verbessern.

Nach Krauß sind unter Dyskrasie vor allem Störungen der Zusammensetzung von Blut und Lymphe zu verstehen.

Förderung der Elimination

Stoffwechselmittel 5 Berberis cp JSO
- Eliminationsförderung von metabolen Substanzen und gefäß- und hautschädigenden Stoffwechselendprodukten. Leberüberreizung, Verbesserung des Gallenflusses. Akute Ausschläge, Ekzeme; metabolischer Pruritus. Regulierung der Hautfunktion. Harnsaure Diathese. Hautnervenreizung.
- 3-mal täglich 10 Globuli

Verbesserung der Blutqualität

Adermittel 3 Hydrastis cp JSO
- Verbesserung der Blutqualität und Säftezusammensetzung, Verbesserung der plastischen Kraft des Blutes und seiner Verteilung. Blutmangel.
- 3-mal täglich 10 Globuli

Genetische Determination

Allergische Erkrankungen gehören allem Anschein nach zum sog. fakultativen Vererbungsmodus. Dieser benötigt entsprechende Auslösefaktoren zur Manifestation einer Allergie (Psyche, Stoffwechsel, Säftezusammensetzung). Genetische Strukturen sind nachträglich nicht mehr veränderbar, aber dennoch therapeutisch beeinflussbar, und zwar im eugenischen Sinne.

Konstitutionsmittel 1 Thuja cp JSO
- Blutreinigungsmittel, auch bei Hauterkrankungen. Ausleitung und Neutralisierung von Erbgiften.
- abends 5–7 Globuli

Gewebsstimmung

Die Fähigkeit eines Gewebes oder des Gesamtorganismus, Reize aufzunehmen, sie adäquat zu registrieren und zu beantworten, wurde früher dem Begriff der Gewebsstimmung zugeordnet. Adäquate Reizregistrierung und -beantwortung obliegen zwei Kräften, der Sensibilität (Seite 486) und Irritabilität (Seite 484). Die Veränderung einer der beiden oder beider bedingt eine fehlerhafte Einschätzung der Reizstärke und der Reaktion auf den Reiz.

Bei einer Allergie trifft eine gleichbleibende oder leicht erhöhte Sensibilität auf eine absolut oder relativ erhöhte Irritabilität. Daher wird auf eigentlich geringfügige Reize überschießend reagiert.

Basismittel bei erhöhter Sensibilität

Fieber- und Nervenmittel 1 Aconitum cp D10 JSO
- Verringerung der Überreizung durch nervöse Beeinflussung. Allergien. Akute fieberhafte und spastische Zustände.
- 3-mal täglich 5 Globuli oder 3–5 Globuli in 1/8 Liter Wasser auflösen und über den Tag verteilt schluckweise trinken

Basismittel bei erhöhter Irritabilität

Adermittel 1 Avena cp D10 JSO
- Verringerung der übermäßigen arteriellen Gefäßaktivität. Mittel des ersten Entzündungsstadiums. Allergische und exsudative Diathese. Allergien
- 3-mal täglich 5 Globuli oder 3–5 Globuli in 1/8 Liter Wasser auflösen und über den Tag verteilt schluckweise trinken

Konstitutionen und Diathesen

Allergische Diathese

Spezifische Krankheitsbereitschaft, auf unterschiedliche Reize immer in der gleichen Art und Weise, namentlich allergisch oder allergoid, zu reagieren.

Gewebemittel 11 Rhus toxicodendron cp JSO
- Hauptmittel bei allen Diatheseformen
- 3-mal täglich 10 Globuli

Adermittel 1 Avena cp D10 JSO
- Verringerung der übermäßigen arteriellen Gefäßaktivität
- 3-mal täglich 5 Globuli oder 3–5 Globuli in 1/8 Liter Wasser auflösen und über den Tag verteilt schluckweise trinken

Stoffwechselmittel 10 Centaurium cp JSO
- Förderung der abdominellen Organisation
- 3-mal täglich 10 Globuli

Biliöse Konstitution

Seite 213

Endokrin-vegetative Konstitution

Konstitutionelle Neigung zu Funktionsstörungen im gesamten Vegetativum.

Gewebemittel 1 Caulophyllum cp JSO
- Regulation inkretorischer, auch exkretorischer Drüsen; Erhaltung der Gewebsstrukturen. Gehirnnervenmittel
- 3-mal täglich 10 Globuli

Viscum album cp-Fluid S
- vegetatives Regulans
- 3-mal täglich 10–20 Tropfen

Exsudative Diathese

Spezifische Krankheitsbereitschaft, auf unterschiedliche Reize immer in der gleichen Art und Weise, namentlich mit übermäßigen Exsudationen an Haut und Schleimhäuten, zu reagieren.

Gewebemittel 11 Rhus toxicodendron cp JSO
- Hauptmittel bei allen Diatheseformen
- 3-mal täglich 10 Globuli

Stoffwechselmittel 3 Scrophularia cp JSO
- Förderung der absteigenden Lymphe nach Krauß
- 3-mal täglich 10 Globuli

Lymphmittel 2 Abrotanum cp JSO
- Entlastung über das Lymphsystem, Verbesserung der Sauerstoffversorgung
- 3-mal täglich 10 Globuli

Gastrische Konstitution

Seite 123

Hämatogene Konstitution

Durch das funktionelle Vorherrschen des Blutsystems kommt es vermehrt zu Erkrankungen der zum gesamten Blutsystem gehörenden Organsysteme: Blut, Blutbildungsstätten und Herz-Kreislauf-System, Leber und Milz.

*Adermittel 3 Hydrastis cp JSO**
- Verbesserung der Blutqualität und Säftezusammensetzung.
- 3-mal täglich 10 Globuli

* Bei Angabe zweier Mittel aus der gleichen Reihe (z.B. Stoffwechsel- oder Gewebemittel, etc.) bitte Verabreichung im täglichen Wechsel oder nacheinander verordnen!

*Adermittel 1 Avena cp JSO**
- Verbesserung der arteriellen Gefäßaktivität und der Blutversorgung. Sauerstoffzufuhr. Optimierung der Transitstrecke
- 3-mal täglich 10 Globuli

*Adermittel 1 Avena cp D10 JSO**
- Verringerung der übermäßigen arteriellen Gefäßaktivität
- 3-mal täglich 5 Globuli oder 3–5 Globuli in 1/8 Liter Wasser auflösen und über den Tag verteilt schluckweise trinken

Capsella cp-Fluid
- Steigerung der arteriellen Gefäßaktivität und Blutbewegung. Hypotone Regulationsstörung
- 3-mal täglich 5 Tropfen

Capsella cp-Fluid (verdünnt)
- Verringerung der übermäßigen arteriellen Gefäßaktivität. Hypertone Regulationsstörung, Seite 161.
- 5 Tropfen auf 1/2 Liter Wasser

Harnsaure Diathese

Seite 43

Hydrogenoide Konstitution

Seite 124

Katarrhalisch-rheumatische Konstitution

Konstitutionelle Neigung zu katarrhalischen und entzündlichen Reizungen der Schleimhäute und serösen Häute; insbesondere bei unterdrückter Hautatmung mit Retention seröser Stoffwechselendprodukte.

Gewebemittel 11 Rhus toxicodendron cp JSO
- Hauptmittel bei allen katarrhalischen und entzündlichen Reizungen der Schleimhäute und serösen Häute
- 3-mal täglich 10 Globuli

* Bei Angabe zweier Mittel aus der gleichen Reihe (z.B. Stoffwechsel- oder Gewebemittel, etc.) bitte Verabreichung im täglichen Wechsel oder nacheinander verordnen!

Stoffwechselmittel 10 Centaurium cp JSO
- Förderung der Hautatmung
- bis zu 1/2-stündlich 10 Globuli

Lymphatische Konstitution

Konstitutionelle Neigung zu Erkrankungen der lymphatischen Organe und des „Lymphkreislaufes" im weitesten Sinne.

- Lymphatisch-hyperplastische Konstitution
  Hyperplasie des Lymphsystems mit Neigung zu exsudativer Diathese, Seite 29, allergischer Diathese, Seite 28, und adenoider Vegetation.

- Lymphatisch-hypoplastische Konstitution
  Hypoplasie des Lymphsystems – konstitutionelles Endstadium; lymphatische Stauungen und Stockungen, Kreislaufhypoplasie, Fokusentstehung, chronische Entzündungen, Indurationen, Varikosis.

Populus cp-Fluid
- Verbesserung des lymphatischen und venösen Abtransports. Reaktionsmittel der JSO-Komplex-Heilweise.
- 3-mal täglich 10 Tropfen

Stoffwechselmittel 3 Scrophularia cp JSO
- Entgiftung und Entstauung im Lymphapparat; antikatarrhalische Wirkung; Förderung der absteigenden Lymphe
- 3-mal täglich 10 Globuli

Lymphmittel 2 Abrotanum cp JSO
- Entlastung über das Lymphsystem
- 3-mal täglich 10 Globuli

Mesenchymal-hypoplastische Konstitution

Seite 124

Nephrogen-lymphatische Konstitution

Die ungenügende Ausreifung des Nierensystems führt zu Funktionsstörungen der Nieren mit Reaktionen an

- den Schleimhäuten (z.B. Gastritis, Rhinitis, ...)
- der Haut
- den Atemwegen (Bronchitis, Asthma)
- den Stoffwechseldrüsen (Leber, ...)
- den Nerven.

Stoffwechselmittel 6 Solidago cp JSO
- Nierenenergetikum, Förderung der Ausscheidungsfunktion
- 3-mal täglich 10 Globuli

Lymphmittel 2 Abrotanum cp JSO
- Verbesserung der Nutrition (Seite 485) und der Nachreifung des uropoetischen Systems.
- 3-mal täglich 10 Globuli

Plethorische Konstitution

Seite 126

Psorische Konstitution

Konstitutionelle Neigung zu Erkrankungen, denen Reaktionsblockaden zugrunde liegen. Solche Reaktionsblockaden können hervorgerufen werden durch:

- Erbtoxine
- unterdrückte Hautatmung (s. Haut- und Hautkrankheiten)
- unvollständige Krankheitsüberwindung
- unterdrückende Therapien („zugeschmierte Hautleiden")
- Anhäufung unterschwelliger Krankheitsreize (Asthma bronchiale/idiopathisch/ Umweltfaktoren, Seite 48.

Zu psorischen Erkrankungen neigen besonders Patienten mit konstitutionellen Faktoren wie Lymphatismus und Skrofulose, Seite 47.

*Konstitutionsmittel 1 Thuja cp JSO**
- trockene und insbesondere ölige Hauterscheinungen; Blutreinigungsmittel auch bei Hauterkrankungen; Ausleitung und Neutralisierung von Erbgiften
- abends 5–7 Globuli

*Konstitutionsmittel 5 Vinca minor cp JSO**
- konstitutionelle Wirkung bei Hautausschlägen, Ekzemen; Verbesserung der Hautentgiftung und -ernährung
- abends 5–7 Globuli

Populus cp-Fluid
- Reaktionsmittel der JKH; Skrofulose. Lymphatismus. Eitrige Entzündungen der Haut und der Schleimhäute. Abszesse, Fisteln, Geschwüre
- 3-mal täglich 10 Tropfen

Sykotische Konstitution

Ähnlich wie bei der psorischen Konstitution Neigung zu erbbedingten Reaktionsblockaden der Gewebe mit Disposition zu nervösen Erkrankungen, Gelenkserkrankungen, sekretorischen und inkretorischen Störungen sowie Gefäßleiden und Harnwegserkrankungen.

Konstitutionsmittel 2 Steffensia cp JSO
- seröse Erkrankungen der Harnwege und Gelenkseinheiten (Sehnen, Bänder, Gelenke, Muskeln)
- abends 5–7 Globuli

Gewebemittel 11 Rhus toxicodendron cp JSO
- Hauptmittel bei allen katarrhalischen und entzündlichen Reizungen der Schleimhäute und serösen Häute
- 3-mal täglich 10 Globuli

Populus cp-Fluid
- bei Reaktionsblockaden
- 3-mal täglich 10 Tropfen

* Bei Angabe zweier Mittel aus der gleichen Reihe (z.B. Stoffwechsel- oder Gewebemittel, etc.) bitte Verabreichung im täglichen Wechsel oder nacheinander verordnen!

Psoratherapie

Ein Wegbereiter für das Verständnis allergischer Reaktionen ist die Hahnemann'sche Psoratheorie.

Der Psora-Begriff umfasst im Wesentlichen die Tatsache, dass durch unterschiedliche Vorgänge und Zustände der Organismus oder Teile davon Reaktionsblockaden aufweisen. Beispielsweise ist der Organismus nicht in der Lage, auf entsprechende therapeutische Einwirkung adäquat zu reagieren. Solche Reaktionsblockaden können hervorgerufen werden durch:

- Erbtoxine
- unterdrückte Hautatmung (Haut als Atmungsorgan, Seite 129)
- unvollständige Krankheitsüberwindung
- unterdrückende Therapien („zugeschmierte Hautleiden“)
- Anhäufung unterschwelliger Krankheitsreize (Idiopathisches Asthma bronchiale, Umweltfaktoren, Seite 48)

Konstitutionelle Faktoren wie Lymphatismus und Skrofulose neigen besonders zu psorischen Erkrankungen.

*Konstitutionsmittel 1 Thuja cp JSO**
- trockene und insbesondere ölige Hauterscheinungen; Blutreinigungsmittel auch bei Hauterkrankungen; Ausleitung und Neutralisierung von Erbgiften
- abends 5–7 Globuli

*Konstitutionsmittel 5 Vinca minor cp JSO**
- konstitutionelle Wirkung bei Hautausschlägen, Ekzemen; Verbesserung der Hautentgiftung und -ernährung
- abends 5–7 Globuli

Populus cp-Fluid
- Verminderung der zur Erschlaffung führenden Gefäßreize. Verbesserung des lymphatischen und venösen Abtransports, venöse Blutfülle im Bauchraum. Reaktionsmittel der JKH; Skrofulose. Lymphatismus. Eitrige Entzündungen der Haut und der Schleimhäute. Abszesse, Fisteln, Geschwüre
- 3-mal täglich 10 Tropfen

* Bei Angabe zweier Mittel aus der gleichen Reihe (z.B. Stoffwechsel- oder Gewebemittel, etc.) bitte Verabreichung im täglichen Wechsel oder nacheinander verordnen!

Vikariierende Reaktionen

Als Vikariation im medizinischen Sinne wird der Leistungsausgleich eines Organs bei Insuffizienz eines anderen verstanden. Das ausgleichende Organ kann hypertrophieren, um die erhöhte Belastung zu verkraften.

Im engeren Sinne bezieht sich der Begriff auf die ersatzweise Übernahme von Ausscheidungen:

- Unterdrückte Hautatmung kann zu Asthma führen.
- Verminderte Harnausscheidung kann zur Ausscheidungsgastritis (Seite 222) führen.
- Unterdrückte Schleimhauterkrankungen können Hautreaktionen bewirken.

In der traditionellen Heilkunde wurden diese Phänomene in der Lehre vom Antagonismus (Seite 481) und Konsensus (Seite 484) behandelt.

Gewebemittel 11 Rhus toxicodendron cp JSO
- ähnlich einem Antipsorikum und Antidyskratikum Hauptmittel bei allen Diatheseformen, insbesondere der harnsauren, der exsudativen und allergischen Diathese
- 3-mal täglich 10 Globuli

Analerkrankungen

Afterjucken

Anal oder perianal auftretendes Hautjucken mit zwanghaftem Kratzen. Das Symptom ist häufig sehr unspezifisch. Die Therapie muss nach der Ursache differenziert werden.

- Analekzem, Seite 38
- Analfistel, Seite 39
- Prolapsus ani, Seite 92
- Darmparasiten/Würmer, Seite 77
- Diabetes, Seite 299
- Hämorrhoidalleiden, Seite 109
- Herpes, Seite 145
- Kontaktdermatitis, Seite 17
- Darmmykosen, Seite 75
- Proktitis, Seite 92

Rhododendron cp-Salbe S
- symptomatische Juckreizlinderung, bei lokaler Übersäuerung
- mehrmals täglich auf die betroffenen Stellen auftragen; Salbe vorzugsweise leicht einmassieren

Analekzem

Der Begriff bezeichnet eine akute bis chronische Intertrigo (Wundreiben) im Analbereich, meist mit Juckreiz (Wundsein – „der Wolf"). Die Therapie muss nach der Ursache spezifiziert werden:

- chronische Enteritis/Morbus Crohn, Seite 87
- Diabetes, Seite 299
- Hämorrhoidalleiden, Seite 109
- Hepatopathien, Seite 203
- Infektionen: Darmmykosen, Seite 75; Hautmykosen, Seite 141; Bakterien
- Kontaktdermatitis, Seite 17
- Proktitis, Seite 92

Rhododendron cp-Salbe S
- symptomatisch zur Juckreizlinderung
- nach Möglichkeit mehrmals täglich auftragen

Stoffwechselmittel 5 Berberis cp JSO
- exsudative Diathese
- 3-mal täglich 15 Globuli

Analfissur

Traumatisch oder thrombophlebitisch bedingte Ulzeration im Analbereich.

Traumatisch bedingte Analfissur

Gewebemittel 1 Caulophyllum cp JSO
- Regeneration des Gewebes
- 5- bis 6-mal täglich 10 Globuli

Populus cp-Salbe S
- nach Möglichkeit mehrmals täglich in Anus einbringen

Oberflächliche Thrombophlebitis im Analbereich

Adermittel 2 Hamamelis cp JSO
- gegen venöse Stauungen
- 5- bis 6-mal täglich 10 Globuli

Gewebemittel 5 Conium cp JSO
- Verhärtungen, Thromben
- 5- bis 6-mal täglich 10 Globuli

Pesendorfer-Salbe®
- nach Möglichkeit mehrmals täglich im Analbereich auftragen

Analfistel

Vom Körper geschaffene Öffnung in einen nicht präformierten Bereich. Gangöffnung zur Haut und/oder Schleimhaut möglich. Es ist eine Notmaßnahme des Körper, bezüglich der Elimination, von zumeist „hochtoxischem" Material.

Häufig auf tuberkulöser Basis. Die Ursachen sind primär im Bereich des Enddarms zu suchen (Abszess, Fissuren, vgl. Analfissur Seite 38, Morbus Crohn Seite 87).

Cave: Anal- oder Darmfisteln sind immer als präkanzerös zu werten.

Akute Analfistel

Gewebemittel 5 Conium cp JSO
- Gewebsstrukturierung, erweichend
- 6-mal täglich 10 Globuli

Populus cp-Fluid
- eitriger Zerfall
- 6-mal täglich 10 Tropfen

Stoffwechselmittel 10 Centaurium cp JSO
- bei Entzündlichkeiten im Darm
- 3-mal täglich bis stündlich 10 Globuli

Chronische Analfistel

Gewebemittel 2 Equisetum cp JSO
- strukturiert die Schleimhaut
- hohe Dosen steigern die Sekretion (3-mal täglich 20 Globuli)
  niedrige Dosen mindern die Sekretion (3-mal täglich 5 Globuli)

Lymphmittel 2 Abrotanum cp JSO
- Drainage, Entsorgung, Aufbau
- 3-mal täglich 15 Globuli

Tuberkulöse Grundbehandlung der Analfistel

Konstitutionsmittel 1 Thuja cp JSO
- konstitutionelle Umstimmung, erbliche Belastung
- morgens nüchtern 5 Globuli

Darmmittel 2 Tanacetum cp JSO
- bei tuberkulöser Dyskrasie, reguliert das Milieu via Darm
- 3-mal täglich 15 Globuli

Adermittel 2 Hamamelis cp JSO
- Ausscheidung von Überschussstoffen, Förderung der inneren Elimination
- 3-mal täglich 15 Globuli

Analprolaps (Prolapsus ani)

Seite 92

Atemwege

Asthma bronchiale

Anfallsweises Auftreten von Atemnot infolge variabler und reversibler Bronchialverengungen und durch Entzündung und Hyperreaktivität der Atemwege.

Grundrezepte

Akutes Asthma bronchiale

Fieber- und Nervenmittel 1 Aconitum cp D10 JSO
- akute spastische und fieberhafte Zustände
- 3-mal täglich 10 Globuli

Brustmittel 2 Phellandrium cp JSO
- akute schleimige Bronchialerkrankungen
- 3-mal täglich 10 Globuli

Sambucus cp-Fluid
- Spasmen der glatten Muskulatur
- 3-mal täglich 5 Tropfen

Chronisches Asthma bronchiale

Brustmittel 5 Teucrium cp JSO
- Verbesserung des Gasaustausches; Stärkung der Atemwegsfunktionen
- 3-mal täglich 10 Globuli

Stoffwechselmittel 10 Centaurium cp JSO
- Förderung der abdominellen Organisation
- 3-mal täglich 10 Globuli

Populus cp-Fluid
- Reaktionsmittel bei chronischen Erkrankungen
- 3-mal täglich 5 Tropfen

Allergisches Asthma bronchiale

Allergische Diathese

Seite 28

Exsudative Diathese

Seite 29

Harnsaure Diathese

Krankheitsbereitschaft für Reaktionen, die mit vermehrter Produktion und/oder verminderter Ausscheidung von Harnsäure einhergeht; und zwar erfolgt immer die gleiche Reaktion auf ganz unterschiedliche Reize.

Gewebemittel 11 Rhus toxicodendron cp JSO
- Hauptmittel bei allen Diatheseformen
- 3-mal täglich 10 Globuli

*Stoffwechselmittel 5 Berberis cp JSO**
- Eliminationsförderung
- 3-mal täglich 10 Globuli

Stoffwechselmittel 2 Lycopodium cp JSO*
- Schwächeformen der harnsauren Diathese
- 3-mal täglich 10 Globuli

Rhododendron cp-Fluid
- Förderung der Ausscheidung von Säuren
- 5 Tropfen in 1/4 Liter Wasser gelöst über den Tag verteilt schluckweise trinken

Manifeste Allergie

Fieber- und Nervenmittel 1 Aconitum cp D10 JSO
- Verringerung der Überreizung durch nervöse Beeinflussung
- 3-mal täglich 10 Globuli

Adermittel 1 Avena cp D10 JSO
- Verringerung der übermäßigen arteriellen Gefäßaktivität
- 3-mal täglich 10 Globuli

Sambucus cp-Fluid
- Spasmen der glatten Muskulatur
- 3-mal täglich 5 Tropfen

* Bei Angabe zweier Mittel aus der gleichen Reihe (z.B. Stoffwechsel- oder Gewebemittel, etc.) bitte Verabreichung im täglichen Wechsel oder nacheinander verordnen!

Stoffwechselmittel 10 Centaurium cp JSO
- Förderung der abdominellen Organisation
- 3-mal täglich 10 Globuli

Rhododendron cp-Fluid
- bei Überreizungszuständen (Allergien)
- 5 Tropfen auf 1/4 Liter Wasser über den Tag verteilt trinken

Viscum album cp-Fluid S
- spastische und allergische Diathese; Förderung der zentralnervösen Organisation
- 3-mal täglich 5 Tropfen

Idiopathisches Asthma bronchiale

Bronchitisches Syndrom

Brustmittel 5 Teucrium cp JSO
- Verbesserung des Gasaustausches, Stärkung der Atemwegsfunktionen
- 3-mal täglich 10 Globuli

Gewebemittel 5 Conium cp JSO
- funktionelle Kräftigung des Bindegewebes
- 3-mal täglich 10 Globuli

Brustmittel 2 Phellandrium cp JSO*
- schleimige Bronchialerkrankungen; zäher Schleim mit Neigung zu Spasmen
- 3-mal täglich 10 Globuli

Brustmittel 3 Drosera cp JSO*
- primär spastische Bronchialerkrankungen mit trockenen Reizerscheinungen.
- 3-mal täglich 10 Globuli

Populus cp-Fluid
- Reaktionsmittel
- 3-mal täglich 10 Tropfen

* Bei Angabe zweier Mittel aus der gleichen Reihe (z.B. Stoffwechsel- oder Gewebemittel, etc.) bitte Verabreichung im täglichen Wechsel oder nacheinander verordnen!

Chronisch-obstruktive Bronchitis

*Gewebemittel 5 Conium cp JSO**
- funktionelle Kräftigung des Lungenbindegewebes
- 3-mal täglich 10 Globuli

Brustmittel 2 Phellandrium cp JSO
- zäher Schleim mit Neigung zu Spasmen
- 3-mal täglich 10 Globuli

Populus cp-Fluid
- Reaktionsstarre bei chronischen Prozessen. Verbesserung des lymphatischen und venösen Abtransports
- 3-mal täglich 5 Tropfen

Gewebemittel 1 Caulophyllum cp JSO*
- Erhaltung aller Gewebsstrukturen
- 3-mal täglich 10 Globuli

Emphysem

Brustmittel 4 Ipecacuanha cp JSO
- schleimige Bronchialerkrankungen mit Verminderung der elastischen Kraft
- 3-mal täglich 10 Globuli

Gewebemittel 5 Conium cp JSO
- funktionelle Kräftigung des Lungenbindegewebes
- 3-mal täglich 10 Globuli

Populus cp-Fluid
- Reaktionsstarre bei chronischen Prozessen. Verbesserung des lymphatischen und venösen Abtransports
- 3-mal täglich 5 Tropfen

Adermittel 3 Hydrastis cp JSO
- Verbesserung der Blutqualität und Säftezusammensetzung
- 3-mal täglich 10 Globuli

* Bei Angabe zweier Mittel aus der gleichen Reihe (z.B. Stoffwechsel- oder Gewebemittel, etc.) bitte Verabreichung im täglichen Wechsel oder nacheinander verordnen!

Hydrogenoidismus

Nicht konstitutionell fixiertes Syndrom von Erkrankungen mit vermehrter Flüssigkeitsansammlung – bei unterschiedlichen Konstitutionen möglich.

Gewebemittel 2 Equisetum cp JSO
- Flüssigkeitsschwellungen infolge venöser Stauungen
- 3-mal täglich 10 Globuli

Adermittel 3 Hydrastis cp JSO
- Verbesserung der plastischen Kraft des Blutes
- 3-mal täglich 10 Globuli

Rhododendron cp-Fluid
- Feuchtigkeitselimination durch Energievermehrung
- 3-mal täglich 5 Tropfen

Konsensuelle harnsaure Diathese

Der Konsensus beschreibt die systemumfassende Bereitschaft und Fähigkeit zur gleichsinnigen Mitreaktion der einzelnen Teile untereinander.

Die harnsaure Diathese bezeichnet eine Krankheitsbereitschaft für Reaktionen, die mit vermehrter Produktion und/oder verminderter Ausscheidung von Harnsäure einhergeht; und zwar erfolgt immer die gleiche Reaktion auf ganz unterschiedliche Reize.

*Stoffwechselmittel 5 Berberis cp JSO**
- Eliminationsförderung
- 3-mal täglich 10 Globuli

Gewebemittel 11 Rhus toxicodendron cp JSO
- antidyskratische Wirkung
- 3-mal täglich 10 Globuli

Rhododendron cp-Fluid
- Förderung der Ausscheidung von Säuren
- 5 Tropfen auf 1/4 Liter Wasser über den Tag verteilt trinken

* Bei Angabe zweier Mittel aus der gleichen Reihe (z.B. Stoffwechsel- oder Gewebemittel, etc.) bitte Verabreichung im täglichen Wechsel oder nacheinander verordnen!

Stoffwechselmittel 2 Lycopodium cp JSO*
- besonders Schwächephase der harnsauren Diathese
- 3-mal täglich 10 Globuli

Skrofulose, Lymphatismus, Tuberkulinismus

Die Skrofulose bezeichnet Folgeerscheinungen einer Insuffizienz im chylopoetischen System der Bauchlymphe mit deutlich gestörter Zusammensetzung der aufsteigenden Lymphe nach Krauß, Seite 482: z.B. kindliche Verdauungsstörungen, Rachitis, adenoide Vegetation, Hauterkrankungen im Sinne der exsudativen Diathese, Seite 29.

Der Begriff „aufsteigende Lymphe“ bezeichnet die nährende Feuchtigkeit (Phlegma = Schleim) im humoralpathologischen Sinne und dient dem Ersatz verbrauchten Substrates. Gemeint sind die lymphatischen Anteile, die primär der Ernährung und Kräftigung dienen.

Stoffwechselmittel 3 Scrophularia cp JSO
- Entgiftung und Entstauung im Lymphapparat, Förderung der absteigenden Lymphe
- 3-mal täglich 10 Globuli

Lymphmittel 2 Abrotanum cp JSO
- Entlastung über das Lymphsystem. Verbesserung der Sauerstoffversorgung
- 3-mal täglich 10 Globuli

Stoffwechselmittel 1 Cochlearia cp JSO
- lymphatische Entstauung über das Abdomen
- 3-mal täglich 10 Globuli

Populus cp-Fluid
- Reaktionsstarre bei chronischen Prozessen. Verbesserung des lymphatischen und venösen Abtransportes
- 3-mal täglich 5 Tropfen

Rhododendron cp-Fluid
- Förderung der Ausscheidung von Säuren
- 5 Tropfen auf 1/4 Liter Wasser über den Tag verteilt trinken

* Bei Angabe zweier Mittel aus der gleichen Reihe (z.B. Stoffwechsel- oder Gewebemittel, etc.) bitte Verabreichung im täglichen Wechsel oder nacheinander verordnen!

Umckaloabo®
- Atemwegsskrofulose. Akute und chronische Bronchial- und Lungenerkrankungen
- nach Dosierungsanleitung

Umweltfaktoren

Stoffwechselmittel 5 Berberis cp JSO
- Eliminationsförderung von metabolen Substanzen
- 3-mal täglich 10 Globuli

Populus cp-Fluid
- Verbesserung des lymphatischen und venösen Abtransports
- 3-mal täglich 5 Tropfen

Spastisches Asthma bronchiale

Neuropathisch-neurolymphatische Konstitution

Erethische Form der Skrofulose, Seite 47, mit konstitutioneller Fixierung zu nervösen, neurasthenischen, Seite 485, und neuropathischen Leiden.

Fieber- und Nervenmittel 1 Aconitum cp JSO
- Nervenschwäche. Förderung der zentralnervösen Organisation
- 3-mal täglich 10 Globuli

Viscum album cp-Fluid S
- Förderung der zentralnervösen Organisation
- 3-mal täglich 5 Tropfen

Lymphmittel 2 Abrotanum cp JSO
- Entlastung über das Lymphsystem, Verbesserung der Sauerstoffversorgung
- 3-mal täglich 10 Globuli

Gewebemittel 1 Caulophyllum cp JSO
- Gehirnnervenmittel, Erhaltung der Gewebsstrukturen
- 3-mal täglich 10 Globuli

Schwermetallintoxikation

*Stoffwechselmittel 5 Berberis cp JSO**
- Eliminationsförderung
- 3-mal täglich 10 Globuli

Stoffwechselmittel 3 Scrophularia cp JSO*
- Förderung der absteigenden Lymphe
- 3-mal täglich 10 Globuli

Populus cp-Fluid
- Verbesserung des lymphatischen und venösen Abtransports
- 3-mal täglich 5 Globuli

Spastische Diathese

Spezifische Krankheitsbereitschaft, auf unterschiedliche Reize immer in der gleichen Art und Weise, namentlich mit spastischen Erscheinungen, zu reagieren.

Fieber- und Nervenmittel 1 Aconitum cp D10 JSO
- Verringerung der Überreizung durch nervöse Beeinflussung
- 3-mal täglich 10 Globuli

Sambucus cp-Fluid
- Spasmen der glatten Muskulatur
- 3-mal täglich 5 Tropfen

Stoffwechselmittel 10 Centaurium cp JSO
- Förderung der abdominellen Organisation
- 3-mal täglich 10 Globuli

Populus cp-Fluid
- Verbesserung des lymphatischen und venösen Abtransports
- 3-mal täglich 5 Tropfen

* Bei Angabe zweier Mittel aus der gleichen Reihe (z.B. Stoffwechsel- oder Gewebemittel, etc.) bitte Verabreichung im täglichen Wechsel oder nacheinander verordnen!

Bronchitis

Bei der Therapie der Bronchitis spielen die Brustmittel die wichtigste Rolle. Da zu einem Zeitpunkt nur ein Brustmittel eingesetzt werden sollte, muss anhand der charakteristischen Symptome ein Brustmittel ausgewählt werden.

Akuter Bronchialkatarrh

*Brustmittel 2 Phellandrium cp JSO**
- schleimige Bronchialerkrankungen, zäher Schleim mit Neigung zu Spasmen
- 5-mal täglich bis zu stündlich 10 Globuli

*Brustmittel 3 Drosera cp JSO**
- primär spastische Bronchialerkrankungen mit trockenen Reizerscheinungen, Reizhusten, Keuchhusten-ähnliche Zustände
- 5-mal täglich bis zu stündlich 10 Globuli

Adermittel 1 Avena cp D10 JSO
- Verringerung der übermäßigen arteriellen Gefäßaktivität, als Mittel des ersten Entzündungsstadiums
- 5-mal täglich bis zu stündlich 10 Globuli

Capsella cp-Fluid
- Verringerung der übermäßigen arteriellen Gefäßaktivität, als Mittel des ersten Entzündungsstadiums
- 3-5 Tropfen auf 1/4 Liter Wasser über den Tag verteilt trinken

Fieber- und Nervenmittel 1 Aconitum cp D10 JSO
- Verringerung der Überreizung durch nervöse Beeinflussung, spastische Diathese, akute fieberhafte und spastische Zustände
- 5-mal täglich bis zu stündlich 10 Globuli

* Bei Angabe zweier Mittel aus der gleichen Reihe (z.B. Stoffwechsel- oder Gewebemittel, etc.) bitte Verabreichung im täglichen Wechsel oder nacheinander verordnen!

Chronischer Bronchialkatarrh

*Brustmittel 2 Phellandrium cp JSO**
- Reizmilderung und Schleimlösung, bei akuten und chronischen Zuständen
- 3-mal täglich 10–15 Globuli

*Brustmittel 4 Ipecacuanha cp JSO**
- Reizmilderung und Schleimlösung, bei chronischen Zuständen mit Neigung zu Emphysembildung)
- 3-mal täglich 10–15 Globuli

*Brustmittel 5 Teucrium cp JSO**
- Verbesserung des Gasaustausches in den Lungen, Stärkung der Atemwegsfunktionen, bronchitisches Syndrom
- 3-mal täglich 10–15 Globuli

Populus cp-Fluid
- venöse Stauungen, Entstauung der Lunge, Reinigung über Venen und Lymphe
- 3-mal täglich 10–15 Tropfen

Gewebemittel 5 Conium cp JSO
- Förderung des venösen und lymphatischen Abflusses
- 3-mal täglich 10–15 Globuli

Je nach den individuellen Beschwerden können die oben genannten Mittel durch folgende JSO-Komplex-Mittel ergänzt oder ersetzt werden:

bei Kindern
- Brustmittel 3 Drosera cp JSO
- Stoffwechselmittel 10 Centaurium cp JSO

bei spastischer Bronchitis
- Brustmittel 3 Drosera cp JSO
- Stoffwechselmittel 10 Centaurium cp JSO
- Sambucus cp-Fluid (innerlich oder 1:2 mit Wasser als Raumspray)

* Bei Angabe zweier Mittel aus der gleichen Reihe (z.B. Stoffwechsel- oder Gewebemittel, etc.) bitte Verabreichung im täglichen Wechsel oder nacheinander verordnen!

bei Fieber
- Fieber- und Nervenmittel 1 Aconitum cp D10 JSO

bei akuten, heftigen, fieberhaften Entzündungen der Bronchien
- Brustmittel 9 Polygala cp JSO

bei zähem Schleim
- Brustmittel 2 Phellandrium cp JSO (Br2)
- Gewebemittel 2 Equisetum cp JSO (Bestandteil von Br2)

bei eitrigem Auswurf
- Populus cp-Fluid

zur Abwehrstärkung
- Darmmittel 1 Allium cp JSO
- Lymphmittel 1 Echinacea cp JSO

zur Beruhigung (bei nervösem Reizhusten)
- Viscum album cp-Fluid S

Halsschmerzen bei Erkältung

Capsella cp-Fluid
- akute Entzündungen
- 3-mal täglich 20 Tropfen in ein Glas Wasser geben, schluckweise im Mund gurgeln und ausspucken

Gewebemittel 12 Sanguinaria cp JSO
- akute Entzündungen der Schleimhäute
- Stündlich bis 5-mal täglich 5–10 Globuli bis zum Eintritt einer Besserung. Danach bis zur vollständigen Genesung einige Tage 3-mal täglich 10 Globuli

Nasenpolypen

Adenoide Wucherungen der Nasen- oder Nebenhöhlenschleimhaut im Bereich der Rachenmandeln im Waldeyer'schen Rachenring, die zu Rezidiven neigen. Der Rachenring erreicht zwischen 6 und 8 Jahren sein Maximum und bildet sich mit Beginn der Pubertät zurück.

Lymphmittel 1 Echinacea cp JSO
- qualitative und quantitative Optimierung des Lymphsystems
- 3-mal täglich 10 Globuli

Stoffwechselmittel 3 Scrophularia cp JSO
- Entgiftung und Entstauung im Lymphapparat; antikatarrhalische Wirkung; Förderung der absteigenden Lymphe, Seite 481
- 3-mal täglich 10 Globuli

Populus cp-Salbe S
- fördert den venösen und lymphatischen Abtransport
- Nase einreiben und in die Nase einführen mittels Wattestäbchen

Otitis media

Mittelohrentzündung, meist als Komplikation bei Infektionskrankheiten im Nasen-Rachenraum

Adermittel 1 Avena cp D10 JSO
- im akut entzündlichen Stadium zur Verringerung der übermäßigen arteriellen Gefäßaktivität
- 3-mal täglich 5 Globuli oder 3–5 Globuli in 1/8 Liter Wasser auflösen und über den Tag verteilt schluckweise trinken

Fieber- und Nervenmittel 1 Aconitum cp D10 JSO
- akutes, fieberhaftes Stadium
- 3-mal täglich 5 Globuli oder 3–5 Globuli in 1/8 Liter Wasser auflösen und über den Tag verteilt schluckweise trinken

Gewebemittel 4 Symphytum cp JSO
- hartnäckiger, eitriger Ohrenfluss, besonders bei Befall der knöchernen Gehörteile
- 3-mal täglich 15 Globuli

Lymphmittel 1 Echinacea cp JSO
- Stabilisierung der Abwehr aus dem Lymphsystem heraus
- 3-mal täglich 15 Globuli

Stoffwechselmittel 10 Centaurium cp JSO
- Innervationsregulator, insbesondere mit infektiösem Hintergrund
- 3-mal täglich 15 Globuli

Ergänzend:
- Jsonettin® S
  bei Infektionskrankheiten
  3-mal täglich 1–2 Tabletten lutschen

Pertussis

Keuchhusten

Brustmittel 3 Drosera cp JSO
- primär spastische Bronchialerkrankungen mit trockenen Reizerscheinungen, Reizhusten, Keuchhusten-ähnliche Zustände

Gewebemittel 13 Ailanthus cp JSO
- akute Infektionen im Nasen-/Rachenraum auf bakterieller Basis

Stoffwechselmittel 10 Centaurium cp JSO
- bei krampfhaftem Husten

Sambucus cp-Fluid
- bei krampfhaftem Husten
- 10 Tropfen und jeweils 15 Globuli in einer Tasse Wasser auflösen und tagsüber schluckweise trinken

Darmmittel 1 Allium cp JSO
- zur Stärkung der Infektabwehr
- abends 10 Globuli

Ergänzend:
- Jsonettin® S
  bei Infektionskrankheiten
  3- bis 5-mal täglich 1 Tablette lutschen

Pleuritis exsudativa et sicca

Brustfellentzündung

*Brustmittel 6 Eucalyptus cp JSO**
- Einwirkung auf Lungengewebe und Brustfell, chronischer Bronchialkatarrh
- 3-mal täglich 15 Globuli

*Brustmittel 7 Galeopsis cp JSO**
- Einwirkung auf Lungengewebe und Brustfell, akute Entzündungen der Bronchien und Lunge, Husten mit eitrigem Auswurf
- 3-mal täglich 15 Globuli

Gewebemittel 2 Equisetum cp JSO
- Entzündung und Eiterung der serösen Häute
- 3-mal täglich 15 Globuli

Adermittel 1 Avena cp D10 JSO
- im akut entzündlichen Stadium zur Verringerung der übermäßigen arteriellen Gefäßaktivität
- 3-mal täglich 5 Globuli oder 3–5 Globuli in 1/8 Liter Wasser auflösen und über den Tag verteilt schluckweise trinken

Fieber- und Nervenmittel 1 Aconitum cp D10 JSO
- akutes, fieberhaftes Stadium
- 3-mal täglich 5 Globuli oder 3–5 Globuli in 1/8 Liter Wasser auflösen und über den Tag verteilt schluckweise trinken

* Bei Angabe zweier Mittel aus der gleichen Reihe (z.B. Stoffwechsel- oder Gewebemittel, etc.) bitte Verabreichung im täglichen Wechsel oder nacheinander verordnen!

Pneumonie (adjuvant)

Adermittel 1 Avena cp D10 JSO
- im akut entzündlichen Stadium Verringerung der übermäßigen arteriellen Gefäßaktivität
- 3-mal täglich 5 Globuli oder 3–5 Globuli in 1/8 Liter Wasser auflösen und über den Tag verteilt schluckweise trinken

Fieber- und Nervenmittel 1 Aconitum cp D10 JSO
- akutes, fieberhaftes Stadium
- 3-mal täglich 5 Globuli oder 3–5 Globuli in 1/8 Liter Wasser auflösen und über den Tag verteilt schluckweise trinken

Brustmittel 9 Polygala cp JSO
- akute, fieberhafte Bronchialerkrankung
- 3-mal täglich 15 Globuli

Stoffwechselmittel 10 Centaurium cp JSO
- bei krampfhaftem Husten
- 3-mal täglich 15 Globuli

Pseudokrupp

Die Laryngitis subglottica wird meist durch Infekt oder unspezifische Faktoren ausgelöst. Fachärztliche Abklärung. DD: Krupp, Epiglottis, Fremdkörperaspiration.

Auftreten v. a. im (Klein-)Kindalter.

Stoffwechselmittel 10 Centaurium cp JSO
- entkrampfend
- halbstündlich 10 Globuli

Gewebemittel 14 Belladonna cp JSO
- Wirkung auf die Schleimhaut des Kehlkopfes
- halbstündlich 10 Globuli

Sambucus cp-Fluid
- entkrampfend
- mehrmals täglich auf Hals und Brust einreiben

Rhinitis und Sinusitis

Grundrezepte

Akute Rhinitis und Sinusitis

Infektiöse und nicht-infektiöse Formen

Adermittel 1 Avena cp D10 JSO
- Dämpfung der erhöhten Gefäßerregung = exsudative Phase der Entzündung. Senkung des Fiebers. Verminderung der Schmerzen
- 3-mal täglich 10 Globuli

Fieber- und Nervenmittel 1 Aconitum cp D10 JSO
- Dämpfung der erhöhten Gefäßerregung = trockene Phase der Entzündung. Senkung des Fiebers. Verminderung der Schmerzen.
- 3-mal täglich 10 Globuli

Capsella cp-Fluid
- blutige Katarrhe, Klopfschmerzen
- innerlich und äußerlich (5 Tropfen auf 1/2 Liter Wasser)

Chronische Rhinitis und Sinusitis

(nach Erkältungskrankheiten und grippoiden Infekten, postinfektiöse Formen)

Adermittel 1 Avena cp JSO
- Anregung der Schleimhautzirkulation. Befeuchtung der Schleimhäute.
- 3-mal täglich 10 Globuli

Lymphmittel 2 Abrotanum cp JSO
- Aktivierung des Lymphstromes. Befeuchtung und Erhöhung der Nutrition (Seite 485)
- 3-mal täglich 10 Globuli

Populus cp-Fluid
- Reaktionsmittel der JKH – vergleichbar mit dem homöopathischen Sulfur. Chronische Eiterung, hartnäckige Katarrhe. Entgiftung durch Anregung des Flusses von venösem Blut und Lymphe.
- 3-mal täglich 5 Tropfen einnehmen und äußerlich anwenden

Allergisch bedingte Rhinitis und Sinusitis

Rhinitis vasomotorica und Sinusitis

Fieber- und Nervenmittel 1 Aconitum cp D10 JSO
- Verringerung der Überreizung durch nervöse Beeinflussung
- 3-mal täglich 10 Globuli

Adermittel 1 Avena cp D10 JSO
- Verringerung der übermäßigen arteriellen Gefäßaktivität
- 3-mal täglich 10 Globuli

Gewebemittel 11 Rhus toxicodendron cp JSO
- Hauptmittel bei der allergischen Diathese
- 3-mal täglich 10 Globuli

Rhododendron cp-Fluid
- Bei Überreizungszuständen (Allergien)
- 3–5 Tropfen auf 1/8 Liter Wasser

Eitrige Rhinitis und Sinusitis als chronischer Katarrh – postinfektiöser Fokus

Das Fokusgeschehen bedingt in den anfälligen Systemen eine Veränderung der normalen Reaktivität der Gewebe (Veränderung von Sensibilität und Irritabilität). Grundsätzlich kommt es darauf an, durch Ausschaltung des Herdes wieder eine normale

Reizschwelle der betroffenen Gewebe herzustellen. Bei einer solchen Therapie besteht die Möglichkeit, dass der ursprüngliche Herd aktiviert wird. Sie dient demnach auch zur Herdsuche.

Populus cp-Fluid
- Reaktionsmittel der JKH – vergleichbar mit dem homöopathischen Sulfur. Chronische Eiterung, hartnäckige Katarrhe. Entgiftung durch Anregung des Flusses von venösem Blut und Lymphe
- 3-mal täglich 5 Tropfen einnehmen und äußerlich anwenden

Adermittel 1 Avena cp JSO
- Anregung der Schleimhautzirkulation. Befeuchtung der Schleimhäute
- 3-mal täglich 10 Globuli

Lymphmittel 2 Abrotanum cp JSO
- Aktivierung des Lymphstromes. Befeuchtung und Erhöhung der Nutrition (Seite 485)
- 3-mal täglich 10 Globuli

Gewebemittel 5 Conium cp JSO
- Förderung des venösen und lymphatischen Rückflusses. Funktionelle Kräftigung des Bindegewebes. Erweichung von Narbengewebe
- 3-mal täglich 10 Globuli

Atrophische Rhinitis und Sinusitis

Endstadium des chronischen Katarrhs. Rhinitis atrophicans

Populus cp-Fluid
- Reaktionsmittel der JKH – vergleichbar mit dem homöopathischen Sulfur. Chronische Eiterung, hartnäckige Katarrhe. Entgiftung durch Anregung des Flusses von venösem Blut und Lymphe
- 3-mal täglich 5 Tropfen einnehmen und äußerlich anwenden

Adermittel 1 Avena cp JSO
- Anregung der Schleimhautzirkulation. Befeuchtung der Schleimhäute
- 3-mal täglich 10 Globuli

Lymphmittel 2 Abrotanum cp JSO
- Aktivierung des Lymphstromes. Befeuchtung und Erhöhung der Nutrition (Seite 485)
- 3-mal täglich 10 Globuli

Gewebemittel 5 Conium cp JSO
- Förderung des venösen und lymphatischen Rückflusses. Funktionelle Kräftigung des Bindegewebes. Erweichung von Narbengewebe
- 3-mal täglich 10 Globuli

Augenerkrankungen

Blepharitis

Lidrandentzündung. Vor allem bei Kindern ist auf skrofulöse Hintergründe (Skrofulose, Seite 47) zu achten, da sie neben Infektionen die häufigste Ursache darstellt. Auch aufgrund „mechanischer Reize" (Rauch, Staub, etc.) ist eine Lidrandentzündung möglich.

Infektiöse Blepharitis

Stoffwechselmittel 12 Euphrasia cp JSO
- bei infektiösen Entzündungen am Auge
- bis zu 1/4-stündlich 5 Globuli
- für Auswaschungen 5 Globuli zusammen mit

Capsella cp-Fluid
- entzündungswidrig
- 5 Tropfen auf 1/4 Liter abgekochtes, lauwarmes Wasser

Adermittel 1 Avena cp D10 JSO
- akute, nicht fieberhafte, entzündliche Zustände
- bis zu 1/4-stündlich 5 Globuli

Skrofulöse Blepharitis

Stoffwechselmittel 12 Euphrasia cp JSO
- Skrofulöse Augenentzündung
- bis zu 1/4-stündlich 5 Globuli
- für Auswaschungen 5 Globuli zusammen mit

Populus cp-Fluid
- entzündungswidrig
- 5 Tropfen auf 1/4 Liter abgekochtes, lauwarmes Wasser

Lymphmittel 2 Abrotanum cp JSO
- stabilisiert Verhältnis von Blut und Lymphe
- 3-mal täglich 15 Globuli

Glaukom

Krankhafte, dauerhafte Erhöhung des Augeninnendrucks. Eine häufig mitgebrachte Diagnose, da sicher und differenziert nur in der augenärztlichen Praxis zu diagnostizieren. Neben den eingesetzten Parasympathikomimetika können dennoch Mittel der JSO-Komplex-Heilweise palliativ und nach Ursächlichkeiten zur Anwendung gelangen.

Adermittel 1 Avena cp D10 JSO
- Druckerhöhung auf entzündlicher Basis
- 5-mal täglich 10 Globuli

Fieber- und Nervenmittel 1 Aconitum cp D10 JSO
- Druckerhöhung auf kongestiver Basis
- 5-mal täglich 10 Globuli

Stoffwechselmittel 12 Euphrasia cp JSO
- unspezifisch zur Druckminderung und Gewebspflege
- für Augenbäder 5 Globuli zusammen mit

Capsella cp-Fluid
- 5 Tropfen auf 1/4 Liter abgekochtes, lauwarmes Wasser
- mehrmals täglich 5 Minuten

Hornhauttrübung

Möglicher Folgezustand von Entzündlichkeiten der Hornhaut selbst bzw. Übergriffen von Konjunktiva und Iris. Allerdings sind Trübungen im Zuge der Alterung und bei diversen Stoffwechselstörungen nicht selten.

*Stoffwechselmittel 1 Cochlearia cp JSO**
- Hauptmittel
- 3-mal täglich 15 Globuli

Adermittel 1 Avena cp D10 JSO
- bei Entzündungen
- bis zu 1/4-stündlich 5 Globuli

Gewebemittel 3 Mezereum cp JSO*
- Alterungsmittel der „Haut"
- 3-mal täglich 15 Globuli

Gewebemittel 5 Conium cp JSO*
- harnsaure Ablagerungen
- 3-mal täglich 15 Globuli

Stoffwechselmittel 2 Lycopodium cp JSO*
- bei diabetischer Stoffwechsellage
- 3-mal täglich 15 Globuli

* Bei Angabe zweier Mittel aus der gleichen Reihe (z.B. Stoffwechsel- oder Gewebemittel, etc.) bitte Verabreichung im täglichen Wechsel oder nacheinander verordnen!

Stoffwechselmittel 6 Solidago cp JSO*
- Ausscheidung via Niere
- 3-mal täglich 15 Globuli

Iritis

Entzündung der Regenbogenhaut; selten infektiös, auto-immun (rheumatisch) bedingt.

Cave: Häufig Symptom einer bestehenden Netzhautablösung!

Adermittel 1 Avena cp D10 JSO
- akute, nicht fieberhafte, entzündliche Zustände
- bis zu 1/4-stündlich 5 Globuli

Stoffwechselmittel 12 Euphrasia cp JSO
- akute Entzündungen der Iris
- bis zu 1/4-stündlich 5 Globuli
- für Augenbäder 5 Globuli zusammen mit

Capsella cp-Fluid
- entzündungswidrig
- 5 Tropfen auf 1/4 Liter abgekochtes, lauwarmes Wasser

Katarakt

Grauer Star. Dabei kommt es aufgrund nutritiver Störungen zur Eintrübung der Linse des Auges. Daher muss bei der Behandlung größtes Augenmerk auf eine intakte Leber- und Nierenfunktion (Eiweißstoffwechsel) und eine geregelte Ver- bzw. Entsorgungslage via Blut und Lymphe gelegt werden.

* Bei Angabe zweier Mittel aus der gleichen Reihe (z.B. Stoffwechsel- oder Gewebemittel, etc.) bitte Verabreichung im täglichen Wechsel oder nacheinander verordnen!

*Gewebemittel 1 Caulophyllum cp JSO**
- stabilisiert Gewebsstoffwechsel
- 3-mal täglich 15 Globuli im täglichen Wechsel mit

*Stoffwechselmittel 1 Cochlearia cp JSO**
- allgemein nutritionsförderndes Mittel, Seite 485
- 3-mal täglich 15 Globuli

Adermittel 3 Hydrastis cp JSO
- Funktionsmittel des Blutes
- 3-mal täglich 15 Globuli

Stoffwechselmittel 2 Lycopodium cp JSO*
- bei promenierenden Leber-Stoffwechselstörungen
- 3-mal täglich 15 Globuli

Stoffwechselmittel 6 Solidago cp JSO*
- Nierenenergetikum, Ausscheidungsbedinger, bei diabetischer Stoffwechsellage
- 3-mal täglich 15 Globuli

Gewebemittel 4 Symphytum cp JSO*
- gegen harnsaure Ablagerungen
- 3-mal täglich 15 Globuli

Konjunktivitis

Eine Konjunktivitis kann lokale Ursachen (chemische, physikalische Reize, Infektion) oder innere Ursachen (Allergie, Heuschnupfen, Urogenitalerkrankungen) haben.

ISO-Augentropfen C
- alle Arten nicht-bakterieller Konjunktivitis
- Mehrmals täglich 1 Tropfen in den Bindehautsack einträufeln

* Bei Angabe zweier Mittel aus der gleichen Reihe (z.B. Stoffwechsel- oder Gewebemittel, etc.) bitte Verabreichung im täglichen Wechsel oder nacheinander verordnen!

Retinopathie

Nicht entzündliche Veränderungen der Netzhaut. Darunter fallen sowohl degenerative als auch durchblutungsbedingte Störungen. Gleichsam ist bei anhaltend erhöhtem Augeninnendruck mit einer Druckatrophie der Retina zu rechnen. Neben einer nutritionsbedingenden Durchblutungstherapie ist hier immer auch eine gewebsstabilisierende Therapie zu wählen.

Lymphmittel 2 Abrotanum cp JSO
- verbessert und bedingt die Nutrition, Seite 485
- 3-mal täglich 15 Globuli

Gewebemittel 1 Caulophyllum cp JSO
- Gewebsstabilisator
- 3-mal täglich 15 Globuli

Konstitutionsmittel 1 Thuja cp JSO
- bei chronisch degenerativen Prozessen
- morgens 10 Globuli

Trockenes Auge

Beim trockenen Auge gibt es verschiedene Ursachen zu unterscheiden:

- Sjögren-Syndrom I ausschließen. Es ist naturheilkundlich nicht behandelbar.
- Tränenflüssigkeit fehlt objektiv
- Bildung der Schleimstoffe ist gestört und der Schleimfilm fehlt. Im zweiten Fall ist das Auge trocken, aber immer wieder kullern Tränen über die Wangen.

Fehlende Tränenflüssigkeit

Stoffwechselmittel 12 Euphrasia cp
– 3-mal täglich 10 Globuli

Ergänzend:
– Biochemie ISO Nr. 8 Natrium chloratum D6
  3-mal täglich 5 Tabletten lutschen

Gestörte Bildung der Schleimstoffe

Stoffwechselmittel 12 Euphrasia cp
– 3-mal täglich 10 Globuli

Ergänzend:
– Biochemie ISO Nr. 9 Natrium phosphoricum D6
  Regulierung der Schleimstoffe
  3-mal täglich 5 Tabletten lutschen

Langfristige Behandlung des trockenen Auges

Stoffwechselmittel 12 Euphrasia cp JSO
– 3-mal täglich 10 Globuli

Gewebemittel 2 Equisetum cp JSO
– Regulierung des Flüssigkeitshaushaltes
– 3-mal täglich 10 Globuli

Ergänzend:
– Biochemie ISO Nr. 8 Natrium chloratum D6
  Regulierung des Flüssigkeitshaushaltes
  4 Tabletten vormittags und 4 Tabletten nachmittags lutschen

Darmerkrankungen

Appendizitis

Blinddarmentzündung. Der Blinddarm wird im naturheilkundlichen Bereich seit alters her als Mandel des Darmes bezeichnet. Dies ist vor dem Hintergrund des Lymphatismus zu sehen. Das Geschehen bei einer Blinddarmentzündung ist daher weitreichender zu interpretieren. Symptomatisch ist die typische Schonhaltung.

Cave:

1. **Bei Durchbruch plötzliches Nachlassen der Symptome**
2. **Nach einem halben Tag sollten Beschwerden deutlich besser sein, sonst Klinik wegen Gefahr der Verschlussappendizitis**

Grundrezept

Fieber- und Nervenmittel 1 Aconitum cp D10 JSO
- Fieber, Senkung der Irritabilität
- 3-mal täglich 10 Globuli

Gewebemittel 12 Sanguinaria cp JSO
- akute Entzündung im Schleimhautbereich
- 1/4-stündlich 5 Globuli im Wechsel mit

Capsella cp-Fluid
- regelrechte Blutverteilung
- 5 Tropfen auf 1/8 Liter Wasser mehrmals schluckweise trinken

Antilymphatische Grundbehandlung bei Appendizitis

Lymphmittel 2 Abrotanum cp JSO
- Hauptmittel bei lymphatischer Diathese
- 3-mal täglich 15 Globuli

Konstitutionsmittel 1 Thuja cp JSO
- Konstitutionelle Fehlregulation, allgemein
- 3-mal täglich 10 Globuli

Darmmittel 2 Tanacetum cp JSO
- verschlackte Darmlymphe
- 3-mal täglich 10 Globuli

Colitis

Hierbei handelt es sich um einen Katarrh des Dickdarms. Die Elimination über den Darm ist empfindlich gestört mit Auswirkungen auf Wasserhaushalt, Mineralstoffwechsel, Vitaminhaushalt, Darmflora und reflektorisch assimilatorischen Vorgängen. Bei jeder Colonerkrankung ist die nervöse Rückkopplung auf das zentrale Nervensystem zu beachten, die da selbst als Ursache stehen kann.

Cave: Circulus vitiosus.

Basistherapie bei Colitis

Stoffwechselmittel 10 Centaurium cp JSO
- entzündliche Erkrankungen des Darmes mit neurovegetativer Rückkopplung
- 3-mal täglich 10 Globuli

Gewebemittel 3 Mezereum cp JSO
- Dickdarmbezug mit Durchfall, stabilisiert die Schleimhaut
- 3-mal täglich 15 Globuli

Akute/fieberhafte Colitis

Stoffwechselmittel 10 Centaurium cp JSO
- entzündliche Erkrankungen des Darmes mit neurovegetativer Rückkopplung, auch bei Fieber
- stündlich 10 Globuli

Darmmittel 1 Allium cp JSO
- akute Milieustörung
- 3-mal täglich 20 Globuli

Capsella cp-Fluid
- akuter Katarrh
- 5 Tropfen auf 1/8 Liter Wasser 1/4-stündlich schluckweise trinken

Chronische Colitis

Stoffwechselmittel 10 Centaurium cp JSO
- entzündliche Erkrankungen des Darmes mit neurovegetativer Rückkopplung
- 3-mal täglich 10 Globuli

Gewebemittel 3 Mezereum cp JSO
- Dickdarmbezug mit Durchfall, stabilisiert die Schleimhaut
- 3-mal täglich 15 Globuli

Lymphmittel 2 Abrotanum cp JSO
- Verbessert die Assimilation, Rekonvaleszenz
- 3-mal täglich 15 Globuli

Darmmittel 2 Tanacetum cp JSO
- Chronische Milieustörung, präventiv bei Dysbiosen
- 3-mal täglich 10 Globuli

Colitis ulcerosa

Es handelt sich um eine echte psychosomatische Erkrankung, bei welcher der somatopsychogene Rückkopplungseffekt im Sinne eines Teufelskreises zum Tragen kommt. Der Verlauf erfolgt schubweise. Die Latenzphasen müssen therapiert werden.

Akute/akuter Schub der Colitis ulcerosa

Gewebemittel 3 Mezereum cp JSO
- stabilisiert die Schleimhaut, Geschwüre
- stündlich 10 Globuli

Adermittel 1 Avena cp D10 JSO
- antientzündlich
- stündlich 10 Globuli

Capsella cp-Fluid
- Blutungstendenz
- 5 Tropfen auf 1/2 Liter Wasser, häufig schluckweise trinken

Allergische Komponente der Colitis ulcerosa

Fieber- und Nervenmittel 1 Aconitum cp D10 JSO
- Verringerung der Überreizung durch nervöse Beeinflussung; allergische Gefäßreaktion
- 3-mal täglich 5 Globuli oder 3–5 Globuli in 1/8 Liter Wasser auflösen und über den Tag verteilt schluckweise trinken

Stoffwechselmittel 10 Centaurium cp JSO
- Spastisch-allergische Diathese; allergische Gefäßreaktion; stabilisiert die RES-Funktion der Verdauungsschleimhäute.
- 3-mal täglich 10 Globuli

Sambucus cp-Fluid
- Gefäßreizungen durch im Blut enthaltene Stoffwechselendprodukte, Regulation von Tonusschwankungen, Spasmen der glatten und Gefäßmuskulatur
- 3-mal täglich 5 Tropfen

Darmmittel 1 Allium cp JSO
- Milieu, Regulativ für die Darmflora als „Mutter“ des Immunsystems.
- 3-mal täglich 10 Globuli

Gewebemittel 10 Podophyllum cp JSO
- Nervöse und organische Darmerkrankungen, Erhaltung der Gewebsstrukturen.
- 3-mal täglich 10 Globuli

Latenzphase (beschwerdearm, -frei)

Konstitutionsmittel 3 Phytolacca cp JSO
- bei chronisch entzündlicher Schleimhauterkrankung mit destruktiver Tendenz
- 3-mal täglich 15 Globuli

Stoffwechselmittel 10 Centaurium cp JSO
- neurovegetative Rückkopplung bei entzündlichen Darmerkrankungen
- 3-mal täglich 15 Globuli

Gewebemittel 3 Mezereum cp JSO
- stabilisiert die Schleimhaut, wirkt gegen Geschwüre
- 3-mal täglich 15 Globuli

Colon irritabile

Reizkolon; syn. Colica mucosa, funktionelle abdominelle Störung ohne erkennbare Ursache, die durch Bauchschmerzen, Gefühl der Flatulenz und Stuhlunregelmäßigkeiten gekennzeichnet ist.

Fieber- und Nervenmittel 1 Aconitum cp D10 JSO
- Verringerung der Überreizung durch nervöse Beeinflussung
- 3-mal täglich 5 Globuli oder 3–5 Globuli in 1/8 Liter Wasser auflösen und über den Tag verteilt schluckweise trinken

Stoffwechselmittel 10 Centaurium cp JSO
- spastische und allergische Diathese; allergische Gefäßreaktion; stabilisiert die RES-Funktion der Verdauungsschleimhäute.
- 3-mal täglich 10 Globuli

Sambucus cp-Fluid
- Gefäßreizungen durch im Blut enthaltene Stoffwechselendprodukte, Regulation von Tonusschwankungen, Spasmen der glatten und Gefäßmuskulatur
- 3-mal täglich 5 Tropfen

Darmmittel 1 Allium cp JSO
- Milieu, Regulativ für die Darmflora als „Mutter" des Immunsystems
- 3-mal täglich 10 Globuli

Gewebemittel 10 Podophyllum cp JSO
- Nervöse und organische Darmerkrankungen; Erhaltung der Gewebsstrukturen
- 3-mal täglich 10 Globuli

Darmkolik

Eine Darmkolik entsteht durch Druckerhöhungen z.B. durch Ileus, Entzündungen und nervöse Fehlleistungen.

Cave: Akuter Bauch, Ileus

Stoffwechselmittel 10 Centaurium cp JSO
- Hauptmittel bei allen Koliken im Verdauungstrakt
- 1/4-stündlich 10 Globuli

Sambucus cp-Fluid
- Harmonisierung der peristaltischen Darmbewegung
- 1/4-stündlich 10 Tropfen einnehmen und zusätzlich äußerlich einreiben

Stoffwechselmittel 7 Malva cp JSO
- akute Entzündungen
- 1/4-stündlich 10 Globuli

Darmmykosen

Wie bei jeder Pilzinfektion ist auch hier die Milieustörung Ausgangspunkt der Therapie. Zu beeinflussen sind erbliche Faktoren, nervöse Grundeinstellung im Sinne der Defensivmechanismen und „Verunreinigungszustände" über eine verschlackte Darmlymphe.

Basistherapie bei Darmmykosen

*Darmmittel 1 Allium cp JSO**
- akute Situationen, Entzündungen
- 6-mal täglich 20 Globuli

*Darmmittel 2 Tanacetum cp JSO**
- Chronifizierung
- 3-mal täglich 10 Globuli

* Bei Angabe zweier Mittel aus der gleichen Reihe (z.B. Stoffwechsel- oder Gewebemittel, etc.) bitte Verabreichung im täglichen Wechsel oder nacheinander verordnen!

Erbliche Faktoren

Konstitutionsmittel 3 Phytolacca cp JSO
- ererbte, chronische Schleimhautschäden, tuberkulinös, sykotisch
- 3-mal täglich 15 Globuli

*Darmmittel 1 Allium cp JSO**
- akute Situationen, Entzündungen
- 6-mal täglich 20 Globuli

*Darmmittel 2 Tanacetum cp JSO**
- Chronifizierung
- 3-mal täglich 10 Globuli

Defensivmechanismen

Stoffwechselmittel 10 Centaurium cp JSO
- Innervationsregulator, insbesondere mit infektiösem Hintergrund
- 3-mal täglich 15 Globuli

*Darmmittel 1 Allium cp JSO**
- akute Situationen, Entzündungen
- 6-mal täglich 20 Globuli

*Darmmittel 2 Tanacetum cp JSO**
- Chronifizierung
- 3-mal täglich 10 Globuli

Darmlymphe

Lymphmittel 2 Abrotanum cp JSO
- Lymphbildung, Lymphbewegung, Drainage
- 3-mal täglich 15 Globuli

* Bei Angabe zweier Mittel aus der gleichen Reihe (z.B. Stoffwechsel- oder Gewebemittel, etc.) bitte Verabreichung im täglichen Wechsel oder nacheinander verordnen!

Populus cp-Fluid
- chronische Schleimhautkatarrhe, entsorgend
- 3-mal täglich 10 Tropfen

*Darmmittel 1 Allium cp JSO**
- akute Situationen, Entzündungen
- 6-mal täglich 20 Globuli

*Darmmittel 2 Tanacetum cp JSO**
- Chronifizierung
- 3-mal täglich 10 Globuli

Darmparasiten

Hier sind Wurmerkrankungen des Darmes gemeint. Grundlage ist in aller Regel eine lymphatische Grundstörung im Sinne einer Skrofulose, Seite 47.

*Darmmittel 1 Allium cp JSO**
- Verbesserung des Milieus bei akuten Beschwerden
- 6-mal täglich 10 Globuli

*Darmmittel 2 Tanacetum cp JSO**
- Verbesserung des Milieus bei chronischen Beschwerden, Lokalbehandlung
- 20–30 Globuli auf 1 Liter Wasser, abends als Klistier anwenden

Sambucus cp-Fluid
- stärkt die Austreibungsbemühungen des Darmes
- 3-mal 10 Tropfen einnehmen und zusätzlich äußerlich einreiben

Lymphmittel 2 Abrotanum cp JSO
- Entlastung über das Lymphsystem durch eine lymphatische Grundbehandlung
- 3-mal täglich 15 Globuli

* Bei Angabe zweier Mittel aus der gleichen Reihe (z.B. Stoffwechsel- oder Gewebemittel, etc.) bitte Verabreichung im täglichen Wechsel oder nacheinander verordnen!

Stoffwechselmittel 10 Centaurium cp JSO
– auch Würmer entsprechen im Prinzip einer Darminfektion
– 3-mal täglich 15 Globuli

Darmpolypen

Die Schleimhautwucherung ist gutartig und bösartig möglich! Jeder Polyp ist als präkanzerös einzustufen. Die Ursache für Darmpolypen liegt in einem Strukturproblem der Schleimhaut auf dyskratischer Grundlage.

Cave: Immer endoskopische Kontrollen veranlassen.

Gewebemittel 2 Equisetum cp JSO
– Ordnungs- und Strukturgeber regelt Befeuchtung und somit Neoplasmen (Phlegma ist „bildendes“ Prinzip)
– 3-mal täglich 15 Globuli

Konstitutionsmittel 3 Phytolacca cp JSO
– antidyskratisch
– 3-mal 5 Globuli

Lymphmittel 1 Echinacea cp JSO
– reguliert bildende Prozesse
– 3-mal täglich 5 Globuli

Diarrhö

Prinzipiell kommt es zur vermehrten Sekretion bzw. verminderten Trocknung und/oder zu einer beschleunigten Darmpassage. Danach sollte sich die Basistherapie richten. Mögliche Ursachen sind:

* Bei Angabe zweier Mittel aus der gleichen Reihe (z.B. Stoffwechsel- oder Gewebemittel, etc.) bitte Verabreichung im täglichen Wechsel oder nacheinander verordnen!

- Infektionen
- vermehrter Gallefluss
- nervös bedingte Diarrhö
- Darmerkrankungen (Morbus Crohn, Seite 87; Colitis ulcerosa, Seite 72)
- venös bedingt durch Pfortaderstau
- Diarrhoea paradoxa

Basistherapie bei Diarrhö

Stoffwechselmittel 3 Scrophularia cp JSO
- wirkt gegen übermäßige Sekretion
- 10 Globuli zusammen mit

Sambucus cp-Fluid
- gestörte Motilität
- 10 Tropfen auf 1/8 Liter Wasser mehrmals täglich schluckweise trinken

Diarrhö bei Darmerkrankungen

Colitis ulcerosa, Seite 72 oder Morbus Crohn (Enteritis regionalis), Seite 87

Diarrhoea paradoxa

Unerwarteter Durchfall als Notausscheidung bei atonischer Obstipation, Seite 89

Diarrhö durch Infektionen

(auch Parasiten, etc.)

Stoffwechselmittel 10 Centaurium cp JSO
- bei Darminfektionen
- bis zu 1/4-stündlich 10 Globuli

Darmmittel 1 Allium cp JSO
- bei akuten Darmerkrankungen
- 3-mal täglich bis 1/4-stündlich 10 Globuli

Konstitutionsmittel 5 Vinca minor cp JSO
- bei chronischen und hartnäckigen Darmerkrankungen
- abends 5–7 Globuli

Diarrhö durch vermehrten Gallefluss

Stoffwechselmittel 5 Berberis cp JSO
- reguliert den Gallenfluss
- 3-mal täglich 10 Globuli

Fieber- und Nervenmittel 1 Aconitum cp D10 JSO
- reguliert das Feuerelement
- 3-mal täglich 10 Globuli

Nervös bedingte Diarrhö

Stoffwechselmittel 10 Centaurium cp JSO
- jede intramurale Fehlleistung
- 3-mal täglich bis 1/4-stündlich 10 Globuli

Venös bedingte Diarrhö durch Pfortaderstau

Populus cp-Fluid
- Stauungskatarrh bei Pfortaderstau
- 5-mal täglich 5 Globuli

Gewebemittel 7 Millefolium cp JSO
- Stauungszustände der Bauchorgane, Pfortader
- 3-mal täglich 10 Globuli

Divertikulose

Divertikel sind Ausstülpungen des Darmes, meist im Dickdarm und S-Darm-Bereich. In diese Ausstülpungen kann sich Stuhl einlagern und trocknen. Die Folge ist dann oft eine Entzündung (Divertikulitis). Bei einer akuten Divertikulitis sind Antibiotika angezeigt (Sulfonamide).

Stoffwechselmittel 10 Centaurium cp JSO
- Förderung der abdominellen Organisation; psychosomatische Störungen im Abdomen
- morgens und abends je 20 Globuli, bei größeren Beschwerden Intervall verkürzen.

Darmmittel 1 Allium cp JSO
- akute Situationen, Entzündungen
- 3-mal täglich 10 Globuli

Gewebemittel 2 Equisetum cp JSO
- Förderung der Elastizität
- 3-mal täglich 10 Globuli

Ergänzend:
- Biochemie ISO Nr. 1 Calcium fluoratum D3
  zur Förderung der Elastizität
  morgens 4 Tabletten lutschen

Flatulenz / Meteorismus

Vermehrung von Gasen im Verdauungstrakt. Bei Flatulenz erfolgt der Abgang der Gase. Der Gasbauch stellt letztlich das Symptom einer Grunderkrankung dar, kann aber gleichzeitig Ursache weiterer Störungen sein. Daher muss primär die Symptomatik des Meteorismus beseitigt werden, um seine Ursache erkennen und therapieren zu können.

Gase im Darm entstehen immer dann, wenn:

Verdauungssäfte absolut oder relativ verringert sind oder Zustände ähnlich einem Enzymmangel z.B. durch Diätfehler vorhanden sind.

Ursachen:
- ernährungsbedingt
- organische Grunderkrankung

Ernährungsbedingt

*Stoffwechselmittel 1 Cochlearia cp JSO**
- ordnet die Funktionen im Magen-Darmtrakt und optimiert die Zusammensetzung der Verdauungssäfte
- 6-mal täglich 10 Globuli

*Stoffwechselmittel 8 Veronica cp JSO**
- blähungstreibend; reguliert Enzymsynthese und die Säftebereitung in den Verdauungswerkzeugen
- 6-mal täglich 10 Globuli

Ergänzend:
- Jsostoma® S
  nervöse und funktionelle Magen-Darm-Störungen, Gastritis
  3-mal täglich 1–2 Tabletten lutschen

Organische Grunderkrankung

Herzerkrankungen mit venöser Stauung

Beim Rückwärtsversagen des rechten Herzens mit hepatogener und portaler Anschoppung kommt es zur Prästase und Stase in den Mesenterialvenen. Die Folge sind eine Verringerung der Darmatmung und Peristaltikschwankungen.

Adermittel 2 Hamamelis cp JSO
- Rechtsherz-Bezug und große Venen
- 5-mal täglich 10 Globuli

* Bei Angabe zweier Mittel aus der gleichen Reihe (z.B. Stoffwechsel- oder Gewebemittel, etc.) bitte Verabreichung im täglichen Wechsel oder nacheinander verordnen!

Gewebemittel 7 Millefolium cp JSO
- Rückwärtsversagen der Leber, Stauung der Pfortader
- 3-mal täglich 15 Globuli

Populus cp-Fluid
- stärkt venöses System
- äußerlich auf Herz und Bauch einreiben

Ergänzend:
- Jsostoma® S
  nervöse und funktionelle Magen-Darm-Störungen, Gastritis
  3-mal täglich 1–2 Tabletten lutschen

Leber-Galleerkrankung

Sowohl reflektorisch, konsensuell (nervös) als auch bei mangelnder Cholerese oder mangelndem Gallefluss.

*Stoffwechselmittel 1 Cochlearia cp JSO**
- ordnet die Funktionen im Magen-Darmtrakt und optimiert die Zusammensetzung der Verdauungssäfte
- 6-mal täglich 10 Globuli

*Stoffwechselmittel 8 Veronica cp JSO**
- blähungstreibend; reguliert Enzymsynthese und die Säftebereitung in den Verdauungswerkzeugen
- 6-mal täglich 10 Globuli

*Stoffwechselmittel 5 Berberis cp JSO**
- choleretisch und cholagog
- 3-mal täglich 15 Globuli

*Stoffwechselmittel 10 Centaurium cp JSO**
- Konsens im ganzen Verdauungstrakt
- 3-mal täglich 10 Globuli

* Bei Angabe zweier Mittel aus der gleichen Reihe (z.B. Stoffwechsel- oder Gewebemittel, etc.) bitte Verabreichung im täglichen Wechsel oder nacheinander verordnen!

Gewebemittel 8 Chelidonium cp S JSO
- fördert Sekretion der Verdauungsdrüsen bei Trocknung der Verdauungssäfte
- 3-mal täglich 10 Globuli

Ergänzend:
- Nettigall®
  Cholezystitis, Cholangitis
  3-mal täglich 1–2 Tabletten lutschen

Mangelnde Pankreasleistung

Gewebemittel 8 Chelidonium cp S JSO
- fördert Sekretion der Verdauungsdrüsen bei Trocknung der Verdauungssäfte
- 3-mal täglich 10 Globuli

Stoffwechselmittel 9 Nasturtium cp JSO
- Schwäche des intramuralen Systems, koordiniert Leber, Galle, Pankreas
- 3-mal täglich 10 Globuli

Nierenerkrankungen

Nierenerkrankungen können sich im Sinne eines viscero-viszeralen Reflexes konsensuell auswirken. Vor allem bei Störungen des Nierenbeckens und des Harnleiters treten die so genannten Harnwinde auf.

Stoffwechselmittel 6 Solidago cp JSO
- funktionelle Abflussstörungen, Harnbereitungsstörungen
- 3-mal täglich 10 Globuli

Gewebemittel 6 Vincetoxicum cp JSO
- Harnsteine, Grieß, Kristallose (Seite 485)
- 5-mal täglich 10 Globuli

Sambucus cp-Fluid
- befördernd bei Stein
- 3-mal täglich bis stündlich 5–10 Tropfen

Gastroenteritis

Infektiöse Lebensmittelvergiftung. Meist dramatisch und hoch fieberhaft verlaufende Magen-Darm-Erkrankung mit Brechdurchfall. Über den Flüssigkeitsverlust (Exsikkose) und eine zunehmende Toxinbelastung besteht die Gefahr des Kollapses.

Cave: Meldepflicht (Salmonellosen, Shigellen, Paratyphus)

*Stoffwechselmittel 10 Centaurium cp JSO**
- Hauptmittel bei infektiösen Magen-Darm-Erkrankungen
- 3-mal täglich bis 1/4-stündlich 5 Globuli

Fieber- und Nervenmittel 1 Aconitum cp D10 JSO
- Fiebersenkung
- 1/4-stündlich bis stündlich 5 Globuli

Capsella cp-Fluid
- gegen Kollapsneigung, insbesondere bei Hypovolämie
- nach Bedarf mehrmals 5 Tropfen

*Stoffwechselmittel 1 Cochlearia cp JSO**
- zu Beginn der Erkrankung
- 1-mal 40–50 Globuli

  nachsorgend zur Rekonvaleszenz
- 3-mal täglich 15 Globuli

* Bei Angabe zweier Mittel aus der gleichen Reihe (z.B. Stoffwechsel- oder Gewebemittel, etc.) bitte Verabreichung im täglichen Wechsel oder nacheinander verordnen!

Geschwüre im Magen-Darm-Trakt

Ulzera im Magen-Darm-Trakt haben unabhängig von ihrer Lokalisation eine gemeinsame Pathogenie. Zur Manifestation muss es zumindest zeitweise relativ oder absolut zum Überwiegen entsprechender Aggressivmechanismen kommen und damit zur Läsion der schützenden Schleim- und Schleimhautschicht. Ursächlich sind immer Bedingungskomplexe vorhanden, es müssen aber eine Disposition zum „schwachen Organ" und gleichermaßen anhaltende oder rezidivierende Vagusreize vorhanden sein.

Akute Geschwüre

Stoffwechselmittel 7 Malva cp JSO
- jede Entzündung im Magen-Darm-Trakt
- 1/4-stündlich 5 Globuli

Adermittel 1 Avena cp D10 JSO
- reguliert die Gefäßreaktionen
- 1/4-stündlich 5 Globuli

Gewebemittel 3 Mezereum cp JSO
- geschwürige Gewebsveränderungen
- 6-mal täglich 10 Globuli

Chronische Geschwüre

Lymphmittel 2 Abrotanum cp JSO
- Entsorgung
- 3-mal täglich 20 Globuli

Stoffwechselmittel 10 Centaurium cp JSO
- neurovegetative Rückkopplung
- 3-mal täglich 15 Globuli

Viscum album cp-Fluid S
- Harmonisierung von Kopf und Bauch
- 3-mal täglich 10 Tropfen, äußerlich an Stirn und Bauch einreiben

*Gewebemittel 3 Mezereum cp JSO**
- gewebsstabilisierend
- 3-mal täglich 15 Globuli

*Gewebemittel 15 Condurango cp JSO**
- gewebsstabilisierend, chronische Magenerkrankungen
- 3-mal täglich 15 Globuli

Morbus Crohn / Enteritis regionalis

Lymphatischer Katarrh mit Gewebszerfall; tritt klassischerweise im terminalen Ileum auf, ist aber im ganzen Magen-Darmtrakt möglich.

Morbus Crohn - Basistherapie

*Stoffwechselmittel 7 Malva cp JSO**
- Entzündungen im Magen-Darmtrakt
- bis zu 10 Globuli stündlich

Lymphmittel 2 Abrotanum cp JSO
- Hauptmittel, Lymphstauungen, mangelnde Elimination
- 3-mal täglich 20 Globuli

Populus cp-Salbe S
- wirkt der Stauungstendenz entgegen
- äußerlich auf Bauch einreiben

*Stoffwechselmittel 9 Nasturtium cp JSO**
- trägt dem nervösen Übersprung Rechnung
- 3-mal täglich 10 Globuli

* Bei Angabe zweier Mittel aus der gleichen Reihe (z.B. Stoffwechsel- oder Gewebemittel, etc.) bitte Verabreichung im täglichen Wechsel oder nacheinander verordnen!

Morbus Crohn, allergische Komponente

Fieber- und Nervenmittel 1 Aconitum cp D10 JSO
- Verringerung der Überreizung durch nervöse Beeinflussung; allergische Gefäßreaktion
- 3-mal täglich 10 Globuli

*Stoffwechselmittel 10 Centaurium cp JSO**
- spastisch-allergische Diathese; allergische Gefäßreaktion; stabilisiert die RES-Funktion der Verdauungsschleimhäute
- 3-mal täglich 10 Globuli

Sambucus cp-Fluid
- Gefäßreizungen durch im Blut enthaltene Stoffwechselendprodukte, Regulation von Tonusschwankungen, Spasmen der glatten und Gefäßmuskulatur
- 3-mal täglich 5 Tropfen

Darmmittel 1 Allium cp JSO
- Milieu, Regulativ für die Darmflora als „Mutter" des Immunsystems
- 3-mal täglich 10 Globuli

Gewebemittel 10 Podophyllum cp JSO
- nervöse und organische Darmerkrankungen, Erhaltung der Gewebsstrukturen
- 3-mal täglich 10 Globuli

Obstipation

Die Elimination durch den Darm nimmt eine zentrale Stellung ein. Bereits bei fehlendem Gefühl der vollkommenen Entleerung und anderen Befindlichkeitsstörungen im Zusammenhang mit der Defäkation muss von einer Obstipation ausgegangen werden; nicht erst beim völligen Ausbleiben der Darmentleerung.

* Bei Angabe zweier Mittel aus der gleichen Reihe (z.B. Stoffwechsel- oder Gewebemittel, etc.) bitte Verabreichung im täglichen Wechsel oder nacheinander verordnen!

Neben der Eliminationsstörung ist eine Obstipation immer auch eine Rhythmusstörung (Lebensrhythmus, -führung). Es müssen vier Formen differenziert werden:

- Atonische Obstipation
- Spastische Obstipation
- Kombinierte Form
- Habituelle Obstipation

Atonische Obstipation

Wegen der hier anhaltenden Atonie des Darmes ist sie eher beschwerdearm. Stuhl wird nur ein- bis zweimal wöchentlich abgesetzt. Da es sich bei der Defäkation vornehmlich um keine Darm-, sondern eine Zwerchfell- und Beckenbodenaktion handelt, kommt es zur Entleerung der typischen Zylinderstuhl, der eher trocken ist.

Stoffwechselmittel 2 Lycopodium cp JSO
- fördert die Sekretion der Darmschleimhaut und der anhängigen Drüsen
- 3-mal täglich 15 Globuli

Gewebemittel 8 Chelidonium cp S JSO
- erhöht den Tonus der Darmmuskulatur
- 3-mal täglich 15 Globuli

Darmmittel 2 Tanacetum cp JSO
- chronische Milieustörung; reinigend, ausscheidend; reguliert intramurales System sekretorisch wie motorisch
- 3-mal täglich 5 Globuli

Spastische Obstipation

Sie ist meist Ausdruck einer intramural-vegetativen Fehlregulation als Begleiterscheinung einer Magen-, Duodenal- oder Galleerkrankung. Häufig treten Schmerzen im Colon transversum und in den Flexuren auf. Bleistiftstuhl bzw. Schafkot wird tenesmal (Tenesmen, Seite 487) entleert, dennoch ist die Stuhlentleerung mangelhaft und das Entleerungsgefühl unvollständig. Bei länger anhaltender Autointoxikation tritt eine Diarrhoea paradoxa (Seite 79) auf.

Stoffwechselmittel 10 Centaurium cp JSO
- Organneurosen; nervöse Verdauungsstörungen von Tonuserhöhung bis zu Darmkrämpfen
- 3-mal täglich 15 Globuli

Sambucus cp-Fluid
- reguliert die Darmmotilität
- 5-mal täglich 10 Tropfen und morgens äußerlich auf Magengrube

Kombinierte Form der Obstipation

Als Ausdruck einer absolut vegetativ-dystonischen Situation sind gleichzeitig spastische wie atonische Anteile im Dickdarm vorhanden. Die Symptomatik ist hier wechselhaft. Therapeutisch muss zuerst der Spasmus behoben werden.

Sambucus cp-Fluid
- Stabilisierung des vegetativen Systems. Motilitätsstörung
- 5-mal täglich 5 Tropfen

Stoffwechselmittel 10 Centaurium cp JSO
- nervöse Verdauungsstörung; löst die Spastik der Darmmuskulatur
- 3-mal täglich 30 Globuli

anschließend, nach Behebung der Spastik:

Sambucus cp-Fluid
- Stabilisierung des vegetativen Systems. Motilitätsstörung
- 5-mal täglich 5 Tropfen

Gewebemittel 8 Chelidonium cp S JSO
- reguliert den Tonus der Darmwand und die Verdauungsdrüsen
- 3-mal täglich 15 Globuli

Habituelle Obstipation

Hier kapituliert der Darm vor den Gewohnheiten der Person. Daher liegt hier allermeist eine atonische Obstipation vor, Therapie Seite 89.

Wichtiger als bei allen anderen Formen der Obstipation ist hier die Lebensführung des Patienten bezüglich seiner Gewohnheiten und Lebensrhythmen.

Ergänzend bei jeder Form der Obstipation:

- Tee aus Schafgarbe, Sennesblätter und Gänsefingerkraut
- Stoffwechselmittel 1 Cochlearia cp JSO
  bei schwachem Tonus (herabgesetzte Assimilation)
  20–30 Globuli
- Gentiana D1

Nikotinentwöhnung

Grundsätzlich kommt es bei und nach einem Nikotinentzug nur dann zur Gewichtszunahme, wenn der Patient unter Verstopfung leidet oder sich versteckte Kalorien als „Ersatzhandlung" zuführt. Die prinzipielle Empfehlung lautet daher:

- vernünftige Ernährung
- ausreichende Bewegung
- ausreichend Neutralflüssigkeit
  (Trinkmenge in Litern/Tag: Körpergewicht [in kg] x 35 / 1000)
  Als Neutralflüssigkeit zählen ausschließlich Mineralwasser und Kräutertees, nicht aber Kaffee, Tee, Cola, Limonade, auch nicht Fruchtsäfte.

Stoffwechselmittel 1 Cochlearia cp JSO
- Stoffwechsel- und Verdauungsstörungen
- 3-mal täglich 10 Globuli

Darmmittel 1 Allium cp JSO
- Darmstörungen (Drüsen, Schleimhaut, Nerven); Regulation der Darmaktivität (Sekretion, Peristaltik)
- 3-mal täglich 10 Globuli

Biochemie ISO Nr. 10 Natrium sulfuricum D6
- Stuhl befördernd bei Verstopfung
  Abends 7–10 Tabletten in einem Glas heißem Wasser auflösen und schluckweise trinken
  Lösung nicht mit Metalllöffel umrühren

Proktitis

Mastdarmentzündung. Oft Folge oder Symptom anderer Erkrankungen.

Charakteristisch sind: dumpfer Druckschmerz bis Fremdkörpergefühl im Rektumbereich und gesteigerter Stuhldrang bis zu Tenesmen, Seite 487.

Die Therapie muss nach der Ursache differenziert werden:

- Analfisteln, Seite 39
- Colitis ulcerosa, Seite 72
- Enteritis, Seiten 85, 87
- Hämorrhoidalleiden, Seite 109
- Morbus Crohn, Seite 87
- Prolapsus ani, s. unten

Populus cp-Hämorrhoidal-Zäpfchen
- entzündungshemmend, entstauend
- 1–2 Suppositorien täglich in den After einführen

Stoffwechselmittel 7 Malva cp JSO
- Schleimhautentzündung
- akut 10 Globuli stündlich
- chronisch 5- bis 6-mal 10 Globuli

Lymphmittel 2 Abrotanum cp JSO
- Drainage, Entsorgung, Aufbau, Rekonvaleszenz
- 3-mal täglich 10 Globuli

Prolapsus ani

Enteroptose des Enddarms (Darmsenkung, Eingeweidesenkung als Folge verminderter Spannung der Gewebe). Der Prolaps wird ausgelöst durch einen Elastizitätsverlust aufgrund einer chronischen Schleimhautentzündung. Dabei treten Teile des Rektums (bis 1/3) plötzlich oder allmählich heraus. In der Folge kommt es zur Stuhlinkontinenz.

Cave: Ein akuter Prolaps ist eine OP-Indikation.

Möglicher Teufelskreis:

Proktitis → Prolaps → Elastizitätsverlust → Proktitis

Gewebemittel 2 Equisetum cp JSO
- Elastizitätsbedinger
- 3-mal täglich 15 Globuli

Stoffwechselmittel 7 Malva cp JSO
- Schleimhautentzündung.
- 5- bis 6-mal täglich 10 Globuli

Populus cp-Hämorrhoidal-Zäpfchen
- entzündungshemmend, entstauend
- 1–2 Suppositorien täglich in den After einführen

Zöliakie / Sprue

Der Begriff **Zöliakie** bezeichnet die Erkrankung der Dünndarmschleimhaut im Säuglings- und Kindesalter. Das Krankheitsbild des Erwachsenen heißt einheimische **Sprue.**

Das in vielen Getreidearten (Weizen, Roggen, Gerste u.a.) vorkommende Kleberprotein Gluten mit seinen wirksamen (toxischen) Bestandteilen (Kohlenhydratseitenketten der glutamin- und prolinreichen Gliadinfraktion) führt zu schweren Veränderungen der Dünndarmschleimhaut. Die Schädigung des Resorptionsepithels führt zu einem Verlust an Verdauungsenzymen und zu schwersten morphologischen und funktionellen Störungen (Malabsorption).

Cave: Die Zöliakie/Sprue ist nicht heilbar. Für den Patienten ist eine lebenslange glutenfreie Diät erforderlich.

Gewebemittel 3 Mezereum cp JSO
- reduziert übermäßige Sekretion der Darmschleimhaut, verringert die Diarrhö, stabilisiert das Gewebe
- 3-mal täglich 10 Globuli

Stoffwechselmittel 1 Cochlearia cp JSO
- reduziert die Nahrungsmittelunverträglichkeit. Glutenfreie Diät trotzdem lebenslang beibehalten!
- 3-mal täglich 10 Globuli

Populus cp-Fluid
- Verminderung der zur Erschlaffung führenden Gefäßreize, Verbesserung des lymphatischen und venösen Abtransports
- 3-mal täglich 10–20 Tropfen

Viscum album cp-Fluid S
- Schmerzlinderung
- 3-mal täglich 10–20 Tropfen
- Auch zu äußerlichen Einreibungen

Adermittel 1 Avena cp D10 JSO
- in akuten Schüben
- 5-10 Globuli in häufigeren Gaben (bis zu stündlicher Anwendung)

Ergänzend:
- Lymphmittel 2 Abrotanum cp JSO
  Entlastung über das Lymphsystem. Verbesserung der Sauerstoffversorgung.
  3-mal täglich 10–20 Globuli

Bei Kindern wird die Dosierung an das Lebensalter angepasst, z.B. 6 Jahre altes Kind: 5–7 Globuli und 5–7 Tropfen.

Durchblutungsstörungen

Apoplexie

Schlaganfall

Capsella cp-Fluid
- bei akuter Blutung, erhöhtem Blutdruck
- mehrmals täglich 1 Tropfen in 1 Esslöffel Wasser

Gewebemittel 12 Sanguinaria cp JSO
- bei akuter Gehirnreizung
- 3-mal täglich 10 Globuli

Apoplexie mit Paresen

Fieber- und Nervenmittel 1 Aconitum cp JSO
- Anregung motorischer und sensorischer Nerven
- 3-mal täglich 15 Globuli

Rhododendron cp-Fluid
- Lähmungen, Neuralgien, Folgen geschädigter Nervensubstanz
- 3-mal täglich 5 Tropfen

Adermittel 3 Hydrastis cp JSO
- allgemeine Kräftigung, bei Nervenschwäche
- 3-mal täglich 15 Globuli

Embolie (Zustand nach)

*Gewebemittel 7 Millefolium cp JSO**
- bei Verstopfung der Arterien mit Thromben
- 3-mal täglich 15 Globuli

*Gewebemittel 12 Sanguinaria cp JSO**
- bei Störungen im arteriellen System
- 3-mal täglich 15 Globuli

Capsella cp-Fluid
- bei akuten Entzündungen, wirkt auf die motorischen Nerven des Arteriensystems
- morgens 1 Tropfen auf 1 Esslöffel Wasser

im täglichen Wechsel mit

Populus cp-Fluid
- bei Störungen im venösen System
- morgens 10 Tropfen auf 1 Esslöffel Wasser

* Bei Angabe zweier Mittel aus der gleichen Reihe (z.B. Stoffwechsel- oder Gewebemittel, etc.) bitte Verabreichung im täglichen Wechsel oder nacheinander verordnen!

Gangrän

Form der ischämischen Nekrose mit Selbstauflösung des Gewebes und Verfärbung durch den Abbau von Hämoglobin. Unterschieden werden trockene und feuchte Gangrän.

Die trockene Gangrän tritt meist an der Körperoberfläche als Nekrose mit Eintrocknung und Gewebeschrumpfung durch den Wasserverlust auf. Die feuchte Gangrän (so genannter Faulbrand) führt zu einer Verflüssigung des Gewebes infolge bakterieller Infektion.

Populus cp-Fluid
- venöser und lymphatischer Abtransport
- 3-mal täglich 20 Tropfen

Gewebemittel 11 Rhus toxicodendron cp JSO
- Anregung aller Stoffwechsel- und Ausscheidungsvorgänge
- 3-mal täglich 10 Globuli

Stoffwechselmittel 9 Nasturtium cp JSO
- Funktionsstörungen im Stoffwechselbereich
- 3-mal täglich 10 Globuli

Gewebemittel 7 Millefolium cp JSO
- chronische Entzündungen und Geschwüre
- 20 Globuli und

Populus cp-Fluid
- 20 Tropfen in 1/4 Liter Wasser zu feuchten Verbänden (falls angezeigt)

Thrombophlebitis

Venenentzündung

Populus cp-Fluid
- bei venöser Blutstauung, Förderung des venösen Abtransports
- 3-mal täglich 20 Tropfen

Gewebemittel 7 Millefolium cp JSO
- Entzündungserscheinungen im Venensystem
- 3-mal täglich 15 Globuli

Fieber- und Nervenmittel 1 Aconitum cp JSO
- zur nervösen Regulierung der Blutverteilung und Füllung der Blutgefäße
- 3-mal täglich 15 Globuli

Populus cp-Salbe S
- bei venöser Blutstauung, Förderung des venösen Abtransports
- Salbenverband

Capsella cp-Fluid
- bei akuter Entzündung
- 5 Tropfen in 1/8 Liter Wasser geben und tagsüber schluckweise trinken

Thrombose (Zustand nach)

*Gewebemittel 7 Millefolium cp JSO**
- bei Verstopfung der Arterien mit Thromben
- 3-mal täglich 15 Globuli

* Bei Angabe zweier Mittel aus der gleichen Reihe (z.B. Stoffwechsel- oder Gewebemittel, etc.) bitte Verabreichung im täglichen Wechsel oder nacheinander verordnen!

*Gewebemittel 12 Sanguinaria cp JSO**
- bei Störungen im arteriellen System
- 3-mal täglich 15 Globuli

Populus cp-Fluid
- bei Störungen im venösen System
- morgens 10 Tropfen auf 1 Esslöffel Wasser

Ulcus cruris

In Deutschland leiden etwa zwei Millionen Menschen an einem Unterschenkelgeschwür. Das Unterschenkelgeschwür ist Folge einer Durchblutungsstörung. Bei etwa 85 Prozent der Kranken handelt es sich um eine venöse Insuffizienz, auch arterielle Hintergründe sind möglich. Neben lokal bedingten Störungen (z.B. Verletzungen, Folgen von Geburten etc.) gilt als Ursache das Zusammentreffen einer vorherrschenden Venosität (Seite 488) in Kombination mit einem instabilen Bindegewebe.

Adermittel 2 Hamamelis cp JSO
- stabilisiert das Venensystem
- 6-mal täglich 10 Globuli

Gewebemittel 5 Conium cp JSO
- geschwürige Defekte
- 6-mal täglich 10 Globuli

Lymphmittel 2 Abrotanum cp JSO
- verbessert allgemein die Krasis
- 3-mal täglich 10 Globuli

Stoffwechselmittel 5 Berberis cp JSO
- „keine Venen- ohne Lebertherapie“
- 3-mal täglich 10 Globuli

* Bei Angabe zweier Mittel aus der gleichen Reihe (z.B. Stoffwechsel- oder Gewebemittel, etc.) bitte Verabreichung im täglichen Wechsel oder nacheinander verordnen!

Gewebemittel 7 Millefolium cp JSO
- venös entstauend
- 3-mal täglich 10 Globuli

Ergänzend äußerlich:
- Populus cp-Fluid und Gewebemittel 7 Millefolium cp JSO
  20 Tropfen und 10 Globuli auf 1/4 Liter Wasser, bis Granulation einsetzt

Varizen

Varizen der Beine

Die Krampfader als Ausdruck einer venösen Durchblutungsstörung. Neben lokal bedingten Ursachen (z.B. Verletzungen, Folgen von Geburten) muss sicher von einem Bedingungskomplex im Sinne „einer Ursache" ausgegangen werden. Die Überdehnung des Gefäßes kann in einem in aller Regel konstitutionell bedingt geschwächten Bindegewebe begründet sein. Ein anderer Grund kann in der Venosität, Seite 488, des Blutes liegen, die ebenfalls oft konstitutionell bedingt ist. Für die Entstehung von Varizen sind außerdem das Rückwärtsversagen der Leber und/oder des rechten Herzens verantwortlich.

Adermittel 2 Hamamelis cp JSO
- stärkt und stabilisiert das gesamte venöse System bezüglich der Venosität
- 3-mal täglich 20 Globuli

*Gewebemittel 7 Millefolium cp JSO**
- stabilisiert das Bindegewebe im venösen Bereich
- 3-mal täglich 15 Globuli

Populus cp-Fluid
- entstaut das venöse System
- innerlich 3-mal täglich 10 Tropfen und äußerlich früh und abends Beine einreiben

* Bei Angabe zweier Mittel aus der gleichen Reihe (z.B. Stoffwechsel- oder Gewebemittel, etc.) bitte Verabreichung im täglichen Wechsel oder nacheinander verordnen!

Gewebemittel 8 Chelidonium cp S JSO*
- bei Rückwärtsversagen der Leber
- 3-mal täglich 15 Globuli

Varizen des Ösophagus

Krampfadern in der Speiseröhre sind ein sicherer Hinweis auf eine Lebererkrankung; in aller Regel eine Zirrhose. Aufgrund der unter Umständen lebensbedrohlichen Blutungen kann hier nur in Verbindung mit engmaschigen, klinischen Kontrollen therapiert werden. Sinn und Zweck einer solchen Therapie kann nur der Erhalt des Status quo sein.

Fieber- und Nervenmittel 1 Aconitum cp JSO
- wirkt anregend auf die Leberfunktion
- 3-mal täglich 10 Globuli

Gewebemittel 8 Chelidonium cp S JSO
- stabilisiert das Leber-Zellgewebe
- 3-mal täglich 15 Globuli

Populus cp-Fluid
- venös entstauend
- innerlich 3-mal täglich 10 Tropfen und äußerlich Lebergegend einreiben

Galleerkrankungen

Galle ist zunächst kein rein anatomischer Begriff, sondern ein funktionaler. Er umfasst sowohl anatomische Strukturen, den Gallensaft und Funktionen. Galleerkrankungen derer entstehen in aller Regel entlang einer dafür typischen pathogenetischen Reihe.

Pathogenetische Reihe der Galleerkrankungen

Dyskinesie der Gallengänge
↓
Vermehrung oder Minderung von Gallenflüssigkeit im Duodenum
↓
Vegetative Rückkopplung
↓
Dyskinesie bis Retroperistaltik
↓
Praestase
↓
Stauungsgallenblase
↓
Entzündung
↓
Trocknung bis Stein

Zu den Galleerkrankungen zählen:

- Gallenwegsdyskinesien, Seite 104
- Gallenblasenkatarrh, Seite 105

- Cholezystitis, Seite 105
- Cholelithiasis, Seite 106
- Gallenkolik, Seite 107

Siehe auch Leberüberreizung (Seite 204) und Leberunterreizung (Seite 204)

Gallenwegsdyskinesien

Die Kalibrierung der ableitenden Gallengänge wird über die vegetative Organisation geregelt. Aus deren Störung ergeben sich nervöse Gallenstauungen bzw. -flüsse.

Stoffwechselmittel 9 Nasturtium cp JSO
- intramurale, vegetative Störungen des Verdauungstrakts und insbesondere der Gallengänge
- 3-mal täglich 15 Globuli

Sambucus cp-Fluid
- reguliert die Bewegungen aller Hohlorgane insbesondere Peristaltik
- 5-mal täglich 5 Tropfen einnehmen äußerlich in die Magengrube einreiben

Stoffwechselmittel 10 Centaurium cp JSO
- Förderung der abdominellen Organisation; psychosomatische Störungen im Abdomen
- 3-mal täglich 10 Globuli

Viscum album cp-Fluid S
- Förderung der abdominellen Organisation; psychosomatische Störungen im Abdomen
- 3-mal täglich 5 Tropfen

Gallenblasenkatarrh

Verquellung des Gallenblasenepithels mit Funktionsminderung und Abflussstörungen der Gallenflüssigkeit (Qualitätsminderung der Gallenflüssigkeit). Der Katarrh kann in der Stauungsgallenblase enden.

Gewebemittel 2 Equisetum cp JSO
- Hauptmittel bei jedem Schleimhautkatarrh
- 5-mal täglich 20 Globuli

Populus cp-Fluid
- reguliert venösen Abfluss und den Gallenstau
- 5-mal täglich 10 Tropfen einnehmen und äußerlich in die Magengrube einreiben

Ergänzend:
- Nettigall®
  Cholezystitis, Cholangitis
  3-mal täglich 1–2 Tabletten lutschen

Cholezystitis

Die Entzündung der Gallenblase ist bei fehlender Therapie die logische Konsequenz innerhalb der pathogenetischen Reihe der Galleerkrankungen (Seite 103) oder auch die Folge von Gallensteinen.

Cave: Verschluss-Stein ist OP-Indikation

Adermittel 1 Avena cp D10 JSO
- akut entzündliche Prozesse
- 1/2-stündlich 5 Globuli

Capsella cp-Fluid
- beruhigende, entzündungswidrige Wirkung
- 5 Tropfen auf 1/8 Liter Wasser schluckweise trinken

Stoffwechselmittel 10 Centaurium cp JSO
- für chronische Entzündungen mit intramuralen Übersprung
- 5-mal täglich 10 Globuli

Gewebemittel 8 Chelidonium cp S JSO
- bei bestehender Steinproblematik
- 5-mal täglich 10 Globuli

Populus cp-Fluid
- chronische Katarrhe
- 5-mal täglich 5 Tropfen

Konstitutionsmittel 3 Phytolacca cp JSO
- chronische Entzündungen des Gallenepithels
- 3-mal täglich 10 Globuli

Fieber- und Nervenmittel 2 Cinchona cp JSO
- entzündungswidrig
- 20 Globuli auf 1/8 Liter, äußerlich als feucht-warme Kompresse

Ergänzend:
- Nettigall®
  Cholezystitis, Cholangitis
  3-mal täglich 1–2 Tabletten lutschen

Cholelithiasis

Verhärtungen und Gallensteine stellen das Endstadium der pathogenetischen Reihe der Galleerkrankungen dar. Sie sind Zeichen der Trocknung und weisen auf die energetische Problematik der Leber hin. Die Cholelithiasis gehört zu den Kristallosen (Seite 485) welche sich an der Gallenblase manifestieren.

*Gewebemittel 8 Chelidonium cp S JSO**
- Verhärtung, Gallenstein
- 3-mal täglich 15 Globuli

* Bei Angabe zweier Mittel aus der gleichen Reihe (z.B. Stoffwechsel- oder Gewebemittel, etc.) bitte Verabreichung im täglichen Wechsel oder nacheinander verordnen!

Viscum album cp-Fluid S
- Energiemangelsyndrom
- 3-mal täglich 10 Tropfen

*Gewebemittel 2 Equisetum cp JSO**
- zur Prophylaxe bei bekannter Kristallose (Seite 485) befeuchtend
- 3-mal täglich 20 Globuli

Ergänzend:
- Nettigall®
  Cholezystitis, Cholangitis
  3-mal täglich 1–2 Tabletten lutschen

Gallenkolik

Die Gallenkolik ist immer die Folge einer Cholelithiasis (Gallensteinbildung oder einer akuten Cholezystitis (Gallenblasenentzündung).

Cave: Differenzialdiagnose: Harnleiter-Kolik rechts, akute Appendizitis, Seite 69

Stoffwechselmittel 10 Centaurium cp JSO
- intramurale Fehlregulation
- 5 Globuli und

Sambucus cp-Fluid
- Regulation der Peristaltik
- 5 Tropfen auf 1/4 Liter Wasser schluckweise trinken und äußerlich in Magengrube einreiben

* Bei Angabe zweier Mittel aus der gleichen Reihe (z.B. Stoffwechsel- oder Gewebemittel, etc.) bitte Verabreichung im täglichen Wechsel oder nacheinander verordnen!

Hämorrhoidalleiden

Grundrezepte

Akute Hämorrhoidalleiden

Adermittel 2 Hamamelis cp JSO
- Förderung des venösen Transportes, Entzündung durch venöse Stauung
- 3-mal täglich 10 Globuli

Capsella cp-Fluid
- Verringerung der übermäßigen arteriellen Gefäßaktivität. Mittel des ersten Entzündungsstadiums
- 5 Tropfen auf 1/2 Liter Wasser

Capsella cp-Hämorrhoidal-Zäpfchen
- Verringerung der übermäßigen arteriellen Gefäßaktivität. Mittel des ersten Entzündungsstadiums.
- 1- bis 2-mal täglich einführen

Adermittel 1 Avena cp D10 JSO
- Verringerung der übermäßigen arteriellen Gefäßaktivität. Mittel des ersten Entzündungsstadiums
- 3-mal täglich 10 Globuli

Chronische Hämorrhoidalleiden

Gewebemittel 7 Millefolium cp JSO
- Verbesserung des venösen Gefäßtonus (Tonus, Seite 487), Erhaltung der Gefäßstruktur
- 3-mal täglich 10 Globuli

Adermittel 2 Hamamelis cp JSO
- Förderung des venöses Transportes, Verminderung der zur Erschlaffung führenden Gefäßreize
- 3-mal täglich 10 Globuli

Populus cp-Fluid
- Verminderung der zur Erschlaffung führenden Gefäßreize, Verbesserung des lymphatischen und venösen Abtransports
- 3-mal täglich 5 Tropfen

Populus cp-Hämorrhoidal-Zäpfchen
- Verminderung der zur Erschlaffung führenden Gefäßreize, Verbesserung des lymphatischen und venösen Abtransports
- 1- bis 2-mal täglich einführen

Hämorrhoidalleiden als lokale Krankheit

Fehlerhafte Säftezusammensetzung

Falsche Lebensweise, sitzende Beschäftigung, mangelnde Bewegung oder falsche Ernährung können zu Störungen der Säftezusammensetzung führen. Daraus entsteht die Dyskrasie (Seite 26). Darunter fallen Verschiebungen von Qualitäten der Kardinalsäfte; im weiteren Sinne aber auch daraus folgende Veränderungen der Homöostase des Blutes und der gesamten Säftemasse.

*Stoffwechselmittel 1 Cochlearia cp JSO**
- lymphatische Entstauung des gesamten Abdomens. Entgiftungsmittel – Folgen von Nahrungs- und Genussmittelabusus
- 3-mal täglich 10 Globuli

*Stoffwechselmittel 5 Berberis cp JSO**
- Eliminationsförderung von metabolen Substanzen und venenschädigenden Stoffwechselendprodukten
- 3-mal täglich 10 Globuli

Lymphmittel 2 Abrotanum cp JSO
Entlastung über das Lymphsystem. Verbesserung der Sauerstoffversorgung
3-mal täglich 10 Globuli

Stoffwechselmittel 2 Lycopodium cp JSO*
- Energetikum der Leber als Motor des venösen Systems, venöse Plethora (Seite 112) im Abdomen
- 3-mal täglich 10 Globuli

Adermittel 3 Hydrastis cp JSO
- Verbesserung der Blutqualität und Säftezusammensetzung
- 3-mal täglich 10 Globuli

Gewebemittel 2 Equisetum cp JSO
- Flüssigkeitsschwellungen infolge venöser Stauungen
- 3-mal täglich 10 Globuli

Rhododendron cp-Fluid
- Verminderung venöser Schärfen (Stoffwechselendprodukte)
- 3-mal täglich 5 Tropfen

Populus cp-Fluid
- Verminderung der zur Erschlaffung führenden Gefäßreize, Verbesserung des lymphatischen und venösen Abtransports
- 3-mal täglich 5 Tropfen

* Bei Angabe zweier Mittel aus der gleichen Reihe (z.B. Stoffwechsel- oder Gewebemittel, etc.) bitte Verabreichung im täglichen Wechsel oder nacheinander verordnen!

Populus cp-Hämorrhoidal-Zäpfchen
- Verminderung der zur Erschlaffung führenden Gefäßreize, Verbesserung des lymphatischen und venösen Abtransports
- 1- bis 2-mal täglich einführen

Lokale Hyperämie

Als Folgen einer Erkältung: Kälteeinwirkung führt zur Unterdrückung der Hautatmung (Perspirabile retentum, Seite 129) die Reizungen beispielsweise des Plexus haemorrhoidalis (Venengeflecht im Enddarm) verursacht.

Adermittel 1 Avena cp D10 JSO
- Verringerung der übermäßigen arteriellen Gefäßaktivität. Mittel des ersten Entzündungsstadiums
- 3-mal täglich 10 Globuli

Capsella cp-Fluid
- Verringerung der übermäßigen arteriellen Gefäßaktivität. Mittel des ersten Entzündungsstadiums
- 5 Tropfen auf 1/2 Liter Wasser

Capsella cp-Hämorrhoidal-Zäpfchen
- Verringerung der übermäßigen arteriellen Gefäßaktivität. Mittel des ersten Entzündungsstadiums.
- 1- bis 2-mal täglich einführen

Lokale venöse Plethora

Plethora bedeutet „Blutfülle"; im engeren Sinne Überfüllung der venösen Schenkel mit Stauungserscheinungen und deren Folgen. Dabei wirken Gefäßwanderschlaffungen fördernd.

Die Plethora ist oft Folge falscher Lebensweise, sitzender Beschäftigung, mangelnder Bewegung oder falscher Ernährung.

Gewebemittel 7 Millefolium cp JSO
- Verbesserung des venösen Gefäßtonus (Tonus, Seite 487), Erhaltung der Gefäßstruktur
- 3-mal täglich 10 Globuli

Adermittel 2 Hamamelis cp JSO
- Förderung des venösen Transportes, Entzündung durch venöse Stauung. Verminderung der zur Erschlaffung führenden Gefäßreize
- 3-mal täglich 10 Globuli

Populus cp-Fluid
- Verminderung der zur Erschlaffung führenden Gefäßreize, Verbesserung des lymphatischen und venösen Abtransports
- 3-mal täglich 5 Tropfen

Populus cp-Hämorrhoidal-Zäpfchen
- Verminderung der zur Erschlaffung führenden Gefäßreize, Verbesserung des lymphatischen und venösen Abtransports
- 1- bis 2-mal täglich einführen

Gewebemittel 5 Conium cp JSO
- Förderung des venösen und lymphatischen Rückflusses.
  Funktionelle Kräftigung des Bindegewebes
- 3-mal täglich 10 Globuli

Leberstörungen als Ursache

Chronische Hepatitis

Die chronische Hepatitis umfasst alle infektiösen und nichtinfektiösen Formen der chronischen Hepatitis und alle chronischen Formen von intrahepatischen Gallenwegserkrankungen.

Gewebemittel 5 Conium cp JSO
- Förderung des venösen *und* lymphatischen Rückflusses; funktionelle Kräftigung des Bindegewebes
- 3-mal täglich 10 Globuli

Populus cp-Fluid
- Verminderung der zur Erschlaffung führenden Gefäßreize, Verbesserung des lymphatischen und venösen Abtransports
- 3-mal täglich 5 Tropfen

Stoffwechselmittel 2 Lycopodium cp JSO
- Energetikum der Leber als Motor des venösen Systems bei venöser Plethora im Abdomen (Seite 112)
- 3-mal täglich 10 Globuli

Stoffwechselmittel 5 Berberis cp JSO
- Hyperkinetische Phasen bei chronischer Hepatitis
- 3-mal täglich 10 Globuli

Fibrotische und zirrhotische Zustände

Faservermehrung (Fibrose), Faserschrumpfung (Zirrhose)

*Gewebemittel 5 Conium cp JSO**
- Förderung des venösen *und* lymphatischen Rückflusses; funktionelle Kräftigung des Bindegewebes
- 3-mal täglich 10 Globuli

*Gewebemittel 7 Millefolium cp JSO**
- Verbesserung des venösen Gefäßtonus (Tonus, Seite 487), Erhaltung der Gefäßstruktur
- 3-mal täglich 10 Globuli

Populus cp-Fluid
Verminderung der zur Erschlaffung führenden Gefäßreize, Verbesserung des lymphatischen und venösen Abtransports
- 3-mal täglich 5 Tropfen

Gallenwegsdyskinesien

Seite 104

* Bei Angabe zweier Mittel aus der gleichen Reihe (z.B. Stoffwechsel- oder Gewebemittel, etc.) bitte Verabreichung im täglichen Wechsel oder nacheinander verordnen!

Leberüberreizung

Syn. Hyperkinetisches Leber-Galle-Syndrom, „Heiße Leber“

Sthenische Reaktion der Leber mit übermäßiger Gallenproduktion, vermehrter Harnsäurebildung, vermehrter Reizbarkeit, Hypertonus, Spasmen, Blutverteilungsstörungen.

Stoffwechselmittel 5 Berberis cp JSO
- Leberüberreizung, Verbesserung des Gallenflusses
- 3-mal täglich 10 Globuli

Sambucus cp-Fluid
- Regulation der Tonusschwankungen von Gallenwegen und Darm
- 3-mal täglich 5 Tropfen

Rhododendron cp-Fluid
- zur Verminderung venöser Schärfen (Stoffwechselendprodukte); gegen Überreizungszustände
- 3–5 Tropfen auf 1/8 Liter Wasser schluckweise trinken

Populus cp-Fluid
- Verminderung der zur Erschlaffung führenden Gefäßreize, Verbesserung des lymphatischen und venösen Abtransports
- 3-mal täglich 5 Tropfen

Leberstauung bei Überreizung

Gewebemittel 8 Chelidonium cp S JSO
- Entstauung im Abdomen, Regelung im Zusammenspiel der Oberbauchdrüsen, Strukturverbesserung der Verdauungsdrüsen
- 3-mal täglich 10 Globuli

Stoffwechselmittel 5 Berberis cp JSO
- Leberüberreizung, Verbesserung des Gallenflusses
- 3-mal täglich 10 Globuli

Populus cp-Fluid
- Verminderung der zur Erschlaffung führenden Gefäßreize, Verbesserung des lymphatischen und venösen Abtransports
- 3-mal täglich 15–25 Tropfen

Leberunterreizung

Syn. Lebererschlaffung, Hypokinetisches Leber-Galle-Syndrom, „Kalte Leber"

Energiemangelsyndrom der Leber mit verminderter Gallenproduktion und Entgiftungsleistung, Tonusminderung (Erschlaffung), Blutverteilungsstörungen (Hämorrhoidalleiden, Venopathien und Kongestionen in Kopf- und Brustraum).

Fettleber, Hepatosen

Stoffwechselmittel 2 Lycopodium cp JSO
- Energetikum der Leber als Motor des venösen Systems bei venöser Plethora im Abdomen (Seite 112)
- 3-mal täglich 10 Globuli

Gewebemittel 5 Conium cp JSO
- Förderung des venösen *und* lymphatischen Rückflusses; funktionelle Kräftigung des Bindegewebes
- 3-mal täglich 10 Globuli

Populus cp-Fluid
- Verminderung der zur Erschlaffung führenden Gefäßreize, Verbesserung des lymphatischen und venösen Abtransports
- 3-mal täglich 5 Tropfen

Lebererschlaffung („Kalte Leber")

Stoffwechselmittel 2 Lycopodium cp JSO
- Energetikum der Leber als Motor des venösen Systems bei venöser Plethora im Abdomen (Seite 112)
- 3-mal täglich 10 Globuli

Gewebemittel 2 Equisetum cp JSO
- Flüssigkeitsschwellungen infolge venöser Stauungen
- 3-mal täglich 10 Globuli

Rhododendron cp-Fluid
- zur Verminderung venöser Schärfen (Stoffwechselendprodukte). Gegen Unterreizungszustände
- 5 Tropfen auf 1/4 Liter Wasser über den Tag verteilt trinken

Leberstauung bei Unterreizung

Gewebemittel 8 Chelidonium cp S JSO
- Entstauung im Abdomen, Regelung im Zusammenspiel der Oberbauchdrüsen, Strukturverbesserung der Verdauungsdrüsen
- 3-mal täglich 10 Globuli

Stoffwechselmittel 2 Lycopodium cp JSO
- Energetikum der Leber als Motor des venösen Systems, venöse Plethora im Abdomen (Seite 112)
- 3-mal täglich 10 Globuli

Populus cp-Fluid
- Verminderung der zur Erschlaffung führenden Gefäßreize, Verbesserung des lymphatischen und venösen Abtransports
- 3-mal täglich 15–25 Tropfen

Druckerhöhung im Abdomen in der Schwangerschaft

Gewebemittel 1 Caulophyllum cp JSO
- Regulation inkretorischer, auch exkretorischer Drüsen; Erhaltung der Gewebsstrukturen, Schwangerschaftsbeschwerden
- 3-mal täglich 10 Globuli

Populus cp-Fluid
- Verminderung der zur Erschlaffung führenden Gefäßreize, Verbesserung des lymphatischen und venösen Abtransports
- 3-mal täglich 5 Tropfen

Populus cp-Hämorrhoidal-Zäpfchen
- Verminderung der zur Erschlaffung führenden Gefäßreize, Verbesserung des lymphatischen und venösen Abtransports
- 1- bis 2-mal täglich einführen

Gewebemittel 7 Millefolium cp JSO
- Verbesserung des venösen Gefäßtonus (Tonus, Seite 487), Erhaltung der Gefäßstruktur
- 3-mal täglich 10 Globuli

Darmstörungen als Ursache

Analvenenthrombose

Gewebemittel 7 Millefolium cp JSO
- Verbesserung des venösen Gefäßtonus (Tonus, Seite 487), Erhaltung der Gefäßstruktur
- 3-mal täglich 10 Globuli

Adermittel 2 Hamamelis cp JSO
- Förderung des venösen Transportes, Entzündung durch venöse Stauung. Proktitis. Verminderung der zur Erschlaffung führenden Gefäßreize
- 3-mal täglich 10 Globuli

Populus cp-Fluid
- Verminderung der zur Erschlaffung führenden Gefäßreize, Verbesserung des lymphatischen und venösen Abtransports
- 3-mal täglich 5 Tropfen

Populus cp-Hämorrhoidal-Zäpfchen
- Verminderung der zur Erschlaffung führenden Gefäßreize, Verbesserung des lymphatischen und venösen Abtransports
- 1- bis 2-mal täglich einführen

Obstipation als Ursache von Hämorrhoidalleiden

Zu Obstipation siehe auch Seite 88

Darmmittel 1 Allium cp JSO
- Stabilisierung der Verdauungsschleimhäute; Dysbakterie; Parasitose und Darmmykose; Tonusregulierung im Intestinum
- 3-mal täglich 10 Globuli

Stoffwechselmittel 2 Lycopodium cp JSO
- Energetikum der Leber als Motor des venösen Systems, venöse Plethora im Abdomen (Seite 112)
- 3-mal täglich 10 Globuli

Populus cp-Fluid
- Verminderung der zur Erschlaffung führenden Gefäßreize, Verbesserung des lymphatischen und venösen Abtransports
- 3-mal täglich 5 Tropfen

Populus cp-Hämorrhoidal-Zäpfchen
- Verminderung der zur Erschlaffung führenden Gefäßreize, Verbesserung des lymphatischen und venösen Abtransports
- 1- bis 2-mal täglich einführen

Stoffwechselmittel 1 Cochlearia cp JSO
- Lymphatische Entstauung des gesamten Abdomens. Entgiftungsmittel – Folgen von Nahrungs- und Genussmittelabusus
- 3-mal täglich 10 Globuli

Proktitis (im Zusammenhang mit venöser Stauung)

„Es gibt keine Hämorrhoidalleiden ohne Proktitis" (Seite 92)

Akute Proktitis

Adermittel 1 Avena cp D10 JSO
- Verringerung der übermäßigen arteriellen Gefäßaktivität. Mittel des ersten Entzündungsstadiums
- 5–10 Globuli in häufigeren Gaben (bis zu stündlicher Anwendung)

Capsella cp-Fluid
- entzündungswidrige Wirkung
- 5 Tropfen in 1/2 Liter Wasser über den Tag verteilt schluckweise trinken

Capsella cp-Hämorrhoidal-Zäpfchen
- entzündungswidrig
- 1- bis 2-mal täglich einführen

Chronische Proktitis

Adermittel 2 Hamamelis cp JSO
- Förderung des venösen Transportes, Entzündung durch venöse Stauung. Proktitis. Verminderung der zur Erschlaffung führenden Gefäßreize
- 3-mal täglich 10 Globuli

Populus cp-Fluid
- Verminderung der zur Erschlaffung führenden Gefäßreize, Verbesserung des lymphatischen und venösen Abtransports
- 3-mal täglich 5 Tropfen

Populus cp-Hämorrhoidal-Zäpfchen
- Verminderung der zur Erschlaffung führenden Gefäßreize, Verbesserung des lymphatischen und venösen Abtransports
- 1- bis 2-mal täglich einführen

Schleimhämorrhoiden

Hämorrhoidalleiden mit stärkerer Absonderung von Schleim; kommt besonders vor bei einer relativ starken Proktitis (akut oder chronisch); bestimmte Konstitutionen sind bevorzugt – insbesondere die phlegmatisch-venöse Konstitution (Seite 125)

Stoffwechselmittel 3 Scrophularia cp JSO
- Entgiftung und Entstauung im Lymphapparat; antikatarrhalische Wirkung; Förderung der absteigenden Lymphe (Seite 481)
- 3-mal täglich 10 Globuli

Lymphmittel 2 Abrotanum cp JSO
- Entlastung über das Lymphsystem. Verbesserung der Sauerstoffversorgung. Phlegmatisch-venöse Konstitution
- 3-mal täglich 10 Globuli

Populus cp-Fluid
- Verminderung der zur Erschlaffung führenden Gefäßreize, Verbesserung des lymphatischen und venösen Abtransports
- 3-mal täglich 5 Tropfen

Populus cp-Hämorrhoidal-Zäpfchen
- Verminderung der zur Erschlaffung führenden Gefäßreize, Verbesserung des lymphatischen und venösen Abtransports
- 1- bis 2-mal täglich einführen

Atemwegserkrankungen als Ursache

Bronchitisches Syndrom, Seite 44

Chronisch obstruktive Bronchitis, Seite 45

Umweltfaktoren, Seite 48

Milzstörung als Ursache

Carbo-nitrogenoide Konstitution

Seite 122

Stauungsmilz

Seite 208

Blutverteilungsstörungen als Ursache

Hypotone Regulationsstörungen

Siehe auch Seite 162

Adermittel 1 Avena cp JSO
- Verbesserung der arteriellen Gefäßaktivität und der Blutversorgung. O_2-Zufuhr. Optimierung der Transitstrecke
- 3-mal täglich 10 Globuli

Capsella cp-Fluid
- Steigerung der arteriellen Gefäßaktivität; hypotone Regulationsstörung
- 3-mal täglich 5 Tropfen

Adermittel 3 Hydrastis cp JSO
- Verbesserung der Blutqualität und Säftezusammensetzung
- 3-mal täglich 10 Globuli

Rhododendron cp-Fluid
- Hypotone Regulationsstörung
- 3-mal täglich 1–3 Tropfen

Konstitutionen, die zu Blutverteilungsstörungen neigen

Carbo-nitrogenoide Konstitution, s. unten
Gastrische Konstitution (Seite 123)
Mesenchymal-hypoplastische Konstitution (Seite 124)
Phlegmatisch-venöse Konstitution (Seite 125)

Hämorrhoidalleiden aufgrund bestimmter Konstitutionen

Carbo-nitrogenoide Konstitution (nach Grauvogl)

Endstadium der konstitutionellen Pathogenese mit erheblicher Neigung zu Verschlackung, Verhärtung, Lithiasis, Blutschwäche, Venosität und „Milzsucht“ (Stauungsmilz und deren Folgen).

Gewebemittel 10 Podophyllum cp JSO
- Lebermittel bei alten Leberleiden, Milzmittel; Verbesserung der Entgiftung über Leber und Milz
- 3-mal täglich 10 Globuli

Populus cp-Fluid
- Verminderung der zur Erschlaffung führenden Gefäßreize, Verbesserung des lymphatischen und venösen Abtransports
- 3-mal täglich 5 Tropfen

Stoffwechselmittel 2 Lycopodium cp JSO
- Energetikum der Leber als Motor des venösen Systems, venöse Plethora im Abdomen (Seite 112)
- 3-mal täglich 10 Globuli

Brustmittel 5 Teucrium cp JSO
- Verbesserung des Gasaustausches, Stärkung der Atemwegsfunktionen
- 3-mal täglich 10 Globuli

Gastrische Konstitution

Konstitutionelle Fixierung zu Magenerkrankungen mit abdominellen und extraabdominellen Zuständen.

*Stoffwechselmittel 1 Cochlearia cp JSO**
- Regulierung von Magentonus und -sekretion; lymphatische Entstauung des gesamten Abdomens; Entgiftungsmittel; Folgen von Nahrungs- und Genussmittelabusus
- 3-mal täglich 10 Globuli

*Stoffwechselmittel 10 Centaurium cp JSO**
- Förderung der abdominellen Organisation; psychosomatische Störungen im Abdomen. Gastropathia nervosa
- 3-mal täglich 10 Globuli

Gewebemittel 15 Condurango cp JSO
- Chronische Magenerkrankungen mit Neigung zu Atrophie und Verhärtung. Fortgeschrittene Formen der gastrischen Konstitution
- 3-mal täglich 10 Globuli

Viscum album cp-Fluid S
- Förderung der abdominellen Organisation; psychosomatische Störungen im Abdomen
- 3-mal täglich 5 Tropfen

* Bei Angabe zweier Mittel aus der gleichen Reihe (z.B. Stoffwechsel- oder Gewebemittel, etc.) bitte Verabreichung im täglichen Wechsel oder nacheinander verordnen!

Populus cp-Fluid
- Stauungsleber und -milz. Stauungsgastritis
- 3-mal täglich 5 Tropfen

Harnsaure Diathese

Seite 43

Hydrogenoide Konstitution

Konstitutionelle Neigung zu Flüssigkeitsansammlungen bei Schwäche der homöostatischen Kontrollmechanismen (Hypophyse – Nebennierenrinde).

Gewebemittel 2 Equisetum cp JSO
- Hauptmittel der hydrogenoiden Konstitution. Flüssigkeitsschwellungen infolge venöser Stauungen
- 3-mal täglich 10 Globuli

Adermittel 3 Hydrastis cp JSO
- Verbesserung der plastischen Kraft des Blutes
- 3-mal täglich 10 Globuli

Rhododendron cp-Fluid
- Feuchtigkeitselimination durch Energievermehrung
- 3-mal täglich 5 Tropfen

Mesenchymal-hypoplastische Konstitution

Konstitutionell fixierte Schwäche des Mesenchyms und des Stützgewebes.

*Gewebemittel 5 Conium cp JSO**
- funktionelle Kräftigung des Bindegewebes
- 3-mal täglich 10 Globuli

* Bei Angabe zweier Mittel aus der gleichen Reihe (z.B. Stoffwechsel- oder Gewebemittel, etc.) bitte Verabreichung im täglichen Wechsel oder nacheinander verordnen!

*Gewebemittel 1 Caulophyllum cp JSO**
- Regulation inkretorischer, auch exkretorischer Drüsen; Erhaltung der Gewebsstrukturen
- 3-mal täglich 10 Globuli

Populus cp-Fluid
- Verminderung der zur Erschlaffung führenden Gefäßreize, Verbesserung des lymphatischen und venösen Abtransports
- 3-mal täglich 5 Tropfen

Phlegmatisch-venöse Konstitution

Konstitutionelle Fixierung zu lymphatischen und venösen Stauungszuständen mit ihren unterschiedlichen Folgeerscheinungen.

*Gewebemittel 9 Pulsatilla cp JSO**
- Neigung zu chronisch-schleimigen Magenerkrankungen; chronisch unterreizter Magen mit Maldigestion
- 3-mal täglich 10 Globuli

Populus cp-Fluid
- Verminderung der zur Erschlaffung führenden Gefäßreize, Verbesserung des lymphatischen und venösen Abtransports
- 3-mal täglich 5 Tropfen

Gewebemittel 7 Millefolium cp JSO*
- Verbesserung des venösen Gefäßtonus (Tonus, Seite 487), Steigerung der mesenchymalen Kraft und Verkürzung des Transits
- 3-mal täglich 10 Globuli

Lymphmittel 2 Abrotanum cp JSO
- Entlastung über das Lymphsystem. Konstitutionelle Umstimmung des Lymphsystems
- 3-mal täglich 10 Globuli

* Bei Angabe zweier Mittel aus der gleichen Reihe (z.B. Stoffwechsel- oder Gewebemittel, etc.) bitte Verabreichung im täglichen Wechsel oder nacheinander verordnen!

Plethorische Konstitution

Konstitutionelle Fixierung zu plethorischen Leiden. Fülle von Blut und Lymphe im Bauchraum und deren Folgen, vgl. Plethora (Seite 112)

Adermittel 2 Hamamelis cp JSO
- Förderung des venösen Transportes, Entzündung durch venöse Stauung. Verminderung der zur Erschlaffung führenden Gefäßreize
- 3-mal täglich 10 Globuli

Populus cp-Fluid
- Verminderung der zur Erschlaffung führenden Gefäßreize, Verbesserung des lymphatischen und venösen Abtransports
- 3-mal täglich 5 Tropfen

Gewebemittel 7 Millefolium cp JSO
- Verbesserung des venösen Gefäßtonus (Tonus, Seite 487), Steigerung der mesenchymalen Kraft und Verkürzung des Transits
- 3-mal täglich 10 Globuli

Haut und Hauterkrankungen

Abszess

Gewebemittel 7 Millefolium cp JSO
- bei Entzündungen
- 3-mal täglich 10 Globuli

Fieber- und Nervenmittel 2 Cinchona cp JSO
- zur Regulierung der Tätigkeit von Hautnerven und –drüsen
- 3-mal täglich 10 Globuli

Populus cp-Fluid
- zur raschen Reifung und Ausheilung von Abszessen
- 3-mal täglich 10–20 Tropfen innerlich und
- äußerlich zu Umschlägen (1 Esslöffel in 1/4 Liter Wasser)

Populus cp-Salbe S
- zur raschen Reifung und Ausheilung von Abszessen
- Salbenverband

Alopezie

Die Alopecia areata aufgrund endokriner Störungen ist meist nervös bedingt.

Gewebemittel 1 Caulophyllum cp JSO
- Regulation inkretorischer, auch exkretorischer Drüsen; Erhaltung der Gewebsstrukturen
- 3-mal täglich 10 Globuli

Fieber- und Nervenmittel 1 Aconitum cp JSO
- Anregung der Gefäßnerven und Gefäßaktivität (Irritabilität). Tonussteigerung. Kräftigt das Nervensystem
- 3-mal täglich 10 Globuli

Viscum album cp-Fluid S
- Förderung der zentralnervösen Organisation, organische und funktionelle Schwäche des Nervensystems
- morgens und abends einige Tropfen in Kopfhaut einmassieren

Ergänzend:
- Biochemie ISO Nr. 1 Calcium fluoratum D3
  zur Förderung der Elastizität morgens 4 Tabletten lutschen

Atherom

Grützbeutel, intra- oder subdermal gelegene Zysten der Epidermis im Bereich der Haarfollikel besonders im Gesicht, am Rücken und in der Leiste.

Gewebemittel 3 Mezereum cp JSO
- chronische Hauterkrankungen, mit Eiterungstendenz; Normalisierung des Hautstoffwechsels
- 3-mal täglich 10 Globuli

Populus cp-Fluid
- Eitrige Entzündungen der Haut und der Schleimhäute. Abszesse, Fisteln, Geschwüre
- 3-mal täglich 25 Tropfen

Ergänzend:
- Biochemie ISO Nr. 4 Kalium chloratum D6
  Entzündungen im zweiten Stadium
  3-mal täglich 4 Tabletten lutschen
- Biochemie ISO Nr. 11 Silicea D12
  Drainage
  abends 5 Tabletten lutschen

Aufrechterhaltung der Hautatmung

Neben Bronchien und Lungen sowie den Darmschleimhäuten gehört auch die Haut zu den Atmungsorganen. Diese Aufgabe übernehmen hauptsächlich die Hautporen. Die Haut scheidet

- Festes (Epithelien),
- Flüssiges (Schweiß) und
- Gasförmiges (Geruch) aus.

Normalerweise verläuft dieser Ausscheidungsmechanismus unmerklich (Perspiratio insensibilis).

Als „unedles“ und „starkes“ Organ ist die Haut in der Lage, Ausscheidungsstörungen innerer Teile konsensuell (Konsensus, Seite 484) und antagonistisch (Antagonismus, Seite 481) zu kompensieren. Änderungen in der Hautatmung können ihrerseits vikariierende Reaktionen (Vikariation, Seite 35) innerer Organe zur Folge haben (z.B. Ausscheidungsgastritis, -diarrhö, rheumatoide Reaktionen). Die Aufrechterhaltung dieser Hautfunktion ist daher ein naturheilkundliches Prinzip (durch Trockenbürsten, Nassbürsten, Licht-, Luft- und Sonnenbäder ...).

Stoffwechselmittel 10 Centaurium cp JSO
- Unterstützung der Hauttätigkeit bei akuten Erkrankungen zur Förderung des Schwitzens und bei allgemein trockener Haut.
- 20–30 Globuli in häufigen Gaben (bis zum Schweißausbruch).

Haut als Ableitungs- und Ausscheidungsorgan

Die unmerkliche Schweißabsonderung (Perspiratio insensibilis) dient u.a. einer Entlastung der Ausscheidungssysteme. Nach alter Auffassung bewirken nicht über die Haut ausgeschiedene Stoffe Reizungen am Locus minoris resistentiae.

In der Naturheilkunde wird diese Tätigkeit auch therapeutisch zur Vermehrung der Elimination genutzt (Salzhemd, Seite 486; Baunscheidt-Verfahren; blutiges Schröpfen; Canthariden-Pflaster). Ebenso ist es möglich, über die Haut krankhafte Reaktionen innerer Organe (z.B. der Leber oder der Nieren) abzuleiten.

Stoffwechselmittel 10 Centaurium cp JSO
- Unterstützung der Hauttätigkeit bei akuten Erkrankungen zur Förderung des Schwitzens und bei allgemein trockener Haut
- 20–30 Globuli in häufigen Gaben (bis zum Schweißausbruch)

Haut und Blut

Hautatmung – Ableitung und Ausscheidung

Die Haut als größtes Organ und Bindegewebslager dient u.a. auch als Blutspeicher.

Farbe und Beschaffenheit der Haut zeigen eine Abhängigkeit zur Blutqualität; umgekehrt kann eine gestörte Hautfunktion das Blut qualitativ verändern. Auch das physiologische Verhalten der Hautgefäße ist von der Homöostase und der Viskosität des Blutes abhängig.

Blutverteilungsstörungen, Anämie, Blutmangel, Gefäßspasmen bewirken Hautblässe sowie eine gestörte Wärmeverteilung; äußere Blutleere bewirkt Blutfülle im Bauchraum; innere Erkrankungen können Gefäßzeichen in der Haut setzen.

Blutmangel in der Haut und die Veränderung ihrer Ausdünstung stören empfindlich das Hautmilieu, den Säuremantel und bewirken im Blut eine Anhäufung von serösen Stoffwechselendprodukten, welche die inneren Teile reizen können.

Stoffwechselmittel 10 Centaurium cp JSO
- Unterstützung der Hauttätigkeit bei akuten Erkrankungen zur Förderung des Schwitzens und bei allgemein trockener Haut
- 20–30 Globuli in häufigen Gaben (bis zum Schweißausbruch)

Blutverteilungsstörungen, Anämie, Blutmangel

*Adermittel 3 Hydrastis cp JSO**
- Verbesserung der Blutqualität und Säftezusammensetzung, Verbesserung der plastischen Kraft des Blutes und seiner Verteilung. Blutmangel
- 3-mal täglich 10 Globuli

*Adermittel 2 Hamamelis cp JSO**
- Förderung des venösen Transportes, Verminderung der zur Erschlaffung führenden Gefäßreize
- 3-mal täglich 10 Globuli

* Bei Angabe zweier Mittel aus der gleichen Reihe (z.B. Stoffwechsel- oder Gewebemittel, etc.) bitte Verabreichung im täglichen Wechsel oder nacheinander verordnen!

Populus cp-Fluid
- Verminderung der zur Erschlaffung führenden Gefäßreize. Verbesserung des lymphatischen und venösen Abtransports, venöse Blutfülle im Bauchraum
- 3-mal täglich 5 Tropfen

Rhododendron cp-Fluid
- Förderung der Ausscheidung von Säuren (bes. Harnsäure) und Stoffwechselendprodukten, Verminderung der Venosität, Anregung der Blut- und Wärmeverteilung
- 3-mal täglich 5 Tropfen

Gefäßspasmen

Adermittel 1 Avena cp D10 JSO
- Verminderung der übermäßigen arteriellen Gefäßaktivität
- 3-mal täglich 5 Globuli oder 3–5 Globuli in 1/8 Liter Wasser auflösen und über den Tag verteilt schluckweise trinken

Capsella cp-Fluid
- Verminderung der übermäßigen arteriellen Gefäßaktivität
- 5 Tropfen auf 1/2 Liter Wasser

Sambucus cp-Fluid
- Gefäßreizungen durch im Blut enthaltene Stoffwechselendprodukte, Regulation von Tonusschwankungen, Spasmen der glatten und Gefäßmuskulatur
- 3-mal täglich 5 Tropfen

Schärfen (Stoffwechselendprodukte)

*Stoffwechselmittel 5 Berberis cp JSO**
- Eliminationsförderung von metabolen Substanzen und gefäß- und hautschädigenden Stoffwechselendprodukten
- 3-mal täglich 10 Globuli

* Bei Angabe zweier Mittel aus der gleichen Reihe (z.B. Stoffwechsel- oder Gewebemittel, etc.) bitte Verabreichung im täglichen Wechsel oder nacheinander verordnen!

Gewebemittel 11 Rhus toxicodendron cp JSO
- Eliminationsförderung von harnsauren und serösen Stoffwechselendprodukten. Hauptmittel bei allen Diatheseformen, Diathese (Seite 482)
- 3-mal täglich 10 Globuli

*Stoffwechselmittel 3 Scrophularia cp JSO**
- Vermehrung seröser Stoffwechselendprodukte in Blut und Lymphe infolge unterdrückter Hautatmung. Förderung der absteigenden Lymphe (Seite 481)
- 3-mal täglich 10 Globuli

Diathesen

Allergische Diathese (Seite 28)
Exsudative Diathese (Seite 29)
Harnsaure Diathese (Seite 43)
Siehe auch Diathese (Seite 482)

Ekzem

Mögliche Entstehungsfaktoren: allergisch, endogen (konsensuell und antagonistisch) und exogen (Kontaktekzem)

Akutes Ekzem

Adermittel 1 Avena cp D10 JSO
- Verringerung der übermäßigen arteriellen Gefäßaktivität. Mittel des ersten Entzündungsstadiums. Allergisch-exsudative Diathese (Seite 482). Allergien
- 3-mal täglich 5 Globuli oder 3–5 Globuli in 1/8 Liter Wasser auflösen und über den Tag verteilt schluckweise trinken

* Bei Angabe zweier Mittel aus der gleichen Reihe (z.B. Stoffwechsel- oder Gewebemittel, etc.) bitte Verabreichung im täglichen Wechsel oder nacheinander verordnen!

*Stoffwechselmittel 3 Scrophularia cp JSO**
- Entgiftung und Entstauung im Lymphapparat; antikatarrhalische Wirkung; Förderung der absteigenden Lymphe (Seite 481)
- 3-mal täglich 10 Globuli

*Stoffwechselmittel 5 Berberis cp JSO**
- akute Ausschläge, Ekzeme; Eliminationsförderung von metabolen Substanzen und hautreizenden Stoffwechselendprodukten
- 3-mal täglich 10 Globuli

Konstitutionsmittel 5 Vinca minor cp JSO
- konstitutionelle Wirkung bei Hautausschlägen, Ekzemen; Verbesserung der Hautentgiftung und -ernährung
- abends 5–7 Globuli

Ergänzend:
- Fieber- und Nervenmittel 2 Cinchona cp JSO, 20 Globuli und
  Sambucus cp-Fluid, 20 Tropfen
  auf ein Glas lauwarmes, abgekochtes Wasser zur Auflage
- Nettiderma®-Salbe
  Juckende Dermatosen
  mehrmals täglich dünn auftragen

Chronisches Ekzem

Gewebemittel 11 Rhus toxicodendron cp JSO
- ähnlich einem Antipsorikum und Antidyskratikum Hauptmittel bei allen Diatheseformen, insbesondere der harnsauren, der exsudativen und allergischen Diathese
- 3-mal täglich 10 Globuli

Konstitutionsmittel 5 Vinca minor cp JSO
- konstitutionelle Wirkung bei Hautausschlägen, Ekzemen; Verbesserung der Hautentgiftung und -ernährung
- abends 5–7 Globuli

* Bei Angabe zweier Mittel aus der gleichen Reihe (z.B. Stoffwechsel- oder Gewebemittel, etc.) bitte Verabreichung im täglichen Wechsel oder nacheinander verordnen!

Stoffwechselmittel 3 Scrophularia cp JSO
- Entgiftung und Entstauung im Lymphapparat; antikatarrhalische Wirkung; Förderung der absteigenden Lymphe (Seite 481)
- 3-mal täglich 10 Globuli

Populus cp-Fluid
- Verminderung der zur Erschlaffung führenden Gefäßreize; Reaktionsmittel der JKH. Skrofulose (Seite 47). Lymphatismus
- 3-mal täglich 5 Tropfen

Ergänzend:
- Fieber- und Nervenmittel 2 Cinchona cp JSO, 20 Globuli und
  Sambucus cp-Fluid, 20 Tropfen
  auf ein Glas lauwarmes, abgekochtes Wasser zur Auflage
- Nettiderma®-Salbe
  Juckende Dermatosen
  mehrmals täglich dünn auftragen

Haut und innere Organe

Haut und Darm

Die Haut als „unedles" Organ vermag bei Darmerkrankungen vikariierende Ausscheidungen (Vikariation, Seite 35) vorzunehmen, die unter Umständen als eigenständige Hautreaktionen in Erscheinung treten.

Darmmittel 1 Allium cp JSO
- akute und chronische Erkrankungen der Schleimhäute, besonders im Darm; Stabilisierung des RES im Wirkungsbereich der Schleimhäute; Verbesserung des physiologischen Schleimhautmilieus. Abdichtung der Schleimhäute
- 3-mal täglich 10 Globuli

Gewebemittel 10 Podophyllum cp JSO
- nervöse und organische Darmerkrankungen; Erhaltung der Gewebsstrukturen
- 3-mal täglich 10 Globuli

Haut und Leber

Die Haut als „unedles“ Organ vermag bei Lebererkrankungen vikariierende Ausscheidungen (Vikariation, Seite 35) vorzunehmen, die unter Umständen als eigenständige Hautreaktionen in Erscheinung treten.

Leberstauung

Seite 115

Haut und Magen

Die Haut als „unedles“ Organ vermag bei Magenerkrankungen vikariierende Ausscheidungen (Vikariation, Seite 35) vorzunehmen, die unter Umständen als eigenständige Hautreaktionen in Erscheinung treten.

*Stoffwechselmittel 1 Cochlearia cp JSO**
- Regulierung von Magentonus und -sekretion; lymphatische Entstauung des gesamten Abdomens; Entgiftungsmittel; Folgen von Nahrungs- und Genussmittelabusus
- 3-mal täglich 10 Globuli

*Stoffwechselmittel 10 Centaurium cp JSO**
- Förderung der abdominellen Organisation; psychosomatische Störungen im Abdomen; gastrische Konstitution, Gastropathia nervosa
- 3-mal täglich 10 Globuli

Gewebemittel 15 Condurango cp JSO
- Steigerung des Tonus von Magen und Verdauungsorganen, Erhaltung der abdominellen Gewebsstrukturen. Verminderung von Erschlaffungszuständen
- 3-mal täglich 10 Globuli

* Bei Angabe zweier Mittel aus der gleichen Reihe (z.B. Stoffwechsel- oder Gewebemittel, etc.) bitte Verabreichung im täglichen Wechsel oder nacheinander verordnen!

Haut und Milz/Pankreas

Die Haut als „unedles" Organ vermag bei Milz-Pankreaserkrankungen (Seite 287) vikariierende Ausscheidungen (Vikariation, Seite 35) vorzunehmen, die unter Umständen als eigenständige Hautreaktionen in Erscheinung treten.

*Gewebemittel 8 Chelidonium cp S JSO**
- abdominelle Entstauung, Regelung im Zusammenspiel der Oberbauchdrüsen, Strukturverbesserung der Verdauungsdrüsen
- 3-mal täglich 10 Globuli

*Gewebemittel 10 Podophyllum cp JSO**
- Milz-/Pankreas- und Lebermittel; Verbesserung der Entgiftung über Leber und Milz
- 3-mal täglich 10 Globuli

Stoffwechselmittel 9 Nasturtium cp JSO
- Regulierung der Verdauungsdrüsentätigkeit und des Tonus der Gallenwege, damit Funktionssteigerung von Milz und Pankreas
- 3-mal täglich 10 Globuli

Haut und Niere

Die Haut als „unedles" Organ vermag bei Nierenerkrankungen vikariierende Ausscheidungen (Vikariation, Seite 35) vorzunehmen, die unter Umständen als eigenständige Hautreaktionen in Erscheinung treten.

Stoffwechselmittel 6 Solidago cp JSO
- Stützung des renalen Energiemechanismus, Förderung der renalen Elimination. Hauptmittel bei allen Nierenerkrankungen
- 3-mal täglich 10 Globuli

* Bei Angabe zweier Mittel aus der gleichen Reihe (z.B. Stoffwechsel- oder Gewebemittel, etc.) bitte Verabreichung im täglichen Wechsel oder nacheinander verordnen!

Gewebemittel 6 Vincetoxicum cp JSO
- Erhaltung der renalen Gewebsstrukturen, Lösung von abgelagerten harnpflichtigen Stoffen
- 3-mal täglich 10 Globuli

Haut und rheumatischer Formenkreis

Änderungen in der Hautatmung können ihrerseits vikariierende Reaktionen (Vikariation, Seite 35) innerer Organe zur Folge haben (z.B. Ausscheidungsgastritis, -diarrhö, rheumatoide Reaktionen). Die Aufrechterhaltung dieser Hautfunktion ist daher ein naturheilkundliches Prinzip (durch Trockenbürsten, Nassbürsten, Licht-, Luft- und Sonnenbäder ...).

*Stoffwechselmittel 10 Centaurium cp JSO**
- Unterstützung der Hauttätigkeit bei akuten Erkrankungen zur Förderung des Schwitzens und bei allgemein trockener Haut
- 3-mal täglich 10 Globuli

Gewebemittel 11 Rhus toxicodendron cp JSO
- Eliminationsförderung von harnsauren und serösen Stoffwechselendprodukten. Hauptmittel bei allen Diatheseformen
- 3-mal täglich 10 Globuli

*Stoffwechselmittel 5 Berberis cp JSO**
- Eliminationsförderung von metabolen Substanzen und gefäß- und hautschädigenden Stoffwechselendprodukten
- 3-mal täglich 10 Globuli

* Bei Angabe zweier Mittel aus der gleichen Reihe (z.B. Stoffwechsel- oder Gewebemittel, etc.) bitte Verabreichung im täglichen Wechsel oder nacheinander verordnen!

Häufige Hauterkrankungen

Akne

Außer der Acne vulgaris als Erkrankung im Pubertätsalter sind innere Krankheitsmechanismen zu berücksichtigen. Grundsätzlich handelt es sich dabei um Störungen der Talgdrüsentätigkeit der Haut.

Akute Akne – Therapie im Schub

Lymphmittel 1 Echinacea cp JSO
- akute entzündliche Reaktionen; eitrige und nicht eitrige Hauterkrankungen und Entzündungen
- 3-mal täglich 10 Globuli

Adermittel 1 Avena cp D10 JSO
- Verringerung der übermäßigen arteriellen Gefäßaktivität, Mittel des ersten Entzündungsstadiums. Exsudative Diathese (Seite 29)
- 3-mal täglich 5 Globuli oder 3–5 Globuli in 1/8 Liter Wasser auflösen und über den Tag verteilt schluckweise trinken

Populus cp-Fluid
- eitrige Entzündungen der Haut und der Schleimhäute; Abszesse, Fisteln, Geschwüre
- 3-mal täglich 5 Tropfen

Chronische Akne

Lymphmittel 2 Abrotanum cp JSO
- Reinigung von Blut und Lymphe im subkutanen Gewebe; eitrige Degeneration der weißen Blutzellen
- 3-mal täglich 10 Globuli

Stoffwechselmittel 3 Scrophularia cp JSO
- entzündliche Reaktionen der Haut und des Unterhautzellgewebes; Skrofulose, Lymphatismus; Förderung der absteigenden Lymphe (Seite 481)
- 3-mal täglich 10 Globuli

Gewebemittel 3 Mezereum cp JSO
- chronische Hauterkrankungen, mit Eiterungstendenz; Normalisierung des Hautstoffwechsels
- 3-mal täglich 10 Globuli

Populus cp-Fluid
- eitrige Entzündungen der Haut und der Schleimhäute; Abszesse, Fisteln, Geschwüre;
- 3-mal täglich 5 Tropfen

Erysipel

Bakterielle Erkrankung der Epidermis. Je nach Lage des Falles (Alter, Abwehrsituation, ...) erscheint eine Antibiotikatherapie notwendig. Dennoch liefert die JSO-Komplex-Heilweise günstige therapeutische Möglichkeiten.

Adermittel 1 Avena cp D10 JSO
- Verringerung der übermäßigen arteriellen Gefäßaktivität. Mittel des ersten Entzündungsstadiums. Haut stark gerötet und heiß
- 3-mal täglich 5 Globuli oder 3–5 Globuli in 1/8 Liter Wasser auflösen und über den Tag verteilt schluckweise trinken

Lymphmittel 1 Echinacea cp JSO
- akute entzündliche Reaktionen; eitrige und nicht eitrige Hauterkrankungen und Entzündungen
- 3-mal täglich 10 Globuli

Gewebemittel 14 Belladonna cp JSO
- Hautreizungen mit Zerstörung des Haut- und Unterhautzellgewebes
- 3-mal täglich 10 Globuli

Capsella cp-Fluid
- Verringerung der übermäßigen arteriellen Gefäßaktivität. Mittel des ersten Entzündungsstadiums. Haut stark gerötet und heiß
- 5 Tropfen auf 1/2 Liter Wasser einnehmen
- als äußerliche Auflage unverdünnt auftragen

Hautmykosen

Veränderungen des Säuremantels der Haut bilden die Voraussetzung für Einnistung und Vermehrung von Pilzen. Aus naturheilkundlicher Sicht ist demnach die Wiederherstellung des physiologischen Hautmilieus vorrangig.

*Stoffwechselmittel 5 Berberis cp JSO**
- Eliminationsförderung von metabolen Substanzen und gefäß- und hautschädigenden Stoffwechselendprodukten. Regulierung der Hautfunktion
- 3-mal täglich 10 Globuli

Gewebemittel 5 Conium cp JSO
- Reinigungsmittel für Haut und Leber, Lymph- und Venensystem. Förderung des venösen und lymphatischen Rückflusses. Funktionelle Kräftigung des Unterhautzellgewebes
- 3-mal täglich 10 Globuli

Stoffwechselmittel 4 Sarsaparilla cp JSO*
- Epidermale Erkrankungen; Psora- und Skrofulosefolgen; unterstützt die Wiederherstellung des Säuremantels
- 3-mal täglich 10 Globuli

Populus cp-Fluid
- Verminderung der zur Erschlaffung führenden Gefäßreize, Verbesserung des lymphatischen und venösen Abtransports, Reaktionsmittel der JSO-Komplex-Heilweise
- 3-mal täglich 5 Tropfen
- äußerlich und innerlich anwenden

Hyperhidrosis

Übermäßige Schweißbildung, generalisiert oder lokal (Hand, Fuß, Achsel).

Kompensatorische Hautausscheidung infolge der Insuffizienz innerer Ausscheidungs- oder Entgiftungsorgane. Konstitution berücksichtigen. Ursachen klären durch Beachtung der Grundkrankheiten:

* Bei Angabe zweier Mittel aus der gleichen Reihe (z.B. Stoffwechsel- oder Gewebemittel, etc.) bitte Verabreichung im täglichen Wechsel oder nacheinander verordnen!

- Nierenerkrankungen, Seite 281ff.
- Lebererkrankungen (Seite 203ff.)
- Klimakterium (Seite 324)
- Psyche, vgl. Unruhe (Seite 296) und Vegetative Dystonie (Seite 297)
- Übersäuerung, vgl. Gicht (Seite 310)
- Schilddrüsenüberfunktion (Seite 316)

Oft helfen die bekannten Bezüge weiter:
- Handflächen und Fuß – Leber, Nervosität, Entgiftung
- Achsel – Entgiftung, Nervosität
- Hitzewallungen mit Schweißbildung – Klimakterium
- Blutwallungen – Blutverteilungsstörungen, Kopfschweiße.

Neurodermitis

Nach naturheilkundlicher Auffassung gehört die Neurodermitis zum Formenkreis der allergischen (Seite 28) und exsudativen Diathese (Seite 29). Innere funktionelle und nervöse Störungen prädestinieren zu dieser Erkrankung im Bereich der Haut.

Akute Neurodermitis – Therapie im Schub

Fieber- und Nervenmittel 1 Aconitum cp D10 JSO
- Verringerung der Überreizung durch nervöse Beeinflussung. Fieber und Entzündungserscheinungen
- 3-mal täglich 5 Globuli oder 3–5 Globuli in 1/8 Liter Wasser auflösen und über den Tag verteilt schluckweise trinken

Viscum album cp-Fluid S
- Regeneration erkrankten Nervengewebes, Dämpfung der Schmerzbereitschaft und der veränderten Sensibilität der Haut; nervöser Pruritus
- 3-mal täglich 5 Tropfen

Stoffwechselmittel 5 Berberis cp JSO
- Eliminationsförderung von metabolen Substanzen und gefäß- und hautschädigenden Stoffwechselendprodukten. Akute Ausschläge, harnsaure Diathese (Seite 43), metabolischer Pruritus / Hautnervenreizung (Seite 150)
- 3-mal täglich 10 Globuli

Chronische Neurodermitis

Gewebemittel 11 Rhus toxicodendron cp JSO
- Eliminationsförderung von harnsauren und serösen Stoffwechselendprodukten. Hauptmittel bei allen Diatheseformen. Antipsorikum bei harnsaurer und exsudativ-allergischer Diathese
- 3-mal täglich 10 Globuli

Fieber- und Nervenmittel 1 Aconitum cp JSO
- Regeneration erkrankten Nervengewebes
- 3-mal täglich 5–7 Globuli

Stoffwechselmittel 10 Centaurium cp JSO
- Hauterkrankungen mit Rötung und nervösem Jucken
- 3-mal täglich 10 Globuli

Ergänzend:
- Fieber- und Nervenmittel 2 Cinchona cp JSO, 20 Globuli und
  Sambucus cp-Fluid, 20 Tropfen
  auf ein Glas lauwarmes, abgekochtes Wasser zur Auflage.
- Nettiderma®-Salbe
  Juckende Dermatosen
  mehrmals täglich dünn auftragen

Psoriasis

Abgesehen von nervösen Auslösefaktoren und genetischer Determination gehört diese Erkrankung aus naturheilkundlicher Sicht im weiteren Sinne zu den Erkrankungen des rheumatischen Formenkreises und der allergisch-exsudativen Diathese (Seite 28). Außerdem spielen in der Pathogenese Stoffwechselstörungen eine wichtige Rolle. Siehe Zusammenhang Haut und innere Organe (Seite 135).

*Stoffwechselmittel 4 Sarsaparilla cp JSO**
- epidermale Erkrankungen (wie Akanthose als krankhafte Vermehrung bzw. Wucherung der Stachelzellen der Oberhaut) unterschiedlicher Art infolge Psora und Skrofulose
- 3-mal täglich 10 Globuli

* Bei Angabe zweier Mittel aus der gleichen Reihe (z.B. Stoffwechsel- oder Gewebemittel, etc.) bitte Verabreichung im täglichen Wechsel oder nacheinander verordnen!

Gewebemittel 11 Rhus toxicodendron cp JSO
- Eliminationsförderung von harnsauren und serösen Stoffwechselendprodukten. Hauptmittel bei allen Diatheseformen
- 3-mal täglich 10 Globuli

*Stoffwechselmittel 5 Berberis cp JSO**
- Eliminationsförderung von metabolen Substanzen und gefäß- und hautschädigenden Stoffwechselendprodukten
- 3-mal täglich 10 Globuli

Ergänzend:
- Fieber- und Nervenmittel 2 Cinchona cp JSO, 20 Globuli und
  Sambucus cp-Fluid, 20 Tropfen
  auf ein Glas lauwarmes, abgekochtes Wasser zur Auflage
- Nettiderma®-Salbe
  Juckende Dermatosen
  mehrmals täglich dünn auftragen

Seborrhöformen

Veränderung der Talgdrüsentätigkeit der Haut.

Prädilektionsstellen: Gesicht und Kopfhaut. Verbunden mit trockener, schuppiger Haut (Seborrhoea sicca) oder mit fettiger, glänzender Haut (Seborrhoea oleosa). Sekundärinfektionen sind möglich.

Stoffwechselmittel 5 Berberis cp JSO
- Eliminationsförderung von metabolen Substanzen und gefäß- und hautschädigenden Stoffwechselendprodukten. Regulierung der Hautfunktion
- 3-mal täglich 10 Globuli

Konstitutionsmittel 1 Thuja cp JSO
- trockene und insbesondere ölige Hauterscheinungen; Blutreinigungsmittel auch bei Hauterkrankungen
- abends 5–7 Globuli

* Bei Angabe zweier Mittel aus der gleichen Reihe (z.B. Stoffwechsel- oder Gewebemittel, etc.) bitte Verabreichung im täglichen Wechsel oder nacheinander verordnen!

Stoffwechselmittel 10 Centaurium cp JSO
- Unterstützung der Hauttätigkeit bei akuten Erkrankungen zur Förderung des Schwitzens und bei allgemein trockener Haut
- 3-mal täglich 10 Globuli

Konstitutionsmittel 5 Vinca minor cp JSO
- konstitutionelle Wirkung bei Hautausschlägen, Ekzemen; Verbesserung der Hautentgiftung und -ernährung
- abends 5–7 Globuli

Ergänzend:
- Fieber- und Nervenmittel 2 Cinchona cp JSO, 20 Globuli und
  Sambucus cp-Fluid, 20 Tropfen
  auf ein Glas lauwarmes, abgekochtes Wasser zur Auflage
- Nettiderma®-Salbe
  juckende Dermatosen
  mehrmals täglich dünn auftragen

Haut – Virusgeschehen

Herpes simplex

Virusinfektion des peripheren Nervensystems. Das Virus weist eine geringe Virulenz auf. Das Auftreten von Symptomen muss auch als Zeichen nervöser Instabilität gewertet werden.

1. Rezept

Fieber- und Nervenmittel 1 Aconitum cp D10 JSO
- Verringerung der Überreizung durch nervöse Beeinflussung. Fieber und Entzündungserscheinungen
- 3-mal täglich 5 Globuli oder 3–5 Globuli in 1/8 Liter Wasser auflösen und über den Tag verteilt schluckweise trinken

Gewebemittel 3 Mezereum cp JSO
- Regulierung des Nervenstoffwechsels und der ektodermalen Gewebe (Haut-Nervensystem), Neuralgien. Viruserkrankungen der Haut
- 3-mal täglich 10 Globuli

Populus cp-Fluid
- Verminderung der zur Erschlaffung führenden Gefäßreize; Reaktionsmittel der JSO-Komplex-Heilweise
- 3-mal täglich 5 Tropfen

2. Rezept

Sambucus cp-Fluid
- zur Linderung der Symptomatik und zur Desinfektion
- 10 Tropfen auf und 1/8 Liter lauwarmes, abgekochtes Wasser zusammen mit

Fieber- und Nervenmittel 2 Cinchona cp JSO
- 10 Globuli; zum Spülen und zum äußerlichen Betupfen

Fieber- und Nervenmittel 1 Aconitum cp D10 JSO
- Herabsetzung der infektbezogenen Irritabilität
- bis zu 1/2-stündlich 5 Globuli

Darmmittel 1 Allium cp JSO
- zur Ausscheidung von Stoffwechselgiften
- bis zu 1/2-stündlich 5 Globuli

Wichtig zur Nachsorge

Viscum album cp-Fluid S
- Stabilisierung der Lebens- und damit auch Nervenkraft
- 3-mal täglich 10 Tropfen

Herpes zoster

Akuter Herpes zoster

Fieber- und Nervenmittel 1 Aconitum cp D10 JSO
- Verringerung der Überreizung durch nervöse Beeinflussung. Fieber und Entzündungserscheinungen
- 3-mal täglich 10 Globuli

*Gewebemittel 3 Mezereum cp JSO**
- Regulierung des Nervenstoffwechsels und der ektodermalen Gewebe (Haut-Nervensystem), Neuralgien. Viruserkrankungen der Haut
- 3-mal täglich 10 Globuli

*Gewebemittel 11 Rhus toxicodendron cp JSO**
- ähnlich einem Antipsorikum und Antidyskratikum Hauptmittel bei allen Diatheseformen, insbesondere der harnsauren und exsudativ-allergischen
- 3-mal täglich 10 Globuli

Viscum album cp-Fluid S
- Regeneration erkrankten Nervengewebes. Dämpfung der Schmerzbereitschaft und der veränderten Sensibilität
- 3-mal täglich 5 Tropfen

Ergänzend:
- Fieber- und Nervenmittel 2 Cinchona cp JSO, 20 Globuli und
  Sambucus cp-Fluid, 20 Tropfen
  auf ein Glas lauwarmes, abgekochtes Wasser zur Auflage
- Nettiderma®-Salbe
  Juckende Dermatosen
  mehrmals täglich dünn auftragen

Zosterneuralgie

Gewebemittel 11 Rhus toxicodendron cp JSO
- Hauptmittel bei allen Diatheseformen, insbesondere der harnsauren Diathese (Seite 43) der exsudativen und/oder allergischen Diathese (Seite 28)
- 3-mal täglich 10 Globuli

Fieber- und Nervenmittel 1 Aconitum cp JSO
- Regeneration erkrankten Nervengewebes
- 3-mal täglich 10 Globuli

* Bei Angabe zweier Mittel aus der gleichen Reihe (z.B. Stoffwechsel- oder Gewebemittel, etc.) bitte Verabreichung im täglichen Wechsel oder nacheinander verordnen!

Viscum album cp-Fluid S
- Regeneration erkrankten Nervengewebes. Dämpfung der Schmerzbereitschaft und der veränderten Sensibilität. Auch zu äußerlichen Einreibungen
- 3-mal täglich 5 Tropfen

Ergänzend:
- Fieber- und Nervenmittel 2 Cinchona cp JSO, 20 Globuli und
  Sambucus cp-Fluid, 20 Tropfen
  auf ein Glas lauwarmes, abgekochtes Wasser zur Auflage.
- Nettiderma®-Salbe
  juckende Dermatosen
  mehrmals täglich dünn auftragen

Dekubitus

Wundliegen. Längeres Liegen ohne Umlagerung führt zu einem Druckgeschwür (Ischämie).

Gewebemittel 7 Millefolium cp JSO
- Gewebszerstörung, Geschwüre, Eiterungen
- 3-mal täglich 10 Globuli

Populus cp-Fluid
- bei eiternder Wunde
- 3-mal täglich 20 Tropfen

Populus cp-Salbe S
- nach erfolgter Reinigung auftragen

Capsella cp-Fluid
- akute Entzündung, Blutung
- 1–3 Tropfen auf 1/8 Liter Wasser über den Tag verteilt schluckweise trinken

Ergänzend äußerlich :
- Populus cp-Fluid und Gewebemittel 7 Millefolium cp JSO
  10 Tropfen und 10 Globuli auf 1/4 Liter Wasser zur Reinigung der Wunde

Mückenstich

Durch einen Mückenstich kommt es zu Rötungen, Schwellungen, Schmerzen und Entzündungen an der Einstichstelle. Zur Vorsorge kann man ein Vitamin B_{12}-Präparät empfehlen. Es verändert den Schweißgeruch so, dass Mücken nicht mehr gerne „anbeißen".

Capsella cp-Fluid
- akute Entzündungen
- 20 Tropfen in ein Glas Wasser, als Auflage äußerlich mehrmals täglich anwenden

Capsella cp-Salbe S
- akute Entzündungen
- mehrmals täglich äußerlich dünn auftragen

Perniones

Frostbeulen

Gewebemittel 7 Millefolium cp JSO
- gegen Gewebeschädigung
- 3-mal täglich 15 Globuli

Lymphmittel 1 Echinacea cp JSO
- Entlastung über das Lymphsystem
- 3-mal täglich 15 Globuli

Stoffwechselmittel 5 Berberis cp JSO
- gegen die Gewebeschädigung
- 3-mal täglich 15 Globuli

Sambucus cp-Fluid
- bei Juckreiz
- 3- bis 5-mal täglich 5 Tropfen einnehmen

Adermittel 1 Avena cp JSO*
- verbessert arterielle Durchblutung
- 3-mal täglich 15 Globuli

Adermittel 2 Hamamelis cp JSO*
- verbessert venöse Durchblutung
- 3-mal täglich 15 Globuli

Ergänzend:
- Pesendorfer-Salbe®
  gegen die Gewebeschädigung, fördert den Abtransport
  mehrmals täglich einreiben

Pruritus

Bis auf wenige Ausnahmen ist das Hautjucken (früher als Hautkrampf bezeichnet) ein Symptom anderer zugrunde liegender Erkrankungen: Als Begleiterscheinung des Alters, nervöser Leiden, Infektionen, innerer Krankheitsbedingungen (siehe Zusammenhang Haut – innere Organe, Seite 135). Auf Grund des Leidensdruckes ist jedoch zunächst eine symptomatische Therapie sinnvoll.

Sambucus cp-Fluid
- allgemeines Symptomatikum
- 20 Tropfen auf ein Glas Wasser (äußerlich) bzw.
  3-mal täglich 5 Tropfen (innerlich)

Fieber- und Nervenmittel 2 Cinchona cp JSO
- allgemeines Symptomatikum
- 20 Globuli auf ein Glas Wasser (äußerlich) bzw.
  3-mal täglich 10 Globuli (innerlich)

*Stoffwechselmittel 5 Berberis cp JSO**
- metabolischer Pruritus; harnsaure Diathese; Hautnervenreizung
- 3-mal täglich 10 Globuli

* Bei Angabe zweier Mittel aus der gleichen Reihe (z.B. Stoffwechsel- oder Gewebemittel, etc.) bitte Verabreichung im täglichen Wechsel oder nacheinander verordnen!

*Stoffwechselmittel 10 Centaurium cp JSO**
- nervöser Pruritus
- 3-mal täglich 10 Globuli

Viscum album cp-Fluid S
- nervöser Pruritus
- 3-mal täglich 5 Tropfen

Ergänzend:
- Nettiderma®-Salbe
  juckende Dermatosen
  mehrmals täglich dünn auftragen

Rhagaden

Voraussetzung zur Schrundenbildung ist immer eine absolut bzw. relativ verminderte Elastizität des Gewebes. Die Ursachen hierfür können sowohl lokal (z.B. Überdehnung) als auch systemisch bedingt sein. Hierzu zählen neben allgemeiner Bindegewebsschwäche, Störungen im Mineralstoffhaushalt, Flüssigkeitsmangel, oder auch der Vitamin B_{12}-Mangel, wie er sich bei der chronischen Hypazidität darstellt.

*Gewebemittel 1 Caulophyllum cp JSO**
- Elastizitätsbedinger
- 3-mal täglich 15 Globuli

Konstitutionsmittel 3 Phytolacca cp JSO
- Chronizität; Konstitutionelle Schwäche der elastischen Gewebe
- 2-mal täglich 5 Globuli

Unterstützende Therapie nach der Ursache:

Gewebemittel 2 Equisetum cp JSO*
- Flüssigkeitsmangel, „fehlende Feuchtigkeit"
- 3-mal täglich 15 Globuli

* Bei Angabe zweier Mittel aus der gleichen Reihe (z.B. Stoffwechsel- oder Gewebemittel, etc.) bitte Verabreichung im täglichen Wechsel oder nacheinander verordnen!

Gewebemittel 9 Pulsatilla cp JSO*
- fehlerhafte Verteilung von Feuchtigkeit
- 3-mal täglich 15 Globuli

Gewebemittel 15 Condurango cp JSO*
- Hypazidität
- 3-mal täglich 15 Globuli

Sonnenallergie

Über die Ursachen der Sonnenallergie kann man sehr unterschiedlich diskutieren. Es geht aber erst mal darum, den Patienten eine schnelle Linderung zu verschaffen. Durch die Sonneneinwirkung kommt es zur Rötung und Entzündung der Haut mit Quaddelbildung und Juckreiz.

Adermittel 1 Avena cp D10
- akute Entzündungen, Allergien
- Stündlich bis 5-mal täglich 5-10 Globuli. Danach noch einige Tage 3-mal täglich 10 Globuli bis zur vollständigen Genesung

Stoffwechselmittel 5 Berberis cp
- akute Entzündung der Haut beim Ausscheidungsekzem
- in akuten Fällen 5-mal täglich 10 Globuli
- danach noch einige Tage 3-mal täglich 10 Globuli bis zur vollständigen Genesung

Capsella cp-Fluid
- akute Entzündungen
- 20 Tropfen auf ein Glas lauwarmes, abgekochtes Wasser, als Auflage äußerlich mehrmals täglich anwenden

* Bei Angabe zweier Mittel aus der gleichen Reihe (z.B. Stoffwechsel- oder Gewebemittel, etc.) bitte Verabreichung im täglichen Wechsel oder nacheinander verordnen!

Im Wechsel dazu zur symptomatischen Linderung des Juckreizes:

Sambucus cp-Fluid
- juckende Hautausschläge
- 20 Tropfen auf ein Glas lauwarmes, abgekochtes Wasser, als Auflage äußerlich mehrmals täglich anwenden

Sonnenbrand

Dieser zeigt sich auf der Haut in der Regel in Form einer Verbrennung ersten Grades. Als Symptome sehen wir dabei eine ausgeprägte Rötung, ziehende Schmerzen, sowie ein außerordentliches Hitzegefühl im betroffenen Bereich. In seltenen Fällen kann es auch zu einer Verbrennung zweiten Grades kommen, mit der zusätzlichen Ausprägung von Brandblasen. Diese darf man selbstverständlich wegen der hohen Infektionsgefahr auf keinen Fall selbst öffnen.

Capsella cp-Fluid
- akute Entzündungen
- 20 Tropfen auf ein Glas lauwarmes, abgekochtes Wasser, als Auflage äußerlich mehrmals täglich anwenden

Adermittel 1 Avena cp D10
- akute Entzündungen, Allergien
- Stündlich bis 5-mal täglich 5-10 Globuli. Danach noch einige Tage 3-mal täglich 10 Globuli bis zur vollständigen Genesung

Verbrennungen

Gewebemittel 3 Mezereum cp JSO
- Stärkt die Zellgrenzen, bedingt und ermöglicht den Stofftransport. Organisationsmittel der Haut, Verbrennungen, Verbrühungen
- 3-mal täglich 10 Globuli

Populus cp-Fluid
- Verbesserung des lymphatischen und venösen Abtransports, Verbrennungen Verbrühungen
- 3-mal täglich 20 Tropfen

Stoffwechselmittel 7 Malva cp JSO
- akute Entzündung
- 3-mal täglich 10 Globuli

Fieber- und Nervenmittel 1 Aconitum cp D10 JSO
- akute Entzündung
- 3-mal täglich 10 Globuli

Warzen

Dellwarzen bzw. sog. Wasserwarzen bei Kindern

Gewebemittel 16 Nux vomica cp JSO
- 3-mal täglich 3 bis 7 Globuli

im täglichen Wechsel mit

Gewebemittel 3 Mezereum cp JSO
- 3-mal täglich 3 bis 7 Globuli

Dazu äußerlich:

Gewebemittel 15 Condurango cp JSO

Gewebemittel 3 Mezereum cp JSO

Populus cp-Fluid
- 50 Globuli und 50 Tropfen in etwas Wasser auflösen und mehrmals täglich auf die Warzen tupfen.

Herz- und Gefäßerkrankungen

Arterielle Gefäßerkrankungen

Aneurysma (adjuvant)

Umschriebene Ausweitung eines arteriellen Blutgefäßes aufgrund von Wandveränderungen (erworben oder angeboren), häufig symptomloser Zufallsbefund, evtl. Pulsationen und Kompressionserscheinungen oder Schmerzen aufgrund von Durchblutungsstörungen. Ausprägung als akuter Aortenverschluss möglich. Diagnose durch Palpation, Auskultation, Ultraschall-, Röntgendiagnostik oder Computertomografie.

Gewebemittel 5 Conium cp JSO
- wirkt gegen Verhärtungen
- 3-mal täglich 10 Globuli

Adermittel 1 Avena cp D10 JSO
- bei älteren Patienten mit Neigung zu Arteriosklerose
- 3-mal täglich 5 Globuli

Ergänzend:
- Biochemie ISO Nr. 1 Calcium fluoratum D6
  zur Förderung der Elastizität
  morgens fünf Tabletten lutschen
- Biochemie ISO Nr. 11 Silicea D12
  Strukturmittel, kanalisiert das Bindegewebe und fördert die Aktivität im Bindegewebe
  abends 5 Tabletten lutschen

Arteriosklerose

Elastizitätsverlust und Verhärtung arterieller Gefäße; mit vorangegangener Intimareizung und –verquellung und nachfolgender Einlagerung von Harnsäure und kalkigen Substanzen.

Die Folgen sind:
- Lumeneinengung
- Veränderte Strömungs- und Pulswellengeschwindigkeit
- Nutritionsstörungen (Seite 485)
- Letztlich Inanitionsatrophie (Abmagerung mit völliger Entkräftung und Erschöpfung als Folge unzureichender Ernährung (auch bei auszehrenden Krankheiten).

Die Ursachen sind vielfältig; z.B.
- Stoffwechselstörungen wie Diabetes (Seite 299)
- Gicht (Seite 310)
- Adipositas (Seite 306)
- Erkrankungen der Ausscheidungsorgane (bevorzugt der Nieren).

Basistherapie bei Arteriosklerose

Gewebemittel 6 Vincetoxicum cp JSO
- Hauptmittel bei allen pathologischen Ablagerungen mit Verhärtungstendenz
- 3-mal täglich 10 Globuli

Stoffwechselmittel 6 Solidago cp JSO
- Hauptmittel zur Förderung der Ausscheidung nicht flüchtiger Säuren
- 3-mal täglich 10 Globuli

Ergänzend:
- Jsoskleran®
  arteriosklerotisch bedingte Durchblutungsstörungen
  3-mal täglich 1–2 Tabletten lutschen

Angina abdominalis

Syn. Angina intestinalis. Symptomatik bei chronischer intestinaler Durchblutungsstörung, welche oft als Folge einer Arteriosklerose der A. mesenterica superior oder A. mesenterica inferior auftritt.

Gewebemittel 6 Vincetoxicum cp JSO
- Hauptmittel bei allen pathologischen Ablagerungen mit Verhärtungstendenz
- 3-mal täglich 10 Globuli

Stoffwechselmittel 9 Nasturtium cp JSO
- Erhaltung der abdominellen Organisation. Stabilisierung des intramuralen Systems, Sekretion, Gefäßnerven des Abdomens
- 3-mal täglich 10 Globuli

Populus cp-Fluid
- Regulierung des arteriellen Zuflusses durch Verbesserung des lymphatischen und venösen Abtransports. Antidyskratikum
- 3-mal täglich 5 Tropfen

Ergänzend:
- Jsoskleran®
  Arteriosklerotisch bedingte Durchblutungsstörungen
  3-mal täglich 1–2 Tabletten lutschen

Angina pectoris vera – Basistherapie

Syn. Stenokardie, Brustenge, Herzenge. Typische Symptome einer akuten Koronarinsuffizienz mit plötzlich einsetzenden Sekunden bis Minuten anhaltenden Schmerzen im Brustkorb. Ausstrahlung (meist) in die linke Schulter-Arm-Hand-Region und in den Rücken. Häufig mit gürtelförmigem Engegefühl um den Brustkorb mit Erstickungsanfall und Atemnot bis zu Vernichtungsschmerz und Todesangst. Ursache ist meist eine koronare Herzerkrankung (KHK).

Gewebemittel 6 Vincetoxicum cp JSO
- Hauptmittel bei allen pathologischen Ablagerungen mit Verhärtungstendenz
- 3-mal täglich 10 Globuli

Adermittel 1 Avena cp D10 JSO
- Versuch zur Behebung der fixierten Reaktionsstarre mit dem Ziel der Entspannung und Druckerniedrigung
- 3-mal täglich 10 Globuli

Stoffwechselmittel 6 Solidago cp JSO
- Hauptmittel zur Förderung der Ausscheidung nicht flüchtiger Säuren
- 3-mal täglich 10 Globuli

Capsella cp-Fluid
- Versuch zur Behebung der fixierten Reaktionsstarre mit dem Ziel der Entspannung und Druckerniedrigung
- 5 Tropfen auf 1/2 Liter Wasser

Rhododendron cp-Fluid
- Bei Überreizungszuständen (Irritabilität). Dämpfung der erhöhten Gefäßerregung. Förderung der Ausscheidung von Säuren (besonders Harnsäure).
- 5 Tropfen auf 1/4 Liter Wasser

Ergänzend:
- Jsoskleran®
  arteriosklerotisch bedingte Durchblutungsstörungen
  3-mal täglich 1–2 Tabletten lutschen

Hypertonie bei Arteriosklerose

Gewebemittel 6 Vincetoxicum cp JSO
- Hauptmittel bei allen pathologischen Ablagerungen mit Verhärtungstendenz
- 3-mal täglich 10 Globuli

Adermittel 1 Avena cp D10 JSO
- Versuch zur Behebung der fixierten Reaktionsstarre mit dem Ziel der Entspannung und Druckerniedrigung
- 3-mal täglich 10 Globuli

Stoffwechselmittel 6 Solidago cp JSO
- Hauptmittel zur Förderung der Ausscheidung nicht flüchtiger Säuren
- 3-mal täglich 10 Globuli

Capsella cp-Fluid
- Versuch zur Behebung der fixierten Reaktionsstarre mit dem Ziel der Entspannung und Druckerniedrigung
- 5 Tropfen auf 1/2 Liter Wasser

Rhododendron cp-Fluid
- bei Überreizungszuständen zur Dämpfung der erhöhten Gefäßerregung; Förderung der Ausscheidung von Säuren (besonders Harnsäure)
- 5 Tropfen auf 1/4 Liter Wasser

Ergänzend:
- Jsoskleran®
  arteriosklerotisch bedingte Durchblutungsstörungen
  3-mal täglich 1–2 Tabletten lutschen

Kopfgefäße

Gewebemittel 6 Vincetoxicum cp JSO
- Hauptmittel bei allen pathologischen Ablagerungen mit Verhärtungstendenz
- 3-mal täglich 10 Globuli

Stoffwechselmittel 6 Solidago cp JSO
- Hauptmittel zur Förderung der Ausscheidung nicht flüchtiger Säuren
- 3-mal täglich 10 Globuli

Fieber- und Nervenmittel 1 Aconitum cp D10 JSO
- Verringerung der hypertonen Begleiterscheinungen wie Druck und Schmerzen, Schwindel, Augendruck
- 3-mal täglich 10 Globuli

Viscum album cp-Fluid S
- Vasoneurosen, veränderte Erregbarkeit der Gefäße
- 3-mal täglich 5 Tropfen

Ergänzend:
- Jsoskleran®
  arteriosklerotisch bedingte Durchblutungsstörungen
  3-mal täglich 1–2 Tabletten lutschen

Gefäßtonus

Gefäßerschlaffung/Hypotonie

Funktionsstörung der arteriellen Gefäße mit Neigung zur Erschlaffung infolge einer erniedrigten Irritabilität (Gewebsstimmung, Seite 27). Diese Erschlaffung kann als örtliche Erkrankung (z.B. Kopfschmerzen) oder generalisiert als Hypotonie des Herz-Kreislauf-Systems auftreten.

Adermittel 1 Avena cp JSO
- Verbesserung der arteriellen Gefäßaktivität
- 3-mal täglich 10 Globuli

Capsella cp-Fluid
- Verbesserung der arteriellen Gefäßaktivität
- 3-mal täglich 5 Tropfen

Fieber- und Nervenmittel 1 Aconitum cp JSO
- Anregung der Gefäßnerven und Gefäßaktivität (Irritabilität). Tonussteigerung
- 3-mal täglich 10 Globuli

Rhododendron cp-Fluid
- Anregung der Gefäßnerven und Gefäßaktivität (Irritabilität). Tonussteigerung.
- 3-mal täglich 5 Tropfen

Gefäßspasmen/Hypertonie

Funktionsstörung der arteriellen Gefäße mit Neigung zur Krampfbereitschaft infolge einer erhöhten Irritabilität (s. Gewebsstimmung, Seite 27). Diese Spastik kann als örtliche Erkrankung (z.B. Kopfschmerzen) oder generalisiert als Hypertonie des Herz-Kreislauf-Systems auftreten.

Adermittel 1 Avena cp D10 JSO
- Verringerung der übermäßigen arteriellen Gefäßaktivität
- 3-mal täglich 5 Globuli oder 3–5 Globuli in 1/8 Liter Wasser auflösen und über den Tag verteilt schluckweise trinken

Capsella cp-Fluid
- Verringerung der übermäßigen arteriellen Gefäßaktivität
- 5 Tropfen auf 1/8 Liter Wasser

Fieber- und Nervenmittel 1 Aconitum cp D10 JSO
- Dämpfung der erhöhten Gefäßerregung (Irritabilität); Verringerung der Überreizung durch nervöse Beeinflussung
- 3-mal täglich 5 Globuli oder 3–5 Globuli in 1/8 Liter Wasser auflösen und über den Tag verteilt schluckweise trinken

Rhododendron cp-Fluid
- bei Überreizungszuständen; Dämpfung der erhöhten Gefäßerregung (Irritabilität)
- 3–5 Tropfen auf 1/8 Liter Wasser

Regulationsstörungen

Hypertone Regulationsstörung

Individuelle Tendenz und Anpassungsstörung des Kreislaufes mit Neigung zu hypertonen Störungen.

Adermittel 1 Avena cp D10 JSO
- Verringerung der übermäßigen arteriellen Gefäßaktivität
- 3-mal täglich 5 Globuli oder 3–5 Globuli in 1/8 Liter Wasser auflösen und über den Tag verteilt schluckweise trinken

Capsella cp-Fluid
- Verringerung der übermäßigen arteriellen Gefäßaktivität
- 5 Tropfen auf 1/2 Liter Wasser

Fieber- und Nervenmittel 1 Aconitum cp D10 JSO
- Dämpfung der erhöhten Gefäßerregung (Irritabilität); Verringerung der Überreizung durch nervöse Beeinflussung.
- 3-mal täglich 5 Globuli oder 3–5 Globuli in 1/8 Liter Wasser auflösen und über den Tag verteilt schluckweise trinken

Rhododendron cp-Fluid
- bei Überreizungszuständen (Irritabilität); Dämpfung der erhöhten Gefäßerregung
- 3–5 Tropfen auf 1/8 Liter Wasser

Hypotone Regulationsstörung

Individuelle Tendenz und Anpassungsstörung des Kreislaufes mit Neigung zu hypotonen Störungen.

Adermittel 1 Avena cp JSO
- Verbesserung der arteriellen Gefäßaktivität
- 3-mal täglich 10 Globuli

Capsella cp-Fluid
- Verbesserung der arteriellen Gefäßaktivität
- 3-mal täglich 5 Tropfen

Fieber- und Nervenmittel 1 Aconitum cp JSO
- Anregung der Gefäßnerven und Gefäßaktivität (Irritabilität). Tonussteigerung
- 3-mal täglich 10 Globuli

Rhododendron cp-Fluid
- Anregung der Gefäßnerven und Gefäßaktivität (Irritabilität). Tonussteigerung
- 3-mal täglich 5 Tropfen

Vasoneurosen

Angina pectoris nervosa

Funktionsstörung der Kranzgefäße mit Erregung der Gefäßnerven auf nervöser Grundlage, z.B. bei vegetativer Dystonie und anderen Ursachen.

Fieber- und Nervenmittel 1 Aconitum cp D10 JSO
- Verringerung der Überreizung durch nervöse Beeinflussung
- 3-mal täglich 5 Globuli oder 3–5 Globuli in 1/8 Liter Wasser auflösen und über den Tag verteilt schluckweise trinken

Stoffwechselmittel 10 Centaurium cp JSO
- vegetative Fehlregulationen
- 3-mal täglich 10 Globuli

Viscum album cp-Fluid S
- Vasoneurosen, veränderte Erregbarkeit der Gefäße
- äußerlich: 3–10 Tropfen in die Herzgegend oder segmental in den Head-Zonen einreiben

Endangitis obliterans

Seite 23

Morbus Raynaud – Basistherapie

Siehe auch Morbus Raynaud – allergische Komponente (Seite 24)

Adermittel 1 Avena cp D10 JSO
- Verringerung der übermäßigen arteriellen Gefäßaktivität
- 3-mal täglich 5 Globuli oder 3–5 Globuli in 1/8 Liter Wasser auflösen und über den Tag verteilt schluckweise trinken

Capsella cp-Fluid
- Verringerung der übermäßigen arteriellen Gefäßaktivität. Erhebliche Gefäßkrämpfe
- 5 Tropfen auf 1/2 Liter Wasser

Fieber- und Nervenmittel 1 Aconitum cp D10 JSO
- Verringerung der übermäßigen Gefäßaktivität durch nervöse und allergische Beeinflussung
- 3-mal täglich 5 Globuli oder 3–5 Globuli in 1/8 Liter Wasser auflösen und über den Tag verteilt schluckweise trinken

Witterungsneurosen

Seite 194

Geschwollene Beine/Ödeme

Bei geschwollenen Beinen sind die wichtigsten Differenzialdiagnosen: Lymphödem, Lipödem und chronisch-venöse Insuffizienz. Erste Hinweise ergibt die Familienanamnese: Gibt es in der Familie verstärkt Krampfadern oder Thrombosen? Ist früher ein Unfall passiert? Wann tritt die Schwellung auf? Nach langem Sitzen oder am Abend? Dies ist typisch für ein postthrombotisches Syndrom oder Varikosis.

Hinweise zur vertiefenden Diagnose erhalten Sie auch durch den Perthes-Test (Seite 486) und den Trendelenburg-Test (Seite 487)

Lymphstauungen

Lymphstauungen sind tags und nachts immer vorhanden. Es sind keine Dellen drükkbar. Die Schwellung ist schmerzlos.

Lymphmittel 1 Echinacea cp JSO
- Entlastung über das Lymphsystem
- 3-mal täglich 10 Globuli

Populus cp-Fluid
- Verbesserung von Venen- und Lymphabfluss
- 3-mal täglich 5 Tropfen
- Äußerlich und innerlich anwenden.

Gewebemittel 11 Rhus toxicodendron cp JSO
- bei Verschlackung des Bindegewebes und bei chronischen Dermatosen
- 3-mal täglich 10 Globuli

Populus cp-Salbe S
- Verbesserung von Venen- und Lymphabfluss
- Nach Möglichkeit mehrmals täglich auftragen.

Venenstauungen

Venenstauungen bauen sich über den Tag auf. Abends sind Dellen drückbar. Die Schwellungen sind schmerzhaft und morgens verschwunden.

Adermittel 2 Hamamelis cp JSO
- Entlastung über die Venen
- 3-mal täglich 10 Globuli

Populus cp-Fluid
- Verbesserung von Venen- und Lymphabfluss
- 3-mal täglich 5 Tropfen
- äußerlich und innerlich anwenden

Populus cp-Salbe S
- Verbesserung von Venen- und Lymphabfluss
- nach Möglichkeit mehrmals täglich auftragen

Wasser

Wasser in den Beinen tritt hier als Kombination aus Lymph- und Venenstauungen auf. Die Schwellungen sind tags und nachts immer vorhanden, Dellen sind drückbar.

Gewebemittel 2 Equisetum cp JSO
- Regulation des Wasserhaushaltes
- 3-mal täglich 10 Globuli

im täglichen Wechsel mit

Gewebemittel 9 Pulsatilla cp JSO
- Basis der Verteilung über die Milz
- 3-mal täglich 10 Globuli

Populus cp-Fluid
- Verbesserung von Venen- und Lymphabfluss
- 3-mal täglich 5 Tropfen
- äußerlich und innerlich anwenden

Adermittel 2 Hamamelis cp JSO
- bei Rechtsherzinsuffizienz als Ergänzung
- 3-mal täglich 10 Globuli

Gewebemittel 8 Chelidonium cp S JSO
- bei Leberstörung statt Gewebemittel 9 Pulsatilla cp JSO
- 3-mal täglich 10 Globuli

Gewebemittel 6 Vincetoxicum cp JSO
- bei Niereninsuffizienz statt Gewebemittel 9 Pulsatilla cp JSO
- 3-mal täglich 10 Globuli

Populus cp-Salbe S
- Verbesserung von Venen- und Lymphabfluss
- nach Möglichkeit mehrmals täglich auftragen

Herzerkrankungen

Herzinfarkt

Unterstützende Therapie zur Nachbehandlung.

Adermittel 2 Hamamelis cp JSO
- entlastet das Herz über den venösen Kreislauf
- 3-mal täglich 15 Globuli

Viscum album cp-Fluid S
- bei stressbedingter Ursache
- 3-mal täglich 10–20 Tropfen

oder

Fieber- und Nervenmittel 1 Aconitum cp D10 JSO
- bei stressbedingter Ursache
- 3 bis 5 Globuli in 1/8 Liter Wasser lösen und über den Tag verteilt schluckweise trinken

Ergänzend:
- Biochemie ISO Nr. 4 Kalium chloratum D6
  hält das Blut über den Einfluss auf den Fibrinmechanismus flüssig
  3-mal täglich 3 Tabletten lutschen

Herzinsuffizienz

Mögliche Ursachen einer Herzinsuffizienz sind: Herzinfarkt, Kardiomyopathie, angeborene oder erworbene Herzfehler, Hypertonie, Herzrhythmusstörungen, Koronare Herzkrankheit, Myokarditis.

Als Mittel kommen in Frage:

Adermittel 1 Avena cp JSO
- Erkrankung der Herzklappen und des Herzmuskels, zur Beeinflussung des arteriellen Teils des Blutkreislaufes
- 3-mal täglich 10 Globuli

Adermittel 2 Hamamelis cp JSO
- Kompensation bestehender Fehler und Beeinflussung des venösen Teils des Blutkreislaufes
- 3-mal täglich 10 Globuli

Fieber- und Nervenmittel 1 Aconitum cp JSO
- Regulierung von Schlagkraft und Schlagzahl des Herzens
- 3-mal täglich 10 Globuli

Gewebemittel 1 Caulophyllum cp JSO
- bei Gewebsveränderung
- 3-mal täglich 10 Globuli

Gewebemittel 5 Conium cp JSO
- bei Erkrankung des Herzens auf rheumatischer Grundlage
- 3-mal täglich 10 Globuli

Capsella cp-Fluid
- Tonisierung von Herz und Kreislauf
- 3-mal täglich 10 Tropfen

Ergänzend:
- bei Herzschwäche: JSO-Bicomplex 12 – Herzmittel
  3- bis 4-mal täglich 1–2 Tabletten lutschen
- bei Ödemen und Aszites: JSO-Bicomplex 25 – Wassersuchtmittel
  3- bis 4-mal täglich 1–2 Tabletten lutschen
- Jsoskleran®
  arteriosklerotisch bedingte Durchblutungsstörungen
  3-mal täglich 1–2 Tabletten lutschen

Herzneurose (Cor nervosum)

Psychogene Organneurose mit innerer Unruhe, Herzschmerz und Krankheitsangst. Sie tritt meist unabhängig von Belastungen auf.

Viscum album cp-Fluid S
- nervöse Herzstörung
- 10 Tropfen in 1/4 Liter Wasser, tagsüber schluckweise trinken
- äußerlich mehrmals täglich die Herzgegend einreiben

Adermittel 1 Avena cp D10 JSO
- Mäßigung der Herzaktion, besonders auch bei Blutandrang zum Kopf und bei kühlen Extremitäten
- 10 Tropfen in 1/4 Liter Wasser, tagsüber schluckweise trinken

Fieber- und Nervenmittel 1 Aconitum cp JSO
- bei zu starker Reaktion des Herzens auf nervöse Einflüsse
- 10 Tropfen in 1/4 Liter Wasser, tagsüber schluckweise trinken

Ergänzend:
- Biochemie ISO Nr. 2 Calcium phosphoricum D6
  morgens und mittags je 3 Tabletten lutschen

Hypertonie

Der Bluthochdruck ist ein Hauptrisikofaktor für die Entwicklung der Herzinsuffizienz, den Herzinfarkt oder auch den Schlaganfall. Es gibt keine scharfe Grenze zwischen normalem und zu hohem Blutdruck. Daher wurden Grenzbereiche festgelegt, um Patienten mit erhöhtem kardiovaskulärem Risiko zu identifizieren.

Laut Weltgesundheitsorganisation definiert sich der Bluthochdruck bei einem diastolischen Blutdruckwert

- von 90–104 mm Hg als milde Hypertonie
- von 105–114 mm Hg als mittelschwere Hypertonie
- von mehr als 114 mm Hg als schwere Hypertonie und
- von mehr als 120 mm Hg als maligne Hypertonie.

Eine Beurteilung sollte jedoch nicht nur den diastolischen Druck, sondern auch den systolischen Druck, das Alter und das Geschlecht des Patienten mit berücksichtigen. Bei Erwachsenen bedeutet ein systolischer Wert von unter 140 mm Hg einen normalen Blutdruck. So bezeichnet man einen systolischen Blutdruckwert

- von 140–160 mm Hg als Grenzwerthypertonie
- über 160 mm Hg als Hypertonie
- über 180 mm Hg als schwere Hypertonie.

Der Blutdruck zeigt im Verlauf von 24 Stunden eine ausgeprägte Rhythmik, sowohl bei Personen mit normalem Blutdruck, als auch bei Patienten mit erhöhtem Blutdruck. Der höhere Blutdruck während der aktiven Phase am Tage ist Folge der erhöhten sympathiko-adrenergen Aktivität, während der nächtliche Blutdruckabfall Ausdruck der Dominanz des Parasympathikotonus ist.

Grundrezept

Gewebemittel 6 Vincetoxicum cp JSO
- Hauptmittel bei allen pathologischen Ablagerungen mit Verhärtungstendenz
- 3-mal täglich 10 Globuli

Adermittel 1 Avena cp D10 JSO
- Versuch zur Behebung der fixierten Reaktionsstarre zur Entspannung und Druckerniedrigung
- 3-mal täglich 10 Globuli

Stoffwechselmittel 6 Solidago cp JSO
- Hauptmittel zur Förderung der Ausscheidung nicht flüchtiger Säuren
- 3-mal täglich 10 Globuli

Capsella cp-Fluid
- Versuch zur Behebung der fixierten Reaktionsstarre mit dem Ziel der Entspannung und Druckerniedrigung
- 5 Tropfen auf 1/2 Liter Wasser

Rhododendron cp-Fluid
- Bei Überreizungszuständen. Dämpfung der erhöhten Gefäßerregung. Versuch zur Behebung der fixierten Reaktionsstarre zur Entspannung und Druckerniedrigung. Förderung der Ausscheidung von Säuren (besonders Harnsäure)
- 5 Tropfen auf 1/4 Liter Wasser

Ergänzend:
- Jsoskleran®
  arteriosklerotisch bedingte Durchblutungsstörungen, Hypertonie
  3-mal täglich 1–2 Tabletten lutschen

Abdominell bedingte Hypertonie

Bei dieser Form der Hypertonie ist die Ursache im Abdomen zu suchen. Es kommt hierbei primär zum Anstieg des diastolischen Blutdruckwertes über 95 mm Hg. Der so genannte abdominelle Hochdruck kann unterschiedliche Ursachen haben:

- Nierenerkrankungen, die zu Ausscheidungsstörungen führen. Hierunter fallen alle energetischen Funktionsminderungen der Nieren bis hin zu allen organischen Nierenschädigungen.

- Lebererkrankungen
  Von der einfachen Stauungsleber, bis hin zur Leberzirrhose. Diese führen zu einem Pfortaderrückstau mit primären Anstieg des diastolischen Blutdruckwertes.

- Milzerkrankungen
  Diese führen zu einem Pfortaderrückstau mit primären Anstieg des diastolischen Blutdruckwertes.

- Die venöse Plethora im Bauchraum bzw. auch im kleinen Becken
  Gründe sind die Störung einzelner Bauchorgane, falsche Lebensweise, sitzender Beschäftigung, mangelnder Bewegung, oder eine verminderte Hautatmung (Seite 129).

- Entzündungen aller Art im Bauchraum
- Raumfordernde Prozesse im Bauchraum

Unterstützende Verfahren sind das Salzhemd (Seite 486) und Trockenbürsten der Haut (Seite 487)

Leberstauung

Seite 115

Nierenstörungen und -erkrankungen

Gewebemittel 6 Vincetoxicum cp JSO
- Alle Formen der Nierenerkrankung mit Organbeteiligung
- 3-mal täglich 10 Globuli

Stoffwechselmittel 6 Solidago cp JSO
- Hauptmittel zur Förderung der Ausscheidung nicht flüchtiger Säuren; hebt die Nierenenergie an
- 3-mal täglich 10 Globuli

Capsella cp-Fluid
- Behebung der Reaktionsstarre zur Gefäßentspannung und Blutdruckerniedrigung im Körperkreislauf; zur Erhaltung des autonomen arteriellen Gefäßsystems der Nieren („Niere als arterielles Organ")
- äußerlich in die Nierengegend einreiben

Ergänzend:
- Jsoskleran®
  arteriosklerotisch bedingte Durchblutungsstörungen
  3-mal täglich 1–2 Tabletten lutschen

Aufrechterhaltung der Hautatmung

Seite 129

Wirkung auf das arterielle Gefäßsystem

Adermittel 1 Avena cp D10 JSO
- Behebung der fixierten Reaktionsstarre zur Gefäßentspannung und Blutdruckerniedrigung
- 3-mal täglich 5 Globuli oder 3–5 Globuli in 1/8 Liter Wasser auflösen und über den Tag verteilt schluckweise trinken

und/oder

Capsella cp-Fluid
- Behebung der fixierten Reaktionsstarre zur Gefäßentspannung und Blutdruckerniedrigung
- 5 Tropfen auf 1/4 Liter Wasser über den Tag verteilt trinken

und/oder

Rhododendron cp-Fluid
- Dämpft die erhöhte Gefäßerregung. Behebung der fixierten Reaktionsstarre zur Gefäßentspannung und Blutdruckerniedrigung. Fördert die Ausscheidung von Säuren
- 5 Tropfen auf 1/4 Liter Wasser

Wirkung auf das venöse Gefäßsystem/Plethora

Gewebemittel 7 Millefolium cp JSO
- Verbesserung des venösen Gefäßtonus, Erhaltung der Gefäßstruktur
- 3-mal täglich 10 Globuli

Adermittel 2 Hamamelis cp JSO
- Förderung des venösen Transportes, Verminderung der zur Erschlaffung führenden Gefäßreize
- 3-mal täglich 10 Globuli

Populus cp-Fluid
- Verminderung der zur Erschlaffung führenden Gefäßreize, Verbesserung des lymphatischen und venösen Abtransports
- 3-mal täglich 15–25 Tropfen

Nervös bedingte Hypertonie

Das vegetative Nervensystems wird durch eine Überflutung mit äußeren Einflüssen häufig überreizt. Gründe liegen in der Neigung (konstitutionell) und auch im modernen Leben:
- Überschnelle Medien (Fernsehen, Radio, Telefon, Handy, Internet, E-Mail)
- Hektisches Berufsleben, aber auch das
- Treiben in einer Großstadt.

In der Folge treten verschiedene Krankheitsbilder wie die nervöse Hypertonie zu Tage. Die nervöse Hypertonie kann gegenüber den anderen Formen des Bluthochdruckes durch Blutdruckmessungen zu verschiedenen Tageszeiten und Erregungszuständen, sowie durch Diagnoseformen, wie die Augendiagnose abgegrenzt werden.

In der Augendiagnose imponieren:
- einfache hypertrophische Pupillenrand
- Nachtwächter-Ring
- helle dünne Reizradiären
- Neuritisfasern
- Zickzack-Radiären
- Wellenlinien
- erethische Kringel
- V-Linien
- Krausenverdoppelungen
- aufgefaserte Krause
- helle Zirkulärfurchen und weitere Phänomene.

Topolabile und -stabile Zeichen sind zu unterscheiden.
Ein unterstützendes Verfahren ist das ansteigende warme Fußbad (Seite 482).

Wirkung auf das arterielle Gefäßsystem

Seite 172

Wirkung auf das Nervensystem

Fieber- und Nervenmittel 1 Aconitum cp D10 JSO
- Dämpfung der erhöhten Gefäßerregung (Irritabilität); Verringerung der Überreizung durch nervöse Beeinflussung
- 3-mal täglich 10 Globuli

und/oder

Rhododendron cp-Fluid
- bei Überreizungszuständen (Irritabilität); Dämpfung der erhöhten Gefäßerregung
- 5 Tropfen auf 1/2 Liter Wasser über den Tag verteilt schluckweise trinken

oder

Viscum album cp-Fluid S
- bei Vasoneurosen, veränderter Erregbarkeit der Gefäße
- äußerlich auf der Herzgegend als feucht warme Auflage

Stoffwechselbedingte Hypertonie

Störungen im Stoffwechsel können zu verschiedenen schädlichen Zwischen- und Endprodukten führen. Diese reizen die innerste Schicht der Gefäßwände. Sie quillt auf und lagert Harnsäure und andere, etwa kalkige Substanzen ein.

In der Folge kommt es zur Arteriosklerose mit ihren Symptomen, wie
- Lumeneinengung der Gefäße, bevorzugt der arteriellen Gefäße
- veränderte Strömungs- und Pulswellengeschwindigkeit
- Ernährungsstörungen der Gewebe und
- letztlich der Inanitionsatrophie.

Die Ursachen sind vor allem
- Diabetes (Seite 299)
- Gicht (Seite 310)
- Fettsucht (Adipositas, Seite 306) sowie
- Erkrankungen der Ausscheidungsorgane (bevorzugt der Nieren).

Unterstützende Verfahren sind das Salzhemd (Seite 486) und Trockenbürsten der Haut (Seite 487)

Harnsaure Diathese

Seite 43

Nierenstörungen und -erkrankungen

Seite 171

Wirkung auf das arterielle Gefäßsystem

Seite 172

Wirkung auf den Stoffwechsel

Gewebemittel 6 Vincetoxicum cp JSO
- Hauptmittel bei allen pathologischen Ablagerungen mit Verhärtungstendenz
- 3-mal täglich 10 Globuli

oder

Stoffwechselmittel 6 Solidago cp JSO
- Hauptmittel zur Förderung der Ausscheidung nicht flüchtiger Säuren
- 3-mal täglich 10 Globuli

Rhododendron cp-Fluid
- Dämpft die erhöhte Gefäßerregung. Behebung der fixierten Reaktionsstarre zur Gefäßentspannung und Blutdruckerniedrigung. Fördert die Ausscheidung von Säuren
- 5 Tropfen auf 1/4 Liter Wasser

Ergänzend:
- Jsoskleran®
  arteriosklerotisch bedingte Durchblutungsstörungen
  3-mal täglich 1–2 Tabletten lutschen

Hypotonie

Hypotoniker werden oft mit ihren Beschwerden nicht ernst genommen. Sie leiden oft still vor sich hin, kommen morgens schwer aus dem Bett und brauchen zuerst eine Tasse Kaffee, um in Gang zu kommen.

Die „Niederdruckler" kämpfen anschließend den ganzen Vormittag gegen Müdigkeit und das Gefühl, ihr Pensum nicht zu schaffen. Erst gegen Abend haben Sie Ihre beste Zeit.

Manche aber leiden den ganzen Tag unter möglichen Symptomen, wie Abgeschlagenheit, Antriebslosigkeit, Übelkeit, Kopfschmerzen, Schwindel, Ohnmacht, Ohrensausen und Herzklopfen.

Klinisch manifestierte Hypotonie:
- Systolischer Blutdruck beim Mann unter 110 mm Hg
- Systolischer Blutdruck bei der Frau unter 100 mm Hg

Trotzdem weisen viele Patienten einen systolischen Blutdruck in diesem Bereich auf, sind gesund und haben sogar eine höhere Lebenserwartung als solche mit „normalem" Blutdruck.

Bei einer **konstitutionellen Hypotonie** haben die Menschen dauerhaft einen niederen Blutdruck, verspüren aber keinerlei Beschwerden. Hier ist keine Behandlung notwendig.

Unterstützende Verfahren:
- Gutes vollwertiges Essen
- Ausreichendes Kauen
- Regelmäßige (tägliche) Bewegung verschiedener Art: Schwimmen, Radfahren, Wandern
- Kneipp'sche Anwendungen: Kalter Armguss, kaltes Armbad

Grundrezept

Adermittel 1 Avena cp JSO
- verbessert die arterielle Gefäßaktivität und den Blutdruck
- 3-mal täglich 10 Globuli

und/oder

Capsella cp-Fluid
- verbessert die arterielle Gefäßaktivität und den Blutdruck
- 3-mal täglich 10–20 Tropfen unverdünnt

Primäre Hypotonie

Bei der primären Hypotonie lassen sich zwei wesentliche Faktoren unterscheiden:

- Zum Einen handelt es sich um eine Funktionsstörung der arteriellen Gefäße mit Neigung zur Erschlaffung infolge einer erniedrigten Irritabilität.
  Dies erklärt sich aus der Gewebsstimmung (Seite 27). Bei einer Hypotonie sieht die veränderte Gewebsstimmung in der Regel folgendermaßen aus: Auf eine gleich-

bleibende Sensibilität trifft eine absolut oder relativ erniedrigte Irritabilität. Daher wird auf eigentlich adäquate Reize vermindert reagiert.
- Zum Anderen handelt es sich um eine Tonusminderung zum Beispiel des Verdauungstraktes. Der Tonus (Seite 487) ist eine Art Vorspannung der Gewebe. Die Erschlaffung bezieht sich nicht nur auf die muskulären Anteile, sondern auch auf Schleimhaut, das Gefäßsystem und das intramurale System. Die Magenerschlaffung kann und wird sich auch auf andere Organsysteme und -funktionen auswirken, wie zum Beispiel auf die Hypotonie.

Erhöhung der Irritabilität

Fieber- und Nervenmittel 1 Aconitum cp JSO
- Anregung der Gefäßnerven und Gefäßaktivität (Irritabilität). Tonussteigerung
- 3-mal täglich 10 Globuli

Rhododendron cp-Fluid
- Anregung der Gefäßnerven und Gefäßaktivität (Irritabilität). Tonussteigerung
- 3- bis 5-mal täglich 5–7 Tropfen einnehmen

Erhöhung des Tonus

Gewebemittel 15 Condurango cp JSO
- Gewebsatonie, trockene Schleimhaut, bevorzugt des Magens
- 3-mal täglich 10 Globuli

Fieber- und Nervenmittel 1 Aconitum cp JSO
- Anregung der Gefäßnerven und Gefäßaktivität (Irritabilität). Tonussteigerung
- 3-mal täglich 10 Globuli

Rhododendron cp-Fluid
- Anregung der Gefäßnerven und Gefäßaktivität (Irritabilität). Tonussteigerung
- 3- bis 5-mal täglich 5–7 Tropfen einnehmen

Verbesserung der arteriellen Aktivität, v. a. akut

Adermittel 1 Avena cp JSO
- verbessert die arterielle Gefäßaktivität und den Blutdruck
- 3-mal täglich 10 Globuli

und/oder

Capsella cp-Fluid
- verbessert die arterielle Gefäßaktivität und den Blutdruck
- 3-mal täglich 10–20 Tropfen unverdünnt

Sekundäre Hypotonie

Ursachen für eine sekundäre Hypotonie können sein:

- Fieberfolgen
- Herz- und Gefäßerkrankungen wie
  - Herzinsuffizienz
  - Mitralklappenstenose
  - Aortenstenose
  - Herzrhythmusstörungen
  - Myokardinfarkt
  - Karotissinus-Syndrom
- hormonelle Störungen
- Neurasthenie
- Rekonvaleszenz
- Nach Blut- und Plasmaverlusten
  im Schock (hypovolämische Hypotonie)

Fieberfolgen

Vorübergehende stärkere Blutdrucksenkung nach akutem Fieber

Fieber- und Nervenmittel 1 Aconitum cp D10 JSO
- bei akut fieberhaften Zuständen; zur Verringerung der Überreizung durch nervöse Beeinflussung und zur Stabilisierung der hypotonen Regulationsstörung
- 5 Globuli auf 1/8 Liter Wasser über den Tag verteilt trinken

Adermittel 1 Avena cp JSO
- verbessert die arterielle Gefäßaktivität und den Blutdruck
- 3-mal täglich 10 Globuli

Viscum album cp-Fluid S
- bei Vasoneurosen, veränderter Erregbarkeit der Gefäße, Energiemangelsyndromen
- 3-mal täglich 15–20 Tropfen unverdünnt

Herz- und Gefäßerkrankungen

Dazu zählen:
- Herzinsuffizienz
- Mitralklappenstenose
- Aortenstenose
- Herzrhythmusstörungen
- Myokardinfarkt
- Karotissinus-Syndrom

Eine Therapie zu diesen Krankheitsbildern muss differenziert betrachtet werden. Fragen Sie mit dem „Anamnese-Fragebogen zur ISO-Therapie“ nach einem individuellen Therapievorschlag.

Hormonelle Störungen

Dazu zählen
- Nebenniereninsuffizienz
- Hypophysenvorderlappeninsuffizienz
- Bartter-Syndrom

Gewebemittel 1 Caulophyllum cp JSO
- stärkt die Lebenskraft über das hormonelle Gefüge
- 3-mal täglich 10 Globuli

Fieber- und Nervenmittel 1 Aconitum cp JSO
- Anregung der Gefäßnerven und Gefäßaktivität (Irritabilität). Tonussteigerung
- 3-mal täglich 10 Globuli

Neurasthenie

Es handelt sich hierbei um eine asthenische (schwache) Reaktion des Nervensystems. Daraus resultieren schnelle Ermüdbarkeit, Kraftlosigkeit, Schwäche auch an den Gefäßnerven des Gefäßsystems, vgl. atonisch-asthenische Konstitution (Seite 485).

Fieber- und Nervenmittel 1 Aconitum cp JSO
- Anregung der Gefäßnerven und Gefäßaktivität (Irritabilität). Tonussteigerung. Kräftigt das Nervensystem
- 3-mal täglich 10 Globuli

Rhododendron cp-Fluid
- Anregung der Gefäßnerven und Gefäßaktivität (Irritabilität). Tonussteigerung. Kräftigt das Nervensystem
- 3- bis 5-mal täglich 5–7 Tropfen einnehmen

Stoffwechselmittel 3 Scrophularia cp JSO
- Stärkung des sensiblen Nervensystems, Neurasthenie
- 3-mal täglich 10 Globuli

Viscum album cp-Fluid S
- Neurasthenie, Erschöpfungszustände
- 3-mal täglich 5 Tropfen

Rekonvaleszenz

Letzte Phase einer jeweiligen Erkrankung mit dem Ausklingen der Krankheitserscheinungen bis zur vollständigen Wiederherstellung der Gesundheit.

Adermittel 3 Hydrastis cp JSO
- Verbesserung der Blutqualität und Säftezusammensetzung, Verbesserung der plastischen Kraft des Blutes und seiner Verteilung. Blutmangel.
- 3-mal täglich 10 Globuli

oder

Lymphmittel 2 Abrotanum cp JSO
- Aktivierung des Lymphstromes. Befeuchtung und Erhöhung der Nutrition. Entlastet über das Lymphsystem, verbessert die Sauerstoffversorgung, die Blutqualität und Säftezusammensetzung
- 3-mal täglich 10 Globuli

und

Rhododendron cp-Fluid
- Anregung der Gefäßnerven und Gefäßaktivität (Irritabilität). Tonussteigerung
- 3- bis 5-mal täglich 5–7 Tropfen einnehmen

Kreislaufkollaps

Als erste Hilfe:

Capsella cp-Fluid
- 20 Tropfen in 1 Teelöffel Wasser einnehmen
- Herzgegend mit Capsella cp-Fluid einreiben

Dann wie Hypotonie (Seite 175) weiterbehandeln.

Infektionen

Borreliose

Es handelt sich um eine komplizierte und langdauernde Erkrankung. Bei der Behandlung werden schulmedizinisch meist Antibiotika eingesetzt. Prinzipiell sind die Nerven befallen. Die Ausprägung der Symptomatik entscheidet über die Mittelwahl. Viel trinken!

Bei extremen Schmerzen und Lähmungserscheinungen ist auf jeden Fall ein Antibiotikum angezeigt.

Zur unterstützenden Therapie:

Fieber- und Nervenmittel 1 Aconitum cp JSO
- Nervenlähmung
- 5-mal täglich 10 Globuli

oder

Stoffwechselmittel 10 Centaurium cp JSO
- Nervenreizung
- 5-mal täglich 10 Globuli

Viscum album cp-Fluid S
- Schmerzen
- 5-mal täglich 10 Tropfen

Stoffwechselmittel 5 Berberis cp JSO
- Ausleitung des Erregers beim kräftigen Patienten
- 3-mal täglich 10 Globuli

Stoffwechselmittel 2 Lycopodium cp JSO
- Ausleitung des Erregers beim schwachen Patienten
- 3-mal täglich 10 Globuli

Ergänzend:
- Okoubaka D2

Fieber unklarer Genese

Fieber- und Nervenmittel 1 Aconitum cp JSO
- 8 bis 10 Globuli in 1/8 Liter Wasser geben und 1/4- bis 1/2-stündlich einen Schluck trinken
- je höher das Fieber, desto höher die Potenz:
  bis 39 °C: Fieber- und Nervenmittel 1 Aconitum cp JSO
  über 39 °C: Fieber- und Nervenmittel 1 Aconitum cp D10 JSO

eventuell zusätzlich

Stoffwechselmittel 10 Centaurium cp JSO
- bei Kindern mit häufigen Rezidiven
- 8 bis 10 Globuli zur obigen Trinklösung

oder

Viscum album cp-Fluid S
- bei sehr unruhigen Kindern
- 2 bis 5 Tropfen zur obigen Trinklösung

Phlegmone (adjuvant)

Phlegmone sind verteilte, sich infiltrierend ausbreitende Entzündungen des Bindegewebes mit lokalen und allgemeinen Entzündungszeichen. Sie werden meist durch hämolysierende Streptokokken und Staphylokokken ausgelöst. Die schulmedizinische Therapie erfolgt über Ruhigstellung, Antiseptika- und Antibiotikatherapie.

Phlegmone, akutes Stadium

Gewebemittel 12 Sanguinaria cp JSO
- akute Entzündungen
- 3-mal täglich 15 Globuli

Capsella cp-Fluid
- bei akuter Entzündung
- 5 Tropfen in 1/8 Liter Wasser geben und tagsüber schluckweise trinken

Lymphmittel 1 Echinacea cp JSO
- Entlastung über das Lymphsystem bei Eiterbildung
- 3-mal täglich 15 Globuli

Phlegmone, eingetretene Eiterung

Gewebemittel 11 Rhus toxicodendron cp JSO

und

Populus cp-Fluid
- bei eingetretener Eiterung
- 10 Globuli und 20 Tropfen in 1/4 Liter Wasser lösen und tagsüber schluckweise trinken

Würmer

Siehe Darmparasiten (Seite 77)

Kinderkrankheiten

Masern / Morbilli (adjuvant)

Fieber- und Nervenmittel 1 Aconitum cp D10 JSO
- bei akut fieberhafter Erkrankung
- 3–5 Globuli in 1/8 Liter Wasser auflösen und über den Tag verteilt schluckweise trinken

Brustmittel 3 Drosera cp JSO
- bei gleichzeitigem Katarrh der oberen Luftwege
- 10 Globuli

und

Stoffwechselmittel 10 Centaurium cp JSO
- zur Infektabwehr
- 10 Globuli in 1/8 Liter Wasser auflösen, halbstündlich einen Schluck trinken

Sambucus cp-Fluid
- bei Juckreiz des Ausschlags
- äußerlich einige Tropfen einreiben

Ergänzend:
- Jsonettin® S
  bei Infektionskrankheiten
  3-mal täglich 1–2 Tabletten lutschen

Mumps / Parotitis epidemica

Die Entzündung der Ohrspeicheldrüse bei Mumps ist in aller Regel Folge eines generalisierten Virusinfektes.

Populus cp-Fluid
- antientzündlich, abschwellend
- äußerlich mehrmals täglich einreiben

Gewebemittel 12 Sanguinaria cp JSO
- akute Drüsenentzündung
- bis zu 1/4-stündlich 5 Globuli

Ergänzend:
- Jsonettin® S
  bei Infektionskrankheiten
  3-mal täglich 1–2 Tabletten lutschen

Scharlach / Scarlatina (adjuvant)

Fieber- und Nervenmittel 1 Aconitum cp D10 JSO
- bei akut fieberhafter Erkrankung
- 3–5 Globuli in 1/8 Liter Wasser auflösen und über den Tag verteilt schluckweise trinken

Adermittel 1 Avena cp D10 JSO
- bei akut entzündlicher Erkrankung
- 3–5 Globuli in 1/8 Liter Wasser auflösen und über den Tag verteilt schluckweise trinken

Gewebemittel 13 Ailanthus cp JSO
- bei Angina
- 3- bis 5-mal täglich 5-10 Globuli

Populus cp-Fluid
- antientzündlich, entstauend, schmerzlindernd, gewebsstabilisierend
- 3- bis 5-mal täglich 5-10 Tropfen

Lymphmittel 1 Echinacea cp JSO
- zur Mobilisierung der körpereigenen Abwehr
- 3- bis 5-mal täglich 5-10 Globuli

Ergänzend:
- Jsonettin® S
  bei Infektionskrankheiten
  3-mal täglich 1–2 Tabletten lutschen

Soor der Mundschleimhaut

Candida-Infektionen sind insbesondere im Säuglings- und Kindesalter keine Seltenheit. Auch hier steht die Milieuproblematik im Sinne der Skrofulose (Seite 47) sprich adäquate-inadäquate Reizbeantwortung diagnostisch sowie therapeutisch an erster Stelle. Eine Akutsymptomatik muss auch therapeutisch beachtet werden.

Fieber- und Nervenmittel 1 Aconitum cp D10 JSO
- bei akuten Beschwerden mit Fieber
- bis zu stündlich 10 Globuli

Populus cp-Fluid
- desinfizierend zur lokalen Anwendung bei Belägen
- 20 Tropfen und

Konstitutionsmittel 4 Clematis cp JSO*
Darmmittel 2 Tanacetum cp JSO
- je 5 Globuli auf 1/4 Liter Wasser zu Spülungen

* Bei Angabe zweier Mittel aus der gleichen Reihe (z.B. Stoffwechsel- oder Gewebemittel, etc.) bitte Verabreichung im täglichen Wechsel oder nacheinander verordnen!

Lymphmittel 2 Abrotanum cp JSO
- Skrofulose, fördert das lymphatische Abwehrsystem
- 3-mal täglich 15 Globuli

Konstitutionsmittel 1 Thuja cp JSO*
- Skrofulose; gehemmte Entwicklung insbesondere des Lymphsystems
- 2-mal täglich 10 Globuli

Ergänzend:
- Jsonettin® S
  bei Infektionskrankheiten
  3-mal täglich 1–2 Tabletten lutschen

* Bei Angabe zweier Mittel aus der gleichen Reihe (z.B. Stoffwechsel- oder Gewebemittel, etc.) bitte Verabreichung im täglichen Wechsel oder nacheinander verordnen!

Kopfschmerzsyndrome

Blut- und Gefäßsystem als Ursache

Anämisch bedingter Kopfschmerz

Adermittel 3 Hydrastis cp JSO
- Verbesserung der Blutqualität und Säftezusammensetzung, Verbesserung der plastischen Kraft des Blutes
- 3-mal täglich 10 Globuli

Rhododendron cp-Fluid
- Roborans, Tonusregulierung der Kopfgefäße
- vorsichtig dosieren: zunächst höchstens 5 Tropfen

Bing-Horton-Syndrom

(Clusterkopfschmerz, „Histaminkopfschmerz"/allergisch)

Fieber- und Nervenmittel 1 Aconitum cp D10 JSO
- beeinflusst die überreizte Gefäßreaktion
- 3-mal täglich 10 Globuli

Stoffwechselmittel 10 Centaurium cp JSO
- nervös-allergoide Gefäßreaktion
- 3-mal täglich 10 Globuli

Gefäßkopfschmerzen – hyperkinetisch

(Migräne, kongestiv, Blutverteilungsstörungen, Hypertonie)

Adermittel 1 Avena cp D10 JSO
- Verringerung der übermäßigen arteriellen Gefäßaktivität Blutfülle der Kopfgefäße
- 3-mal täglich 10 Globuli

Gewebemittel 12 Sanguinaria cp JSO
- kongestive und spastische Schmerzen, roter Kopf, pulsierende Schmerzen
- 3-mal täglich 10 Globuli

Fieber- und Nervenmittel 1 Aconitum cp D10 JSO
- Verringerung der Überreizung durch nervöse Beeinflussung
- 3-mal täglich 10 Globuli

Gefäßkopfschmerzen – hypokinetisch

(Migräne, Blutverteilungsstörungen, Hypotonie)

Adermittel 1 Avena cp JSO
- Verbesserung der arteriellen Gefäßaktivität und der Blutversorgung – Sauerstoffzufuhr, Optimierung der Transitstrecke
- 3-mal täglich 10 Globuli

Rhododendron cp-Fluid
- Anregung der Gefäßnerven- und Gefäßaktivität, Roborans. Erweiterte, erschlaffte Gefäße, drückender Stauungsschmerz
- 3-mal täglich 5 Tropfen

Fieber- und Nervenmittel 1 Aconitum cp JSO
- Anregung der Gefäßnervenaktivität, bei Neurasthenie
- 3-mal täglich 5 Tropfen

Kopfschmerzsyndrome bei Harnsäurebelastung

Symptomatische Therapie in der akuten Phase

Siehe Gefäßkopfschmerzen – hyperkinetisch (Seite 192)

Basistherapie

Siehe Harnsaure Diathese (Seite 43)

Hormonelle Fehlregulation

*Gewebemittel 1 Caulophyllum cp JSO**
- gesamtes Endokrinum regulierend, allgemeines Gewebemittel
- 3-mal täglich 10 Globuli

*Gewebemittel 12 Sanguinaria cp JSO**
- hormonelle Regulationsstörungen mit hyperkinetischen Reizungen der Gefäße
- 3-mal täglich 10 Globuli

Stoffwechselmittel 3 Scrophularia cp JSO
- Wirkung auf Lymph-, Nerven- und Inkretsystem; Förderung der absteigenden Lymphe
- 3-mal täglich 10 Globuli

Nervös-neuralgische Ursachen

Neurovegetative Fehlregulation, Witterungsneurosen

Erhöhte Empfindlichkeit der Gefäße auf unterschiedliche Wetterlagen. Grundlage dieser Empfindlichkeit ist eine Dissonanz von Sensibilität und Irritabilität mit veränderter Reizschwelle bei neuro-vegetativer Fehlregulation, z.B. Föhnlage, Gewitterstimmung oder Schnee. Diese Zustände können als örtliche Reaktion (Angina pectoris nervosa, Kopfschmerzen) oder generalisiert (Regulationsstörungen) auftreten.

Fieber- und Nervenmittel 1 Aconitum cp D10 JSO
- Verringerung der Überreizung durch nervöse Beeinflussung. Witterungsneurosen
- 3-mal täglich 10 Globuli

* Bei Angabe zweier Mittel aus der gleichen Reihe (z.B. Stoffwechsel- oder Gewebemittel, etc.) bitte Verabreichung im täglichen Wechsel oder nacheinander verordnen!

Stoffwechselmittel 10 Centaurium cp JSO
- vegetative Fehlregulationen
- 3-mal täglich 10 Globuli

Viscum album cp-Fluid S
- Vasoneurosen, veränderte Erregbarkeit der Kopfgefäße
- 3-mal täglich 5 Tropfen

Zervikalneuralgie, Trigeminus- und Facialisneuralgie

Fieber- und Nervenmittel 1 Aconitum cp D10 JSO
- Beruhigung der überreizten Nerven
- 3-mal täglich 10 Globuli

Gewebemittel 3 Mezereum cp JSO
- Regulierung des Nervenstoffwechsels und der ektodermalen Gewebe (Haut-Nervensystem), Neuralgien
- 3-mal täglich 10 Globuli

Stoffwechselmittel 10 Centaurium cp JSO
- nervöse und neuralgische Erkrankungen
- 3-mal täglich 10 Globuli

Renal bedingte Ursachen

Funktionsstörungen der Nieren und ableitenden Harnwege

Kopfschmerz, vorwiegend renale Störungen

Stoffwechselmittel 6 Solidago cp JSO
- Stützung des renalen Energiemechanismus und Förderung der renalen Elimination
- 3-mal täglich 10 Globuli

Gewebemittel 6 Vincetoxicum cp JSO
- Erhaltung der renalen Gewebsstrukturen und Lösung von abgelagerten harnpflichtigen Stoffen
- 3-mal täglich 10 Globuli

Kopfschmerz, vorwiegend Störungen der ableitenden Harnwege

Stoffwechselmittel 2 Lycopodium cp JSO
- hepato-renales Syndrom, Funktionsmittel der ableitenden Harnwege (akute und chronische Reizungen)
- 3-mal täglich 10 Globuli

Gewebemittel 2 Equisetum cp JSO
- Erhaltung der Gewebsstrukturen der ableitenden Harnwege, Flüssigkeitsschwellungen (lymphatisch und venös), mehr chronische Reizungen
- 3-mal täglich 10 Globuli

Zur etwa notwendigen weiteren Differenzierung der Therapie von Nieren- und Harnwegserkrankungen siehe unter der jeweiligen Indikation.

Abdominelle Ursachen

Neben den Kopfschmerzen treten oft Meteorismus und Oberbauchsyndrom auf. Als Hauptsymptom von Druckerscheinung und konsensuell-reflektorischer Übertragung: Magen/Leber-Galle/Pankreas/Darm

Stoffwechselmittel 10 Centaurium cp JSO
- Förderung der abdominellen Organisation, Unterbrechung des Konsensus zwischen Abdomen und Kopf
- 3-mal täglich 10 Globuli

Gewebemittel 8 Chelidonium cp S JSO
- abdominelle Entstauung, Regelung im Zusammenspiel der Oberbauchdrüsen, Strukturverbesserung der Verdauungsdrüsen
- 3-mal täglich 10 Globuli

Zur etwa notwendigen weiteren Differenzierung der Therapie von abdominellen Erkrankungen siehe unter der jeweiligen Indikation.

Sinugen-grippoid-fokale Ursachen

Grippoider Infekt, Reaktionen im Bauchraum

(Übelkeit, Brechreiz, Durchfall)

Stoffwechselmittel 10 Centaurium cp JSO
- Förderung der abdominellen Organisation; akute Erkältungskrankheiten und grippoide Infekte mit Beteiligung der Bauchorgane
- 3-mal täglich 10 Globuli

Darmmittel 1 Allium cp JSO
- akute und chronische Erkrankungen der Schleimhäute, besonders im Bauchraum (Darm); Stabilisierung des RES im Wirkungsbereich der Schleimhäute; Verbesserung des physiologischen Schleimhautmilieus
- 3-mal täglich 10 Globuli

Ergänzend:
- Jsonettin® S
  bei Infektionskrankheiten
  3-mal täglich 1–2 Tabletten lutschen

Grippoider Infekt, Reaktionen der Kopf- und Atemwegsschleimhäute

Fieber- und Nervenmittel 1 Aconitum cp D10 JSO
- akute fieberhafte und spastische Zustände, Kopf- und Gliederschmerzen; sog. „Erkältungssymptome"
- 3-mal täglich 10 Globuli

Stoffwechselmittel 10 Centaurium cp JSO
- allgemeines Fieber- und Nervenmittel bei akuten Erkrankungen; Hauptmittel bei allen fieberhaften Erkrankungen
- 3-mal täglich 10 Globuli

Zur etwa notwendigen weiteren Differenzierung der Therapie von Erkrankungen der Kopf-, Atemwegs- und Bauchorgane siehe unter der jeweiligen Indikation.

Sinusitis

Seite 57

Fokusgeschehen

Das Fokusgeschehen bedingt in den anfälligen Systemen eine Veränderung der normalen Reaktivität der Gewebe (Veränderung von Sensibilität und Irritabilität). Grundsätzlich kommt es darauf an, durch Ausschaltung des Herdes wieder eine normale Reizschwelle der betroffenen Gewebe herzustellen. Bei einer solchen Therapie besteht die Möglichkeit, dass der ursprüngliche Herd aktiviert wird. Sie dient demnach auch zur Herdsuche.

Populus cp-Fluid
- Reaktionsmittel der JKH – vergleichbar mit dem homöopathischen Sulfur. Chronische Eiterung, hartnäckige Katarrhe. Entgiftung durch Anregung des Flusses von venösem Blut und Lymphe
- 3-mal täglich 5 Tropfen einnehmen und äußerlich anwenden

Adermittel 1 Avena cp JSO
- Anregung der Schleimhautzirkulation. Befeuchtung der Schleimhäute
- 3-mal täglich 10 Globuli

Lymphmittel 2 Abrotanum cp JSO
- Aktivierung des Lymphstromes. Befeuchtung und Erhöhung der Nutrition (Seite 485)
- 3-mal täglich 10 Globuli

Gewebemittel 5 Conium cp JSO
- Förderung des venösen und lymphatischen Rückflusses. Funktionelle Kräftigung des Bindegewebes. Erweichung von Narbengewebe
- 3-mal täglich 10 Globuli

Statisch-traumatische Ursachen

Gestörte Dynamik des Knochen-, Band- und Muskelapparates und des Kraniums (Commotio etc.) infolge statischer und traumatischer Veränderungen.

Bindegewebsschwäche

Zum Beispiel Senkfuß, Hypermobilität, Spondylolisthesis, auch Olisthesis; Wirbelgleiten aufgrund einer Spondylolyse (degenerativ, entzündlich, tumorös, dysontogenetisch oder traumatisch bedingte Erkrankung der Wirbelsäule mit Defektbildung im Bereich der Wirbelbögen)

Gewebemittel 4 Symphytum cp JSO
- Strukturverbesserung bei Bindegewebs- und Knochenschwäche
- 3-mal täglich 10 Globuli

Viscum album cp-Fluid S
- Dämpfung der Kopfschmerzbereitschaft
- 3-mal täglich 5 Tropfen einnehmen und äußerlich anwenden

Wirbelsäulensyndrome

(Zum Beispiel Muskelhartspanne, Myogelosen, Verspannungen)

Gewebemittel 4 Symphytum cp JSO
- Strukturverbesserung bei Bindegewebs- und Knochenschwäche
- 3-mal täglich 10 Globuli

Fieber- und Nervenmittel 1 Aconitum cp D10 JSO
- Dämpfung der Kopfschmerzbereitschaft und zur Muskelentspannung
- 3-mal täglich 10 Globuli

Viscum album cp-Fluid S
- Dämpfung der Kopfschmerzbereitschaft
- 3-mal täglich 5 Tropfen einnehmen und äußerlich anwenden

Sambucus cp-Fluid
- zur Muskelentkrampfung
- 3-mal täglich 5 Tropfen

Knochenernährungsstörungen

(Zum Beispiel Osteoporose, Arthrose)

Gewebemittel 4 Symphytum cp JSO
- Hauptmittel zur Strukturverbesserung bei Bindegewebs- und Knochenschwäche
- 3-mal täglich 10 Globuli

Stoffwechselmittel 1 Cochlearia cp JSO
- Verbesserung der Knochen- und Knorpelernährung
- 3-mal täglich 10 Globuli

Viscum album cp-Fluid S
- Dämpfung der Kopfschmerzbereitschaft
- äußerlich

Ergänzend:
- Lebertran, morgens 1 Esslöffel
- Höhensonne anwenden

Schleudertrauma

Gewebemittel 11 Rhus toxicodendron cp JSO
- zur Lösung von Verklebungen an und zur Befeuchtung der Muskeln
- 3-mal täglich 10 Globuli

Stoffwechselmittel 10 Centaurium cp JSO
- zur Lösung der reflektorischen posttraumatischen Schmerzen
- 3-mal täglich 10 Globuli

Sambucus cp-Fluid
- zur Muskelentkrampfung
- 3-mal täglich 5 Tropfen

Folgen von Commotio, Contusio, Schädel-Hirn-Trauma

Gewebemittel 2 Equisetum cp JSO
- zur Aufhebung von Schwellungszuständen
- 3-mal täglich 10 Globuli

Stoffwechselmittel 10 Centaurium cp JSO
- zur Lösung der reflektorischen posttraumatischen Schmerzen
- 3-mal täglich 10 Globuli

Populus cp-Fluid
- zur Aufsaugung von Schwellungen und Verbesserung des Rückflusses
- 3-mal täglich 5 Tropfen

Verhaltensbedingte Ursachen

Sauerstoffmangel, sitzende Lebensweise, fehlerhafte Zufuhr von Speisen und Getränken, Überanstrengung, Erschöpfung

Sauerstoffmangel, sitzende Lebensweise

Lymphmittel 2 Abrotanum cp JSO
- Entlastung über das Lymphsystem, Verbesserung der Sauerstoffversorgung und der Blutqualität
- 3-mal täglich 10 Globuli

Populus cp-Fluid
- Verminderung der zur Erschlaffung führenden Gefäßreize, Verbesserung des lymphatischen und venösen Abtransports, Stauungen von Leber und Milz
- 3-mal täglich 5 Tropfen

Fehlerhafte Zufuhr von Speisen und Getränken

Stoffwechselmittel 1 Cochlearia cp JSO
- Regulierung von Magentonus und -sekretion; lymphatische Entstauung des gesamten Abdomens; Entgiftungsmittel; Folgen von Nahrungs- und Genussmittelabusus
- 3-mal täglich 10 Globuli

Populus cp-Fluid
- Verminderung der zur Erschlaffung führenden Gefäßreize, Verbesserung des lymphatischen und venösen Abtransports, Stauungen von Leber und Milz
- 3-mal täglich 5 Tropfen

Überanstrengung, Erschöpfung

Adermittel 3 Hydrastis cp JSO
- Verbesserung der Blutqualität und Säftezusammensetzung
- 3-mal täglich 10 Globuli

Rhododendron cp-Fluid
- besonders bei Neigung zu Hypertonie (vorsichtig dosieren), pur bei Unterreizungszuständen, Folgen von Überanstrengungen
- 3-mal täglich 5 Tropfen

Viscum album cp-Fluid S
- Neurasthenie, Erschöpfungszustände
- 3-mal täglich 5 Tropfen

Lebererkrankungen / Hepatopathien

Leberstauung

Gewebemittel 8 Chelidonium cp S JSO
- Entstauung im Abdomen, Regelung im Zusammenspiel der Oberbauchdrüsen, Strukturverbesserung der Verdauungsdrüsen
- 3-mal täglich 10 Globuli

Stoffwechselmittel 5 Berberis cp JSO
- Leberüberreizung (Seite 204), Verbesserung des Gallenflusses
- 3-mal täglich 10 Globuli

Populus cp-Fluid
- Verminderung der zur Erschlaffung führenden Gefäßreize, Verbesserung des lymphatischen und venösen Abtransports
- 3-mal täglich 15–25 Tropfen

Leberüberreizung

Syn. Hyperkinetisches Leber-Galle-Syndrom, „Heiße Leber"

Sthenische Reaktion der Leber mit übermäßiger Gallenproduktion, vermehrter Harnsäurebildung, vermehrter Reizbarkeit, Hypertonus, Spasmen, Blutverteilungsstörungen.

Stoffwechselmittel 5 Berberis cp JSO
- Leberüberreizung, Verbesserung des Gallenflusses
- 3-mal täglich 10 Globuli

Sambucus cp-Fluid
- Regulation der Tonusschwankungen von Gallenwegen und Darm
- 3-mal täglich 5 Tropfen

Rhododendron cp-Fluid
- zur Verminderung venöser Schärfen (Stoffwechselendprodukte); gegen Überreizungszustände
- 3–5 Tropfen auf 1/8 Liter Wasser schluckweise trinken

Populus cp-Fluid
- Verminderung der zur Erschlaffung führenden Gefäßreize, Verbesserung des lymphatischen und venösen Abtransports
- 3-mal täglich 5 Tropfen

Leberunterreizung

Syn. Lebererschlaffung, Hypokinetisches Leber-Galle-Syndrom, „Kalte Leber"

Energiemangelsyndrom der Leber mit verminderter Gallenproduktion und Entgiftungsleistung, Tonusminderung (Erschlaffung), Blutverteilungsstörungen (Hämorrhoidalleiden, Venopathien und Kongestionen in Kopf- und Brustraum).

Fettleber, Hepatosen

Stoffwechselmittel 2 Lycopodium cp JSO
- Energetikum der Leber als Motor des venösen Systems bei venöser Plethora im Abdomen (Seite 112)
- 3-mal täglich 10 Globuli

Gewebemittel 5 Conium cp JSO
- Förderung des venösen *und* lymphatischen Rückflusses; funktionelle Kräftigung des Bindegewebes
- 3-mal täglich 10 Globuli

Populus cp-Fluid
- Verminderung der zur Erschlaffung führenden Gefäßreize, Verbesserung des lymphatischen und venösen Abtransports
- 3-mal täglich 5 Tropfen

Lebererschlaffung („Kalte Leber")

Stoffwechselmittel 2 Lycopodium cp JSO
- Energetikum der Leber als Motor des venösen Systems bei venöser Plethora im Abdomen (Seite 112)
- 3-mal täglich 10 Globuli

Gewebemittel 2 Equisetum cp JSO
- Flüssigkeitsschwellungen infolge venöser Stauungen
- 3-mal täglich 10 Globuli

Rhododendron cp-Fluid
- zur Verminderung venöser Schärfen (Stoffwechselendprodukte); gegen Unterreizungszustände
- 5 Tropfen auf 1/4 Liter Wasser über den Tag verteilt trinken

Aszites

Bauchwassersucht; Ansammlung von Flüssigkeit in der freien Bauchhöhle – entzündlich oder nichtentzündlich – möglich.

Cave: Bei entzündlichem Aszites sofort in Klinik (Akuter Bauch, Peritonitis, Seite 486)

Bei nichtentzündlichem Aszites sind mehrere Hintergründe möglich:

- Stauung der Pfortader:
  1. kardial oder
  2. hepatogen
- Hypalbuminämie, s. unten
- Tumoröses Geschehen

Basistherapie bei Aszites

Gewebemittel 2 Equisetum cp JSO
- aufsaugend
- 3-mal täglich 5 Globuli

Populus cp-Fluid
- entstauend
- 6-mal täglich 10 Tropfen einnehmen; zusätzlich jeweils einige Tropfen äußerlich in die Magengrube einreiben

Hypalbuminämie

Gravierende Störung des Eiweißstoffwechsels mit Verminderung des Gesamteiweißes im Blut. Daraus resultiert ein erniedrigter kolloidosmotischer Druck.

Basistherapie bei Hypalbuminämie

Gewebemittel 2 Equisetum cp JSO
- Verbesserung der Membranstabilität
- 3-mal täglich 15 Globuli

Verminderte Eiweißproduktion

Gewebemittel 2 Equisetum cp JSO
- Verbesserung der Membranstabilität
- 3-mal täglich 15 Globuli

Lymphmittel 2 Abrotanum cp JSO
- optimiert den Anabolismus
- 3-mal täglich 15 Globuli

Eiweißverbrauch erhöht

Gewebemittel 2 Equisetum cp JSO
- Verbesserung der Membranstabilität
- 3-mal täglich 15 Globuli

Fieber- und Nervenmittel 1 Aconitum cp D10 JSO
- reduziert erhöhte Stoffwechselaktivität
- 3-mal täglich 10 Globuli

Eiweißverlust erhöht

Gewebemittel 2 Equisetum cp JSO
- Verbesserung der Membranstabilität
- 3-mal täglich 15 Globuli

Stoffwechselmittel 5 Berberis cp JSO
- Zusammenhang Leber und Niere
- 3-mal täglich 15 Globuli

Pfortader-Stauung

1. Kardiale Pfortader-Stauung

Gewebemittel 7 Millefolium cp JSO
- Pfortader-Stauung
- 3-mal täglich 15 Globuli

Adermittel 2 Hamamelis cp JSO
- venöses System, Rechtsherz-Bezug
- 3-mal täglich 15 Globuli

Populus cp-Fluid
- energetische Ergänzung zu Adermittel 2 Hamamelis cp JSO
- 3-mal täglich 7 Tropfen

2. Hepatogene Pfortader-Stauung

Gewebemittel 8 Chelidonium cp S JSO
- umfasst den gestörten Leberstoffwechsel mitsamt der Pfortader-Stauung
- 3-mal täglich 15 Globuli

Populus cp-Fluid
- Gefäßnerven des venösen Systems
- 3-mal täglich 7 Tropfen äußerlich auf den Bauch einreiben

Tumoröses Geschehen beim Aszites

Nur palliative Behandlung

Gewebemittel 5 Conium cp JSO
- gegen Gewebsverhärtung und Entartung
- 6-mal täglich 10 Globuli

Populus cp-Fluid
- entstauend und erweichend
- 3-mal täglich 10 Tropfen

Stauungsmilz, Infektfolgen, chronische Lebererkrankungen

Gewebemittel 10 Podophyllum cp JSO
- Lebermittel bei alten Leberleiden, Milzmittel; Verbesserung der Entgiftung über Leber und Milz
- 3-mal täglich 10 Globuli

Fieber- und Nervenmittel 2 Cinchona cp JSO
- Fieber- und Milzmittel; alte Neuralgien
- 3-mal täglich 10 Globuli
- Auch äußerlich zu Umschlägen (z.B. auf Milzgegend)

Populus cp-Fluid
- Verminderung der zur Erschlaffung führenden Gefäßreize, Verbesserung des lymphatischen und venösen Abtransports
- 3-mal täglich 5 Tropfen

Populus cp-Hämorrhoidal-Zäpfchen
- Verminderung der zur Erschlaffung führenden Gefäßreize, Verbesserung des lymphatischen und venösen Abtransports
- 1- bis 2-mal täglich einführen.

Chronische Hepatitis

Die chronische Hepatitis umfasst alle infektiösen und nichtinfektiösen Formen der chronischen Hepatitis und alle chronischen Formen von intrahepatischen Gallenwegserkrankungen.

Gewebemittel 5 Conium cp JSO
- Förderung des venösen *und* lymphatischen Rückflusses; funktionelle Kräftigung des Bindegewebes
- 3-mal täglich 10 Globuli

Populus cp-Fluid
- Verminderung der zur Erschlaffung führenden Gefäßreize, Verbesserung des lymphatischen und venösen Abtransports
- 3-mal täglich 5 Tropfen

Stoffwechselmittel 2 Lycopodium cp JSO*
- Energetikum der Leber als Motor des venösen Systems bei venöser Plethora im Abdomen (Seite 112)
- 3-mal täglich 10 Globuli

* Bei Angabe zweier Mittel aus der gleichen Reihe (z.B. Stoffwechsel- oder Gewebemittel, etc.) bitte Verabreichung im täglichen Wechsel oder nacheinander verordnen!

Stoffwechselmittel 5 Berberis cp JSO*
- Hyperkinetische Phasen bei chronischer Hepatitis
- 3-mal täglich 10 Globuli

Fibrose, Zirrhose

Faservermehrung, Faserschrumpfung

*Gewebemittel 5 Conium cp JSO**
- Förderung des venösen *und* lymphatischen Rückflusses; funktionelle Kräftigung des Bindegewebes
- 3-mal täglich 10 Globuli

*Gewebemittel 7 Millefolium cp JSO**
- Verbesserung des venösen Gefäßtonus (Tonus, Seite 487), Erhaltung der Gefäßstruktur.
- 3-mal täglich 10 Globuli

Populus cp-Fluid
- Verminderung der zur Erschlaffung führenden Gefäßreize, Verbesserung des lymphatischen und venösen Abtransports.
- 3-mal täglich 5 Tropfen

Ikterus

Die „Gelbfärbung" ist immer nur ein Zeichen einer Störung, nie das Problem selbst. Zu differenzieren sind hier Störungen im Vorfeld der Leber, der Leber selbst und Abflussstörungen der Galle. Dies bezieht sich auch auf schwerwiegende und/oder nicht zu beeinflussende Erkrankungen.

* Bei Angabe zweier Mittel aus der gleichen Reihe (z.B. Stoffwechsel- oder Gewebemittel, etc.) bitte Verabreichung im täglichen Wechsel oder nacheinander verordnen!

Basistherapie bei Ikterus

Gewebemittel 10 Podophyllum cp JSO
- Leberzellschutz, membranstärkend, choleretisch, bei Dyskrasie (Seite 26)
- 6-mal täglich 10 Globuli

Intrahepatischer Ikterus

Gestörte Cholerese im Sinne von Membrandefekten.

*Gewebemittel 10 Podophyllum cp JSO**
- Leberzellschutz, membranstärkend, choleretisch, bei Dyskrasie (Seite 26)
- 6-mal täglich 10 Globuli

Stoffwechselmittel 5 Berberis cp JSO
- wirkt choleretisch und cholagog
- 6-mal täglich 10 Globuli

*Gewebemittel 8 Chelidonium cp S JSO**
- optimiert die Leberfunktion
- 3-mal täglich 10 Globuli

Posthepatischer Ikterus

Abflussstörungen der Galle durch Steine, Entzündungen und vegetative Fehlregulationen.

a. Steine

Gewebemittel 8 Chelidonium cp S JSO
- Gallensteine
- 3-mal täglich 20 Globuli

* Bei Angabe zweier Mittel aus der gleichen Reihe (z.B. Stoffwechsel- oder Gewebemittel, etc.) bitte Verabreichung im täglichen Wechsel oder nacheinander verordnen!

Sambucus cp-Fluid
- entkrampfend
- stündlich 10 Tropfen und äußerlich

b. Cholangitis

Entzündungen der Gallenwege

Capsella cp-Fluid
- antientzündlich
- 6-mal täglich 5 Tropfen auf 1 Esslöffel Wasser

Gewebemittel 2 Equisetum cp JSO
- fördert Gallensekretion und stützt Leberzellmembran
- 3-mal täglich 15 Globuli

c. Vegetative Fehlregulation

Sambucus cp-Fluid
- regelt Motilität im Verdauungstrakt
- 5-mal täglich 5 Tropfen

Stoffwechselmittel 9 Nasturtium cp JSO
- neurovegetativer Übersprung bis zur Kolik
- 3-mal täglich 15 Globuli

Prähepatischer Ikterus

Ikterus, der bei allen hämolytischen Erkrankungen und übersteigerter Blutmauser auftritt.

*Adermittel 3 Hydrastis cp JSO**
- reguliert die Blutqualität
- 6-mal täglich 10 Globuli

* Bei Angabe zweier Mittel aus der gleichen Reihe (z.B. Stoffwechsel- oder Gewebemittel, etc.) bitte Verabreichung im täglichen Wechsel oder nacheinander verordnen!

*Gewebemittel 9 Pulsatilla cp JSO**
- reguliert die Milztätigkeit
- 6-mal täglich 10 Globuli

Capsella cp-Fluid
- dämpft hämolytische Prozesse
- 5 Tropfen auf 1/2 Liter Wasser schluckweise trinken

*Gewebemittel 5 Conium cp JSO**
- bei allen Zerfallszuständen
- 6-mal täglich 10 Globuli

*Adermittel 2 Hamamelis cp JSO**
- Reinigung des Pfortaderblutes
- 3-mal täglich 15 Globuli

Lebererkrankungen aufgrund bestimmter Konstitutionen

Biliöse Konstitution

Konstitutionelle Neigung zu galliger Blutdyskrasie (Seite 26) mit pathologischen Reaktionen wie psychischer Reizbarkeit, Leberüberreizung (hyperkinetisches Leber-Galle-Syndrom), harnsaure Diathese (Seite 43), Plethora abdominalis (Seite 112).

Stoffwechselmittel 5 Berberis cp JSO
- erhöhte psychosomatische Reizbarkeit bei harnsaurer Diathese und Hyperkinesien im Leber-Galle-System
- 3-mal täglich 10 Globuli

Adermittel 2 Hamamelis cp JSO
- Förderung des venösen Transportes, Verminderung der zur Erschlaffung führenden Gefäßreize. Plethora abdominalis
- 3-mal täglich 10 Globuli

* Bei Angabe zweier Mittel aus der gleichen Reihe (z.B. Stoffwechsel- oder Gewebemittel, etc.) bitte Verabreichung im täglichen Wechsel oder nacheinander verordnen!

Sambucus cp-Fluid
- Dyskinesien der Gallenwege und deren Folgeerscheinungen
- 3-mal täglich 5 Tropfen

Carbo-nitrogenoide Konstitution (nach Grauvogl)

Endstadium der konstitutionellen Pathogenese mit erheblicher Neigung zu Verschlackung, Verhärtung, Lithiasis, Blutschwäche, Venosität und „Milzsucht" (Stauungsmilz und deren Folgen).

Gewebemittel 10 Podophyllum cp JSO
- Lebermittel bei alten Leberleiden, Milzmittel; Verbesserung der Entgiftung über Leber und Milz
- 3-mal täglich 10 Globuli

Populus cp-Fluid
- Verminderung der zur Erschlaffung führenden Gefäßreize, Verbesserung des lymphatischen und venösen Abtransports
- 3-mal täglich 5 Tropfen

Stoffwechselmittel 2 Lycopodium cp JSO
- Energetikum der Leber als Motor des venösen Systems, venöse Plethora im Abdomen (Seite 112)
- 3-mal täglich 10 Globuli

Brustmittel 5 Teucrium cp JSO
- Verbesserung des Gasaustausches, Stärkung der Atemwegsfunktionen
- 3-mal täglich 10 Globuli

Hämatogene Konstitution

Durch das funktionelle Vorherrschen des Blutsystems kommt es vermehrt zu Erkrankungen der zum gesamten Blutsystem gehörenden Organsysteme: Blut, Blutbildungsstätten und Herz-Kreislauf-System, Leber und Milz.

*Adermittel 3 Hydrastis cp JSO**
- Verbesserung der Blutqualität und Säftezusammensetzung.
- 3-mal täglich 10 Globuli

*Adermittel 1 Avena cp JSO**
- Verbesserung der arteriellen Gefäßaktivität und der Blutversorgung. Sauerstoffzufuhr. Optimierung der Transitstrecke.
- 3-mal täglich 10 Globuli

*Adermittel 1 Avena cp D10 JSO**
- Verringerung der übermäßigen arteriellen Gefäßaktivität
- 3-mal täglich 5 Globuli oder 3–5 Globuli in 1/8 Liter Wasser auflösen und über den Tag verteilt schluckweise trinken

*Capsella cp-Fluid**
- Steigerung der arteriellen Gefäßaktivität und Blutbewegung. Hypotone Regulationsstörung.
- 3-mal täglich 5 Tropfen

*Capsella cp-Fluid (verdünnt)**
- Verringerung der übermäßigen arteriellen Gefäßaktivität. Hypertone Regulationsstörung (Seite 161)
- 5 Tropfen auf 1/2 Liter Wasser

Plethorische Konstitution

Konstitutionelle Fixierung zu plethorischen Leiden. Fülle von Blut und Lymphe im Bauchraum und deren Folgen, vgl. Plethora (Seite 112)

Adermittel 2 Hamamelis cp JSO
- Förderung des venösen Transportes, Entzündung durch venöse Stauung. Verminderung der zur Erschlaffung führenden Gefäßreize
- 3-mal täglich 10 Globuli

* Bei Angabe zweier Mittel aus der gleichen Reihe (z.B. Stoffwechsel- oder Gewebemittel, etc.) bitte Verabreichung im täglichen Wechsel oder nacheinander verordnen!

Populus cp-Fluid
- Verminderung der zur Erschlaffung führenden Gefäßreize, Verbesserung des lymphatischen und venösen Abtransports
- 3-mal täglich 5 Tropfen

Gewebemittel 7 Millefolium cp JSO
- Verbesserung des venösen Gefäßtonus (Tonus, Seite 487), Steigerung der mesenchymalen Kraft und Verkürzung des Transits
- 3-mal täglich 10 Globuli

Magenerkrankungen

Anazidität des Magens

Relativ oder absolut verminderter Säuregehalt des Magens. Zeichen der energetischen Erschöpfung des Magens, bei nahezu jeder Magenerkrankung möglich. Gleichzeitig Ursache diverser Tonusmangelsyndrome (Tonus, Seite 487) oder Blutverteilungs- und -bildungsstörungen.

Gewebemittel 16 Nux vomica cp JSO
- Magentrocknung, Atonie, Anämie
- 5- bis 6-mal täglich 10 Globuli

Capsella cp-Fluid
- Stützung des Kreislaufsystems
- 5- bis 6-mal täglich 5 Tropfen

Adermittel 3 Hydrastis cp JSO
- Blutbewegung- und -verteilung
- 3-mal täglich 15 Globuli

Aufstoßen

Das Aufstoßen ist ein sehr allgemeines Symptom. Das Vorhandensein von Luft/Gas im Magenlumen ist Voraussetzung für die Entstehung. Die Modalität erlaubt Rückschlüsse auf die Ursache.

Gewebemittel 11 Rhus toxicodendron cp JSO
- übergeordneter Säureregulator
- 3-mal täglich 10 Globuli

Atonisches Aufstoßen

Meist hypazid, Gärungen häufig schnell entstehend, insbesondere nach Kohlenhydraten

Stoffwechselmittel 5 Berberis cp JSO
- tonisiert über Galle, cholagog
- 3-mal täglich 10 Globuli

Gewebemittel 8 Chelidonium cp S JSO
- choleretisch
- 3-mal täglich 10 Globuli

Bitteres Aufstoßen

Falsche Gallenzusammensetzung, Steintendenz

Stoffwechselmittel 2 Lycopodium cp JSO
- unterreizte, gestaute Leber
- 3-mal täglich 10 Globuli

Gewebemittel 8 Chelidonium cp S JSO
- choleretisch
- 3-mal täglich 10 Globuli

Knalliges Aufstoßen

Meist hyperazid

*Stoffwechselmittel 9 Nasturtium cp JSO**
- reguliert Bauchnerven (intramural)
- 3-mal täglich 10 Globuli

*Stoffwechselmittel 10 Centaurium cp JSO**
- dito mit „Kopf-Bauch-Bezug"
- 3-mal täglich 10 Globuli

Viscum album cp-Fluid S
- reguliert intramurales System
- 3-mal täglich 5 Tropfen

Sambucus cp-Fluid
- krampflösend
- 3-mal täglich 5 Tropfen

* Bei Angabe zweier Mittel aus der gleichen Reihe (z.B. Stoffwechsel- oder Gewebemittel, etc.) bitte Verabreichung im täglichen Wechsel oder nacheinander verordnen!

Saures Aufstoßen

Mangelnder Verschluss der Cardia, Atonie

Stoffwechselmittel 1 Cochlearia cp JSO
- stärkt Organ über die Funktion
- 3-mal täglich 10 Globuli

Hyperazidität bei saurem Aufstoßen

Knalliges Aufstoßen (Seite 219)

Gastritis

Gastritis ist keine finale Diagnose, sondern eine Zustandsbeschreibung der Schleimhaut und eigentlich ein Katarrh (Seite 265). Im Allgemeinen bezieht die Gastritis das Duodenum mit ein. Es werden akute und chronische Zustände unterschieden. Immer sollten ursächliche Bedingungen Berücksichtigung finden. Grundsätzlich sollten, sofern möglich, fünf Gastritisformen unterschieden werden:

- Allergische Gastritis
- Ausscheidungsgastritis
- Begleitgastritis
- Stauungsgastritis
- psychogene Gastritis

Basistherapie bei Gastritis

Stoffwechselmittel 7 Malva cp JSO
- kann symptomatisch rasche Erleichterung bringen
- 1/2- bis 1-stündlich 10 Globuli

Akute Gastritis

Symptome stellen sich eher massiv dar und zwar von „unklaren Oberbauchbeschwerden“ bis zum „akuten Oberbauch“.

Stoffwechselmittel 7 Malva cp JSO
- kann symptomatisch rasche Erleichterung bringen
- 1/2- bis 1-stündlich 10 Globuli

Gewebemittel 12 Sanguinaria cp JSO
- Entzündungen der Schleimhaut
- 5-mal täglich 5 Globuli

Capsella cp-Fluid
- arteriell entstauend, schmerzlindernd
- 5-mal täglich 5 Tropfen

Chronische Gastritis

Der Befund ist häufig asymptomatisch bzw. histologisch.

Gewebemittel 15 Condurango cp JSO
- organisiert die Schleimhaut
- 3-mal täglich 10 Globuli

Populus cp-Fluid
- mindert Druck und Völle
- 3-mal täglich 10 Tropfen

Allergische Gastritis

Die allergische Gastritis zeigt sich häufig relativ prompt nach dem Genuss bestimmter Nahrungsmittel. Wie bei jeder Allergie ist das Verhältnis von Sensibilität (Seite 486) und Irritabilität (Seite 484) das zu beeinflussende Moment.

Gewebemittel 11 Rhus toxicodendron cp JSO
- Hauptmittel bei der allergischen Diathese
- 2-mal täglich 20 Globuli

Sambucus cp-Fluid
- Gefäßreizungen durch im Blut enthaltene Stoffwechselendprodukte, Regulation von Tonusschwankungen, Spasmen der glatten und Gefäßmuskulatur
- 5-mal täglich 5 Tropfen

Adermittel 1 Avena cp D10 JSO
- Verringerung der übermäßigen arteriellen Gefäßaktivität; vermindert die entzündlich-allergische Gefäßerregung; reduziert die erhöhte Gefäßdurchlässigkeit und damit das allergische Ödem
- 3-mal täglich 10 Globuli

Darmmittel 1 Allium cp JSO
- Milieu, regulativ für die Darmflora als „Mutter" des Immunsystems
- 2-mal täglich 20 Globuli

Stoffwechselmittel 9 Nasturtium cp JSO*
- Sensibilitätsstörungen im Magen-Darm-Trakt
- 2-mal täglich 20 Globuli

Stoffwechselmittel 10 Centaurium cp JSO*
- spastisch-allergische Diathese; allergische Gefäßreaktion; stabilisiert die RES-Funktion der Verdauungsschleimhäute
- 3-mal täglich 10 Globuli

Fieber- und Nervenmittel 1 Aconitum cp D10 JSO
- senkt erhöhte Irritabilität
- 3-mal täglich 10 Globuli

Ausscheidungsgastritis

Die Ausscheidungsgastritis ist ein Magenkatarrh der aus endo- und exogenen Noxen resultiert, da diese über die Magenschleimhaut ausgeschieden werden. Ein Stoff, der das Gewebe auf einem unnatürlichen Weg verlässt, schädigt den Ort seines Austrittes, hier eben den Magen.

Beispiel: Ausscheidungsgastritis bei harnsaurer Diathese.

* Bei Angabe zweier Mittel aus der gleichen Reihe (z.B. Stoffwechsel- oder Gewebemittel, etc.) bitte Verabreichung im täglichen Wechsel oder nacheinander verordnen!

Gewebemittel 11 Rhus toxicodendron cp JSO
- allgemeiner Säureregulator, Reinigungsmittel
- 5-mal täglich 5 Globuli

Gewebemittel 2 Equisetum cp JSO
- ermöglicht jede Ausscheidung über Flüssigkeit
- morgens 20 Globuli

Pesendorfer-Salbe®
- in die Magengrube einreiben

Haut als Ursache

Gewebemittel 3 Mezereum cp JSO
- Drainage und Stärkung des Unterhautzellgewebes; Gelenke im Sinne der Haut als „dritte Niere“ (Ausscheidung)
- 3-mal täglich 10 Globuli

Leber als Ursache

Stoffwechselmittel 5 Berberis cp JSO
- überreizte Leber, scharfe Galle
- 3-mal täglich 10 Globuli

Milz als Ursache

Gewebemittel 8 Chelidonium cp S JSO
- gestaute Milz
- 3-mal täglich 10 Globuli

Gewebemittel 9 Pulsatilla cp JSO
- schwere Blutentmischung, Melancholie (Seite 485)
- 3-mal täglich 10 Globuli

Niere als Ursache

Stoffwechselmittel 6 Solidago cp JSO
- ökonomisiert die Nierenenergie
- 3-mal täglich 10 Globuli

Gewebemittel 6 Vincetoxicum cp JSO
- regt Ausscheidung über Niere an
- 3-mal täglich 10 Globuli

Begleitgastritis

Der Magen reagiert mit einem anderen erkrankten Organ mit. Sie ist die häufigste Erscheinung im Bezug auf den Konsensus (Seite 484). Hier „leidet" eben der Magen mit anderen, tatsächlich erkrankten Organen und Systemen. Die „Magensymptomatik" steht meist im Vordergrund. Entsprechend der Keimblattlehre leidet der Magen besonders mit den Organen des Bauches und den Lungen.

Stoffwechselmittel 7 Malva cp JSO
- kann symptomatisch rasche Erleichterung bringen
- 1/2- bis 1-stündlich 5 Globuli

Stoffwechselmittel 1 Cochlearia cp JSO
- stärkt Organ über die Funktion
- 3-mal täglich 10 Globuli

Haut als Ursache

Gewebemittel 3 Mezereum cp JSO
- Haut und Gelenke
- 3-mal täglich 10 Globuli

Lunge als Ursache

Brustmittel 1 Adiantum cp JSO
- akute Bronchitiden
- 3-mal täglich 10 Globuli

Brustmittel 6 Eucalyptus cp JSO*
- chronische Bronchitiden
- 3-mal täglich 10 Globuli

* Bei Angabe zweier Mittel aus der gleichen Reihe (z.B. Stoffwechsel- oder Gewebemittel, etc.) bitte Verabreichung im täglichen Wechsel oder nacheinander verordnen!

Brustmittel 5 Teucrium cp JSO*
- Verbesserung des Gasaustausches, Stärkung der Atemwegsfunktionen
- 3-mal täglich 10 Globuli

Gewebemittel 12 Sanguinaria cp JSO
- Magen/Lunge, jeweils hoch akute Entzündungen
- 3-mal täglich 10 Globuli

Lymphe (Infekte) als Ursache

Stoffwechselmittel 10 Centaurium cp JSO
- infektiöse Erkältungskrankheiten, die im Bauch beginnen
- 3-mal täglich 10 Globuli

Lymphmittel 2 Abrotanum cp JSO
- Entlastung über das Lymphsystem, Rekonvaleszenz
- 3-mal täglich 10 Globuli

Darmmittel 1 Allium cp JSO*
- Verbesserung des Milieus bei akuten Beschwerden
- 3-mal täglich 10 Globuli

Darmmittel 2 Tanacetum cp JSO*
- Verbesserung des Milieus bei chronischen Beschwerden
- 3-mal täglich 10 Globuli

Oberbauchorgane als Ursache

Stoffwechselmittel 9 Nasturtium cp JSO*
- Colon (der Magen reitet auf dem Colon), Galle, Spastik der ableitenden Gallengänge, beruhigt übererregte Gallengänge
- 3-mal täglich 10 Globuli

Stoffwechselmittel 5 Berberis cp JSO*
- Galle, erregt untererregte Gallengänge
- 3-mal täglich 10 Globuli

* Bei Angabe zweier Mittel aus der gleichen Reihe (z.B. Stoffwechsel- oder Gewebemittel, etc.) bitte Verabreichung im täglichen Wechsel oder nacheinander verordnen!

Psychogene Gastritis

In der Naturheilkunde wurde der Bezug Kopf-Bauch nie vergessen. Typisch ist die Magenreaktion auf positive wie negative psychische Reize. Die gastrische Situation besteht auch ohne Symptome und bedarf einer Therapie. Häufige Bezeichnungen: Schwacher Magen, nervöser Reizmagen, gastrische Disposition (der Magen ist Reaktionsort zur Reizaufarbeitung)

*Stoffwechselmittel 10 Centaurium cp JSO**
- Hauptmittel für Sympathie Kopf-Bauch
- 5-mal täglich 10 Globuli

*Stoffwechselmittel 1 Cochlearia cp JSO**
- Neurovegetative Übersprungshandlungen auf intramurales System insbesondere im beschwerdefreien Intervall
- 3-mal täglich 15 Globuli

Viscum album cp-Fluid S
- allgemein harmonisierend und ausgleichend
- 5-mal täglich 5 Tropfen

Fieber- und Nervenmittel 1 Aconitum cp D10 JSO
- senkt erhöhte Irritabilität
- 3-mal täglich 10 Globuli

Gewebemittel 9 Pulsatilla cp JSO
- grundlegend nervös, habituell und konstitutionell
- 3-mal täglich 10 Globuli

Stoffwechselmittel 9 Nasturtium cp JSO*
- aktuelles Geschehen der psychogenen Disposition
- 3-mal täglich 10 Globuli

* Bei Angabe zweier Mittel aus der gleichen Reihe (z.B. Stoffwechsel- oder Gewebemittel, etc.) bitte Verabreichung im täglichen Wechsel oder nacheinander verordnen!

Stauungsgastritis

Die Stauungsgastritis ist keine Magenerkrankung, sondern eine Blutverteilungs- und Entsorgungsstörung bezüglich des Magens. Über die Lymphe kommt es zur Kompensation, so dass erst bei Versagen der lymphatischen Entstauung Gastritissymptome auftreten.

Lymphmittel 2 Abrotanum cp JSO
- Entlastung über Lymphsystem
- 3-mal täglich 10 Globuli

Populus cp-Fluid
- zur venösen Entstauung
- 3-mal täglich 10 Tropfen

Herz als Ursache

Fieber- und Nervenmittel 1 Aconitum cp D10 JSO
- vermehrte Blutbewegung
- 3-mal täglich 10 Globuli

Adermittel 1 Avena cp JSO
- beruhigt Herz und Kreislauf
- 3-mal täglich 10 Globuli

Viscum album cp-Fluid S
- allgemein harmonisierend und ausgleichend
- äußerlich und innerlich

Leber als Ursache

Stoffwechselmittel 2 Lycopodium cp JSO
- bei unterreizter und gestauter Leber
- 3-mal täglich 10 Globuli

Gewebemittel 7 Millefolium cp JSO
- Stauung unpaarer Bauchorgane
- 3-mal täglich 10 Globuli

Lunge als Ursache

Adermittel 1 Avena cp JSO
- Lungenkongestion (Kongestion, Seite 484)
- 3-mal täglich 10 Globuli

Brustmittel 3 Drosera cp JSO
- Emphysembronchitis
- 3-mal täglich 10 Globuli

Milz als Ursache

Gewebemittel 9 Pulsatilla cp JSO
- Stauung Leber/Milz
- 3-mal täglich 10 Globuli

Helicobacter pylori

Frühere Bezeichnung Campylobacter pylori. Das Bakterium lebt innerhalb der Schleimschicht des Magens zwischen den Oberflächenepithelien. Mit dem Enzym Urease bildet es aus Harnstoff Ammoniak und neutralisiert so lokal die Magensäure. Der Erreger löst die Gastritis Typ B aus und gilt als wichtiger Faktor bei der Entstehung eines Ulcus ventriculi und duodeni. Schulmedizinisch wird er über die Eradikationstherapie behandelt.

Zur Behandlung sollten folgende Mittel über drei Monate eingesetzt werden.

Stoffwechselmittel 1 Cochlearia cp JSO
- stärkt die Funktion des Magens, unspezifisch
- 3-mal täglich 15 Globuli

Gewebemittel 15 Condurango cp JSO
- chronische Magenerkrankungen mit Neigung zu Atrophie und Verhärtung; fortgeschrittene Formen der gastrischen Konstitution
- 3-mal täglich 15 Globuli

Darmmittel 2 Tanacetum cp JSO
- chronische Milieustörung, präventiv bei Dysbiosen
- 3-mal täglich 15 Globuli

Konstitutionsmittel 1 Thuja cp JSO
- bei chronisch degenerativen Prozessen
- abends 5 Globuli

Hyper-/Hypazidität

Die Besäuerung des Magens ist immer ein Zeichen für den energetischen Zustand des Magens. Die Differenzierung zwischen hyper- oder hypazid ist rein anamnestisch nicht immer sicher möglich.

Der Aggressionsmechanismus „Säure" ist immer in Relation zum Passivmechanismus „Schleim" zu sehen, so dass Über-/Untersäuerung absolut und relativ möglich sind. Gleichermaßen muss dem Kardinalsymptom „Sodbrennen" nicht immer eine Übersäuerung zugrunde liegen, auch ein mangelnder Schluss der Cardia, wegen Tonusmangel (Tonus, Seite 487) und infolgedessen Untersäuerung, kann dieses Symptom auslösen. Wichtig bei der Magenbesaftung ist die Sicht auf den Regelmechanismus, der auf der einen Seite Magensäure ins Magenlumen freisetzt und auf der anderen Seite Säurepuffer im Blut entlässt (Alkalisierung des Blutes).

Basistherapie bei Hyper-/Hypazidität

Stoffwechselmittel 1 Cochlearia cp JSO
- stärkt die Funktion des Magens, unspezifisch
- 3-mal täglich 15 Globuli

Adermittel 3 Hydrastis cp JSO
- Bedinger der Blutqualität
- 3-mal täglich 15 Globuli

Hypazidität

Stoffwechselmittel 8 Veronica cp JSO
- Hypazidität, Funktionsminderung des Magens bis zur Anämie
- 3-mal täglich 15 Globuli

Gewebemittel 16 Nux vomica cp JSO
- Schleim- und Säureminderung
- 3-mal täglich 15 Globuli

Hyperazidität

*Gewebemittel 11 Rhus toxicodendron cp JSO**
- Säureregulator
- 3-mal täglich 15 Globuli

*Gewebemittel 15 Condurango cp JSO**
- bei relativer Hyperazidität, bei Magentrocknung und Verringerung der Passivmechanismen
- 3-mal täglich 15 Globuli

Stoffwechselmittel 10 Centaurium cp JSO
- nervöser Übersprung
- 3-mal täglich 15 Globuli

Magenerschlaffung

Nach traditioneller Auffassung ist der Magen das Tonus-Zentrum (Tonus, Seite 487). Die Erschlaffung bezieht sich nicht nur auf die muskulären Anteile, sondern auch auf Schleimhaut, Gefäßsystem und intramurales System. Die Magenerschlaffung kann und wird sich auch auf andere Organsysteme und -funktionen auswirken.

* Bei Angabe zweier Mittel aus der gleichen Reihe (z.B. Stoffwechsel- oder Gewebemittel, etc.) bitte Verabreichung im täglichen Wechsel oder nacheinander verordnen!

Grundrezept

Gewebemittel 15 Condurango cp JSO
- Gewebsatonie, trockene Schleimhaut
- 3-mal täglich 15 Globuli

Stoffwechselmittel 10 Centaurium cp JSO*
- stärkt das intramurale System
- 3-mal täglich 10 Globuli

Stoffwechselmittel 8 Veronica cp JSO*
- Antianämikum bei schwachem, kalten Magen
- 3-mal täglich 10 Globuli

Sambucus cp-Fluid
- stärkt die Sensibilität
- 3-mal täglich 5 Tropfen

Anämiesyndrom

Häufig wiederkehrende Blutarmut ist sicherlich konstitutionell bedingt; ganz gleich ob hier ein insuffizientes rotes Knochenmark oder eine überreizte Milz im Hintergrund steht. Früher wurde sie im Rahmen der Blutbildungsstörungen gesehen. Hierzu zählten auch Krankheiten des Verdauungstraktes, vgl. Magenerschlaffung, Seite 230.

Adermittel 3 Hydrastis cp JSO
- Blut bildend über Milz, Leber, Knochenmark
- wirkt qualitativ und quantitativ auf die Blutbildung
- 3-mal täglich 15 Globuli

Stoffwechselmittel 1 Cochlearia cp JSO
- Blutbildung beginnt im Magen
- 3-mal täglich 10 Globuli

* Bei Angabe zweier Mittel aus der gleichen Reihe (z.B. Stoffwechsel- oder Gewebemittel, etc.) bitte Verabreichung im täglichen Wechsel oder nacheinander verordnen!

Fieber- und Nervenmittel 1 Aconitum cp JSO
- reguliert Blutverteilung; allgemein Irritabilität, wirkt somit auf die Kochungen (Seite 484), u.a. Blutbereitung
- 3-mal täglich 10 Globuli

Viscum album cp-Fluid S
- Ordner des Prinzips, reizbare Schwäche
- 3-mal täglich 5 Tropfen

Chlorose

Missverhältnis zwischen rotem und weißem Blutbild, zugunsten des weißen. Charakteristisch ist ein Mangel an Faserstoff und Plastizität des Blutes sowie ein erniedrigter Serum-Eisengehalt. Die Milz ist meist überreizt.

Lymphmittel 1 Echinacea cp JSO
- Blutmischungsstörungen, Lymphwerdung
- 3-mal täglich 15 Globuli

Adermittel 3 Hydrastis cp JSO
- Wächter der Krasis, Blut stärkend
- 3-mal täglich 15 Globuli

Gewebemittel 9 Pulsatilla cp JSO*
- verbessert Blutbildung via Milz, bei Entmischungsstörungen, Seitenstechen der Anämiker
- 3-mal täglich 10 Globuli

Gewebemittel 2 Equisetum cp JSO*
- stärkt den Turgor (Zusammenhalt der Flüssigkeit über Strukturierung)
- 3-mal täglich 10 Globuli

Capsella cp-Fluid
- regt den Milzstoffwechsel an
- 3-mal täglich 5 Tropfen

* Bei Angabe zweier Mittel aus der gleichen Reihe (z.B. Stoffwechsel- oder Gewebemittel, etc.) bitte Verabreichung im täglichen Wechsel oder nacheinander verordnen!

Lymphmittel 2 Abrotanum cp JSO
- wirkt umfassend auf die Kochungen (Seite 484) und somit auf Sanguifikation (Blutbildung)
- 3-mal täglich 10 Globuli

Asthenisch-atonische Konstitution

Asthenie (Kraftlosigkeit) bzw. Atonie (Spannungsarmut) besitzen eindeutig konstitutionelle Fixierung. Die Sthenie wird hauptsächlich durch das hormonelle System geprägt, der Tonus (Seite 487) wird primär über das Nervensystem initiiert.

Gewebemittel 1 Caulophyllum cp JSO
- stärkt die Lebenskraft über hormonelles Gefüge
- 3-mal täglich 10 Globuli

Fieber- und Nervenmittel 1 Aconitum cp JSO
- erhöht die verminderte Gefäßaktion
- 3-mal täglich 10 Globuli

Adermittel 3 Hydrastis cp JSO
- erhöht die verminderte Reizfähigkeit des Blutes
- 4-mal täglich 5 Globuli

Sambucus cp-Fluid
- stärkt die Sensibilität als Bedinger der Lebenskraft
- 3-mal täglich 20 Tropfen und äußerlich

Stoffwechselmittel 8 Veronica cp JSO*
- Antianämikum, stimulierende Wirkung auf Erschöpfungszustände
- 3-mal täglich 10 Globuli

Stoffwechselmittel 10 Centaurium cp JSO*
- stärkt intramurales System, Bedinger der Impulsübermittlung
- 3-mal täglich 10 Globuli

* Bei Angabe zweier Mittel aus der gleichen Reihe (z.B. Stoffwechsel- oder Gewebemittel, etc.) bitte Verabreichung im täglichen Wechsel oder nacheinander verordnen!

Rhododendron cp-Fluid
- entfacht Lebenskraft bei atonischer Schwäche, Tonikum nervosum
- 3-mal täglich 5 Tropfen

Magentrocknung

Es handelt sich nicht nur um eine degenerierte Schleimhaut, sondern um eine generelle Ausrichtung des Magens zum Kalten und Trockenen. Das Organ ist in seiner kompletten Funktion beeinträchtigt. Graduell kann diese Funktions- und Gewebsstörung bis zur Entartung gehen.

*Gewebemittel 15 Condurango cp JSO**
- Magenverhärtung, Gewebsatonie, trockene Schleimhaut
- 3-mal täglich 15 Globuli

Gewebemittel 16 Nux vomica cp JSO*
- Magenverhärtung, Kachexie, Anämie, Magenkrebs
- 3-mal täglich 10 Globuli

Gewebemittel 2 Equisetum cp JSO*
- Feuchtigkeitsregulator, wirkt auf alle Gewebe
- 3-mal täglich 10 Globuli

Stoffwechselmittel 8 Veronica cp JSO
- Antianämikum bei kaltem oder trockenem Magen
- 3-mal täglich 10 Globuli

* Bei Angabe zweier Mittel aus der gleichen Reihe (z.B. Stoffwechsel- oder Gewebemittel, etc.) bitte Verabreichung im täglichen Wechsel oder nacheinander verordnen!

Magenulkus

Prinzipiell kann es im Rahmen einer fortgeschrittenen pathogenetischen Reihe gesehen werden. Die Gastritis (Seite 220) war der Anfang. Im Gegensatz zur Gastritis handelt es sich schon um einen echten Gewebsdefekt.

Akutes Magenulkus

Stoffwechselmittel 7 Malva cp JSO
- akute Schleimhautaffektion, venös entstauend
- 1/4-stündlich 5 Globuli

Gewebemittel 10 Podophyllum cp JSO
- wirkt gegen den Substanzverlust
- 1/4-stündlich im Wechsel 5 Globuli

Sambucus cp-Fluid
- äußerlich bei Schmerzen in die Magengrube einreiben

Bei akutem, blutendem Magenulkus zusätzlich

Capsella cp-Fluid
- blutstillend
- 5 Tropfen auf 1/2 Liter Wasser, schluckweise trinken

Chronisches Magenulkus

Gewebemittel 5 Conium cp JSO
- gegen Chronifizierung und Verhärtung bis zur Entartung
- 3-mal täglich 10 Globuli

Populus cp-Fluid
- zur venösen Entstauung
- 3-mal täglich 15 Tropfen

Stoffwechselmittel 1 Cochlearia cp JSO
- Arcanum vitae, Magenorganisation
- 3-mal täglich 10 Globuli

Konstitutionell bedingtes Magenulkus

Gastrische Konstitution

Stoffwechselmittel 9 Nasturtium cp JSO
- hypothalamisch induzierte Übersprunghandlungen
- 3-mal täglich 10 Globuli

Biliöse Konstitution

Konstitutionelle Neigung zu galliger Blutdyskrasie (Seite 26) mit pathologischen Reaktionen wie psychischer Reizbarkeit, Leberüberreizung (hyperkinetisches Leber-Galle-Syndrom), harnsaure Diathese (Seite 43), Plethora abdominalis (Seite 112).

Stoffwechselmittel 5 Berberis cp JSO
- überreizte Leber
- 3-mal täglich 10 Globuli

Gewebemittel 7 Millefolium cp JSO
- Stauung unpaarer Bauchorgane
- 3-mal täglich 10 Globuli

Rekonvaleszenz bei Magenulkus

Lymphmittel 2 Abrotanum cp JSO
- Anregung des Blut- und Lymphsystems bei Schwächezuständen
- 3-mal täglich 10 Globuli

Stoffwechselmittel 8 Veronica cp JSO
- Magenstörung mit Anämie
- 3-mal täglich 10 Globuli

Übelkeit

Übelkeit kann Ausdruck vielfältiger Störungen sein. Immer müssen mögliche Hintergründe Beachtung finden.

Gallenstörungen

Stoffwechselmittel 2 Lycopodium cp JSO
- fördert die unterreizte, gestaute Galle
- 5- bis 6-mal täglich 10 Globuli

Fieber- und Nervenmittel 1 Aconitum cp D10 JSO
- allgemein regulierend, antispasmodisch
- akut stündlich 10 Globuli

Gewebemittel 8 Chelidonium cp S JSO
- Cholagogum
- 3-mal täglich 10 Globuli

Infektiöse Ursache

*Stoffwechselmittel 10 Centaurium cp JSO**
- reguliert das intramurale System bei Infektionen im Verdauungstrakt
- stündlich 10 Globuli

*Stoffwechselmittel 1 Cochlearia cp JSO**
- stärkt die Magenorganisation, stärkt die Wehrenergie
- stündlich 10 Globuli

* Bei Angabe zweier Mittel aus der gleichen Reihe (z.B. Stoffwechsel- oder Gewebemittel, etc.) bitte Verabreichung im täglichen Wechsel oder nacheinander verordnen!

Kinetosen

Stoffwechselmittel 11 Lobelia cp S JSO
- wirkt bei Kinetosen
- 3-mal täglich 5 Globuli; bei Bedarf stündlich 10 Globuli

Kopfbeteiligung

Fieber- und Nervenmittel 1 Aconitum cp D10 JSO
- Blutandrang zum Kopf
- 5- bis 6-mal 10 Globuli

Adermittel 1 Avena cp D10 JSO
- aktive Kongestion
- 5- bis 6-mal täglich 10 Globuli

Viscum album cp-Fluid S
- allgemein harmonisierend und ausgleichend
- innerlich 3-mal 10 Tropfen; äußerlich an Stirn und Genick einreiben

Vomitus

Das Erbrechen kann nach Ursache und nach Erbrochenem selbst unterschieden werden:

Alkoholmissbrauch

Stoffwechselmittel 1 Cochlearia cp JSO
- stärkt das Organ über die Funktion
- akut: 1-mal täglich 40 Globuli
- sonst 5- bis 6-mal täglich 15 Globuli

Bluterbrechen

Adermittel 1 Avena cp D10 JSO
- senkt vermehrte Blutbewegung
- 3-mal täglich 10 Globuli

Capsella cp-Fluid
- blutungsstillend
- 10 Tropfen auf 1/2 Liter Wasser, schluckweise trinken

Gewebemittel 7 Millefolium cp JSO
- entstaut unpaare Bauchorgane
- 3-mal täglich 10 Globuli

Galleerbrechen

Stoffwechselmittel 5 Berberis cp JSO
- wirkt cholagog, entlastet die Leber
- 3-mal täglich 10 Globuli

Infektiös bedingtes Erbrechen

Klassisch ist die Gastroduodenitis.

Stoffwechselmittel 10 Centaurium cp JSO
- reguliert das intramurale System bei Infektionen im Verdauungstrakt
- stündlich 10 Globuli

Darmmittel 1 Allium cp JSO
- Verbesserung des Milieus bei akuten Beschwerden
- 5- bis 6-mal täglich 10 Globuli

Ergänzend:
- Jsonettin® S
  bei Infektionskrankheiten
  3-mal täglich 1–2 Tabletten lutschen

Kompensatorisches Erbrechen

Hier ist der Gastrointestinaltrakt nicht primär betroffen, sondern durch eine Blutverteilungsstörung – z.B. aktive Hyperämie zum Kopf – versucht der Magen, einen Brechreiz zu initiieren, um das Blut an sich zu ziehen. Damit wird das Blut kompensatorisch vom Kopf abgeleitet.

Gehirnerschütterung

Adermittel 2 Hamamelis cp JSO
- entlastet über venösen Abtransport
- 5- bis 6-mal täglich 10 Globuli

Capsella cp-Fluid
- senkt die reaktive Hyperämie auf arterieller Seite
- 10 Tropfen auf 1/2 Liter Wasser, schluckweise trinken

Kongestive Migräne

Fieber- und Nervenmittel 1 Aconitum cp D10 JSO
- senkt die erhöhte Gefäßerregbarkeit
- akut 1/4-stündlich 10 Globuli; sonst 3-mal täglich 15 Globuli

Adermittel 2 Hamamelis cp JSO
- entlastet über venösen Abtransport
- akut 1/4-stündlich 10 Globuli; sonst 3-mal täglich 15 Globuli

Viscum album cp-Fluid S
- regelt Entfaltung der Lebenskraft
- äußerlich an Stirn, Genick und Magengrube einreiben

Nervös bedingtes Erbrechen

Ursache sind die sogenannten Erwartungsängste. Es tritt bevorzugt bei neuropathischen Konstitutionen auf.

Stoffwechselmittel 9 Nasturtium cp JSO
- hypothalamisch induzierte Übersprungshandlung bei gastrischer Konstitution
- 3-mal täglich 15 Globuli; akut 1/4-stündlich 5 Globuli

Sambucus cp-Fluid
- stärkt die Sensibilität
- äußerlich in Magengrube einreiben

Schleimerbrechen

Darmmittel 1 Allium cp JSO
- stärkt die Abwehrfunktion der Schleimhaut
- 3-mal täglich 10 Globuli

Stoffwechselmittel 7 Malva cp JSO
- gegen Entzündlichkeiten im Verdauungstrakt
- 3-mal täglich 10 Globuli

Jsonettin® S
- Universalmittel bei Schleimerbrechen; auch bei Grippe, die im Bauch beginnt
- Bei akuten Beschwerden in den ersten 1–2 Tagen stündlich 1–2 Tabletten bis zum Eintritt der Besserung einnehmen. Zur folgenden Behandlung 3-mal täglich 1–2 Tabletten einnehmen.
- Kinder unter 12 Jahren nehmen in der Regel bei akuten Beschwerden in den ersten 1–2 Tagen alle 2 Stunden 1 Tablette. Zur nachfolgenden Behandlung wird 3-mal täglich 1 Tablette gegeben. Tabletten vorzugsweise langsam im Mund zergehen lassen.

Schwangerschaftserbrechen

Hyperemesis gravidarum

Das Erbrechen erfolgt reflektorisch, vermutlich aufgrund des stetig wachsenden Uterus.

Mögliche weitere Ursachen sind die anämische Situation am Magen selbst und die Toxinbelastung durch den fötalen Stoffwechsel. Eine nervöse Disposition (Seite 482) begünstigt das Auftreten.

*Stoffwechselmittel 11 Lobelia cp S JSO**
- Schwangerschaftserbrechen (auch Kinetosen)
- stündlich 10 Globuli

Gewebemittel 1 Caulophyllum cp JSO
- stärkt das weibliche Prinzip
- 3-mal täglich 10 Globuli

Stoffwechselmittel 10 Centaurium cp JSO*
- bei gleichzeitigen Darmstörungen (vgl. Jsonettin® S, Seite 472)
- 3-mal täglich 10 Globuli

Viscum album cp-Fluid S
- zur Beruhigung der Bauch- und Gefäßnerven
- äußerlich auf Stirn, Nacken und Bauch einreiben

Verdorbener Magen als Ursache

Hier ist die Magenüberfüllung genauso gemeint wie verdorbene Speisen, Unverträglichkeiten und Diätfehler.

Stoffwechselmittel 1 Cochlearia cp JSO
- stärkt das Organ über die Funktion
- 1-mal 40 Globuli; dann stündlich 10 Globuli

Wassererbrechen

Gewebemittel 2 Equisetum cp JSO
- strukturiert den Flüssigkeitshaushalt
- 3-mal täglich 10 Globuli

Fieber- und Nervenmittel 1 Aconitum cp D10 JSO
- senkt die Erregbarkeit
- 3-mal täglich 10 Globuli

* Bei Angabe zweier Mittel aus der gleichen Reihe (z.B. Stoffwechsel- oder Gewebemittel, etc.) bitte Verabreichung im täglichen Wechsel oder nacheinander verordnen!

Mund- und Rachenraum

Angina tonsillaris

Syn. Tonsillitis. Entzündliche Rötung und Schwellung der Tonsillen mit Schluckbeschwerden, Kopfschmerz, Ohrenschmerzen, Abgeschlagenheit und hohen Temperaturen, allgemeines Krankheitsgefühl.

DD: Diphtherie, Scharlach, Angina agranulocytotica, Plaut-Vincent-Angina, Pfeiffer'sches Drüsenfieber, Herpangina, orale Candidose.

Bei hochfieberhafter Angina evtl. Antibiotikagabe. Mögliche Folgekrankheiten beachten.

Adermittel 1 Avena cp D10 JSO
- akut entzündliche, infektiöse Erkrankung
- 3-mal täglich 5–10 Globuli

Fieber- und Nervenmittel 1 Aconitum cp D10 JSO
- akut entzündliche, fieberhafte, infektiöse Erkrankung
- 3-mal täglich 5–10 Globuli

Lymphmittel 1 Echinacea cp JSO
- Stabilisierung der Abwehr aus dem Lymphsystem heraus
- 3-mal täglich 5–10 Globuli

*Gewebemittel 13 Ailanthus cp JSO**
- Entzündung der Rachenschleimhäute, gegen rezidivierende Katarrhe
- 3-mal täglich 5–10 Globuli

*Gewebemittel 14 Ailanthus cp JSO**
- bei schwerer Form von Angina
- 3-mal täglich 5–10 Globuli

Populus cp-Fluid
- Eiterungsmittel zur Drainage über die Lymphe
- 3-mal täglich 10 Tropfen

Biochemie ISO Nr. 11 Silicea D12
- zur Drainage
- 2–3 Tabletten abends lutschen

Bei Kindern wird die Dosierung an das Lebensalter angepasst, z.B. 6 Jahre altes Kind: 5–7 Globuli.

Gingivitis

Die häufigsten Entzündungen des Zahnfleisches entstehen durch mechanische Belastungen oder Temperatureinflüsse (Speisen) und sind somit nicht grundlegend therapiebedürftig. Dagegen erfordern konstitutionelle Hintergründe, infektiöse und schwangerschaftsbedingte Gingivitiden einen tieferen therapeutischen Ansatz.

* Bei Angabe zweier Mittel aus der gleichen Reihe (z.B. Stoffwechsel- oder Gewebemittel, etc.) bitte Verabreichung im täglichen Wechsel oder nacheinander verordnen!

Basistherapie bei Gingivitis

Gewebemittel 12 Sanguinaria cp JSO
- akute Schleimhautentzündung
- bis zu stündlich 5 Globuli

Fieber- und Nervenmittel 2 Cinchona cp JSO
- Schleimhautentzündung
- Mit 10 Globuli und

Capsella cp-Fluid
- Schleimhautentzündung
- 10 Tropfen auf 1/8 Liter Wasser, mehrmals täglich spülen

Infektiöser Hintergrund

Basistherapie und zusätzlich

*Gewebemittel 13 Ailanthus cp JSO**
- akute Infektionen im Nasen-/Rachenraum auf bakterieller Basis
- bis zu stündlich 10 Globuli

*Gewebemittel 14 Belladonna cp JSO**
- destruktive Entzündungen, Geschwürbildung
- bis zu stündlich 10 Globuli

Populus cp-Fluid
- äußerlich 10 Tropfen auf 1/8 Liter Wasser

Konstitutionsmittel 4 Clematis cp JSO
- Adjuvans
- 20 Globuli, mehrmals täglich

* Bei Angabe zweier Mittel aus der gleichen Reihe (z.B. Stoffwechsel- oder Gewebemittel, etc.) bitte Verabreichung im täglichen Wechsel oder nacheinander verordnen!

Konstitutioneller Hintergrund

Lymphatisch-hyperplastische Konstitution (Seite 31)

Basistherapie und zusätzlich

Lymphmittel 2 Abrotanum cp JSO
- optimiert die Lymphbereitung
- 3-mal täglich 15 Globuli

Konstitutionsmittel 3 Phytolacca cp JSO
- bei Proliferation mit entzündlichen Phasen
- 3-mal täglich 10 Globuli

Schwangerschaft

Basistherapie und zusätzlich

Gewebemittel 1 Caulophyllum cp JSO
- allgemeine Schwangerschaftsbegleitung, informative und struktive Gewebsordnung
- 3-mal täglich 15 Globuli

Glossitis

Eine Glossitis geht häufig einher mit einer Stomatitis (Seite 250) insbesondere bei Infektionen.

Zur symptomatischen Behandlung

*Gewebemittel 14 Belladonna cp JSO**
- bei Infektionen; Entzündungen im Rachenraum
- 1/4-stündlich 5 Globuli

* Bei Angabe zweier Mittel aus der gleichen Reihe (z.B. Stoffwechsel- oder Gewebemittel, etc.) bitte Verabreichung im täglichen Wechsel oder nacheinander verordnen!

Populus cp-Fluid
- entzündungswidrig
- 10 Tropfen

und

*Gewebemittel 13 Ailanthus cp JSO**
- akute Infektionen im Nasen-/Rachenraum auf bakterieller Basis
- 10 Globuli auf 1/8 Liter Wasser schluckweise trinken

Laryngitis

Die Kehlkopfentzündung tritt häufig in Zusammenhang mit viralen oder bakteriellen Erkrankungen der oberen Luftwege auf.

Gewebemittel 14 Belladonna cp JSO
- hochakute Laryngitis
- 1/4-stündlich 5 Globuli

Fieber- und Nervenmittel 1 Aconitum cp D10 JSO
- bei fieberhaften Erkrankungen
- 1/2-stündlich 5 Globuli

Capsella cp-Fluid
- antientzündlich
- mit 10 Tropfen in 1/8 Liter Wasser gurgeln

Parodontose

Degenerativer Zustand der Gingiva im Bereich des Zahnbettes auf sykotischer Grundlage (Seite 33). Folgen sind Empfindlichkeit der freiliegenden Zahnhälse, bis zur Lockerung der Zähne im Kiefer. In den entstehenden Zahntaschen kann es zu Entzündungen kommen.

* Bei Angabe zweier Mittel aus der gleichen Reihe (z.B. Stoffwechsel- oder Gewebemittel, etc.) bitte Verabreichung im täglichen Wechsel oder nacheinander verordnen!

Konstitutionsmittel 1 Thuja cp JSO
- bei Sykosis; zell- und gewebefestigend
- 3-mal täglich 10 Globuli

Gewebemittel 4 Symphytum cp JSO
- Festigung des Halteapparates
- 3-mal täglich 15 Globuli

Populus cp-Fluid
- verbessert die Durchblutung, insbesondere den venösen Abtransport bei Gewebszerstörung
- 3-mal täglich 15 Tropfen und Spülungen mit 20 Tropfen auf 1/4 Liter Wasser

Ergänzend:
- Jsonettin® S
  zur Abwehr sekundärer Infekte
  3-mal täglich 1–2 Tabletten lutschen

Entzündungen bei Parodontose

Gewebemittel 12 Sanguinaria cp JSO
- akute, entzündliche Gewebszerstörung
- bis zu 1/2-stündlich 10 Globuli

Capsella cp-Fluid
- Entzündungen
- Gurgelungen mit 10 Tropfen auf 1/4 Liter Wasser

Parotitis

Die Entzündung der Ohrspeicheldrüse ist in aller Regel Folge eines Grundproblems: Sei es als Parotitis epidemica (Mumps) im Zuge eines generalisierten Virusinfektes oder als Parotitis acuta (eitrige Entzündung durch Streptokokken Gruppe A, Staphylokokken) vor allem nach Steinentfernungen.

Parotitis epidemica (Mumps)

Populus cp-Fluid
- antientzündlich, abschwellend
- äußerlich mehrmals täglich einreiben

Gewebemittel 12 Sanguinaria cp JSO
- akute Drüsenentzündung
- bis zu 1/4-stündlich 5 Globuli

Ergänzend:
- Jsonettin® S
  bei Infektionskrankheiten
  3-mal täglich 1–2 Tabletten lutschen

Parotitis acuta

Populus cp-Fluid
- antientzündlich, abschwellend
- äußerlich mehrmals täglich einreiben

Gewebemittel 13 Ailanthus cp JSO
- begleitend! (bei Kokkeninfektion)
- bis zu 1/4-stündlich 5 Globuli

Ergänzend:
- Jsonettin® S
  bei Infektionskrankheiten
  3-mal täglich 1–2 Tabletten lutschen

Pharyngitis

Entzündung des Rachenraumes, meist auf infektiöser Grundlage. Aufgrund der exponierten Lage des Rachens muss häufig an auf- oder absteigende Infekte gedacht werden.

Capsella cp-Fluid
- akute Entzündungen
- bis zu 1/4-stündlich 5 Tropfen

*Gewebemittel 13 Ailanthus cp JSO**
- akute, infektiöse Entzündungen im Nasen–/Rachenraum
- 1/4-stündlich 10 Globuli

Fieber- und Nervenmittel 1 Aconitum cp D10 JSO
- bei fieberhaften Zuständen
- 1/4-stündlich 5 Globuli

Populus cp-Fluid
- bei Eiterungen
- 1/2-stündlich 5 Tropfen

Gewebemittel 14 Belladonna cp JSO*
- destruktive Entzündung
- 1/2-stündlich 5 Globuli

Soor der Mundschleimhaut

Seite 189

Stomatitis

Entzündung der Mundschleimhaut. Bei Kleinkindern verläuft der Primärkontakt mit Herpes-simplex-Viren als Stomatitis aphthosa. Jene geht mit Fieber einher, ist äußerst schmerzhaft und bedarf einer raschen Intervention.

* Bei Angabe zweier Mittel aus der gleichen Reihe (z.B. Stoffwechsel- oder Gewebemittel, etc.) bitte Verabreichung im täglichen Wechsel oder nacheinander verordnen!

Adermittel 1 Avena cp D10 JSO
- Kombination bei unspezifischen Entzündungen der Schleimhaut
- 3-mal täglich 10 Globuli

*Gewebemittel 12 Sanguinaria cp JSO**
- akute Entzündungen der Schleimhäute
- bis zu 1/2-stündlich je 10 Globuli

Capsella cp-Fluid
- akute Entzündungen der Schleimhäute
- 20 Tropfen und

*Konstitutionsmittel 4 Clematis cp JSO**
- zur lokalen Anwendung
- 5 Globuli auf 1/4 Liter Wasser, zu Spülungen

Gewebemittel 14 Belladonna cp JSO*
- tiefgreifende Entzündungen mit Aphthen und Geschwüren
- bis zu 1/2-stündlich 10 Globuli

Populus cp-Fluid
- bis zu 5 Tropfen auf 1/4 Liter Wasser

Gewebemittel 13 Ailanthus cp JSO*
- bei infektiösen Geschehen, auch viral
- bis zu 1/2-stündlich je 10 Globuli

Fieber- und Nervenmittel 1 Aconitum cp D10 JSO
- 3-mal täglich 10 Globuli

Lymphmittel 2 Abrotanum cp JSO
- als Ergänzung bei zugrundeliegendem Lymphatismus
- 3-mal täglich 15 Globuli

Konstitutionsmittel 3 Phytolacca cp JSO*
- 2-mal täglich 10 Globuli

* Bei Angabe zweier Mittel aus der gleichen Reihe (z.B. Stoffwechsel- oder Gewebemittel, etc.) bitte Verabreichung im täglichen Wechsel oder nacheinander verordnen!

Zahnerkrankungen

Dentitio difficilis

Erschwertes Zahnen

Viscum album cp-Fluid S
- zur Schmerzlinderung und als Ordnungsmittel für „ordentliches“ Wachstum
- Zahnfleisch mehrmals täglich bepinseln

Gewebemittel 4 Symphytum cp JSO
- Struktur- und Ausreifungsmittel der Zähne, spezifiziert Viscum album cp-Fluid S
- 3-mal täglich 5 Globuli

Eiterzahn

Populus cp-Fluid
- Förderung des venösen und lymphatischen Rückflusses
- morgens und abends Mundspülung mit Populus cp-Fluid in etwas Wasser (sonst Populus cp-Hämorrhoidal-Zäpfchen)

Gewebemittel 4 Symphytum cp JSO
- Hauptmittel zur Strukturverbesserung bei Bindegewebs- und allen Formen von Knochenerkrankungen
- 3-mal täglich 10 Globuli

Biochemie ISO Nr. 11 Silicea D12
- Drainage der Gewebe
- abends 1–2 Tabletten lutschen
- Therapie über 8 Wochen, Mundspülung 1–2 Wochen

Zahngranulom

Röntgen-Befund! Kann Ursache für vielerlei Beschwerden im Sinne eines Herdgeschehens sein. Eine unterstützende medikamentöse Therapie ist nur dann angezeigt, wenn eine Sanierung durch den Facharzt nicht möglich ist oder der Erhalt des Zahnes z.B. aus technischen Gründen notwendig ist.

Gewebemittel 12 Sanguinaria cp JSO*
- Herdstabilisierung
- 3-mal täglich 15 Globuli im täglichen Wechsel mit

Gewebemittel 11 Rhus toxicodendron cp JSO*
- verhindert Sensibilisierung, Rheumatisierung
- 3-mal täglich 15 Globuli

Zahnkaries

Geschwürige Affektion des Zahnes, wobei es durch Einwirkung exogener Noxen, vor allem aber bakterieller Angriffe, zur Durchbrechung des Zahnschmelzes, Entkalkung des Dentins bis hin zur Zerstörung des Zahnes kommt. Aufgrund der entwicklungsgeschichtlichen Verwandtschaft der Zähne zur Haut ähnelt auch die Behandlung eines kariesgeschädigten Zahnes der einer ulzerös veränderten Oberhaut.

Gewebemittel 4 Symphytum cp JSO*
- Präventionsmittel bei Qualitätsminderung der Zähne und dadurch Anfälligkeit, Entwicklungsstörungen der Kinder beim Zahnen und Zurückbleiben der Zähne
- 3-mal täglich 15 Globuli

Gewebemittel 5 Conium cp JSO*
- Gewebszerstörung; Karies im Vollbild
- 3-mal täglich 15 Globuli

Zahnschmerzen

Zahnschmerzen können bei vielerlei Erkrankungen des Zahnes auftreten. Hier wird, aufgrund der Prominenz des Problems, eine symptomatische Therapie aufgezeigt.

Viscum album cp-Fluid S
- Neurasthenie, Nervenschmerz
- bis zu 1/2-stündlich 10 Tropfen

* Bei Angabe zweier Mittel aus der gleichen Reihe (z.B. Stoffwechsel- oder Gewebemittel, etc.) bitte Verabreichung im täglichen Wechsel oder nacheinander verordnen!

Fieber- und Nervenmittel 1 Aconitum cp D10 JSO
- senkt die Irritabilität, beruhigt den Nerv
- bis zu alle 10 min 5 Globuli

Muskel- und Gelenkerkrankungen

Epicondylitis / Tendinitis / Tendovaginitis

Tendinitis – Sehnenentzündung, Tendovaginitis – Sehnenscheidenentzündung

Viscum album cp-Fluid S
- zur Schmerzlinderung
- mehrmals täglich einreiben
- bei Tendovaginitis zusätzlich Umschläge abends

Gewebemittel 4 Symphytum cp JSO
- Strukturverbesserung bei bradytrophen Geweben (Sehnen, Knochen)
- 3-mal täglich 10 Globuli

Fieber- und Nervenmittel 1 Aconitum cp D10 JSO
- Verringerung der Überreizung durch nervöse Beeinflussung
- 1/2-stündlich 5 Globuli bis 3-mal täglich 5 Globuli

Populus cp-Fluid
- Regulierung des arteriellen Zuflusses durch Verbesserung des lymphatischen und venösen Abtransports. Antidyskratikum
- 3-mal täglich 20 Tropfen
- bei Tendovaginitis zusätzlich Umschläge morgens

Rhododendron cp-Salbe S
– Entzündung durch Überanstrengung
– als Salbenverband

Fersensporn

Bei einem Fersensporn handelt es sich um eine langfristige Erkrankung. Ganz generell muss man von einer Therapiedauer von mindestens einem halben bis ganzen Jahr ausgehen. Bis zur Rückbildung eines Fersensporns ist mit einem halben Jahr zu rechnen. Danach sollte sich ein weiteres halbes Jahr zur Stabilisierung der Situation anschließen.

Wichtig ist, sich um die Haltung (Wirbelsäule, zu hohe Absätze) zu kümmern.

Capsella cp-Salbe S
– Salbenverband über Nacht im akuten Stadium

oder

Pesendorfer-Salbe®
– Salbenverband über Nacht im chronischen Stadium

oder

Rhododendron cp-Salbe S
– Salbenverband über Nacht in hartnäckigen Fällen

Rhododendron cp-Fluid
– Neuralgien
– mehrmals täglich einreiben

Gewebemittel 4 Symphytum cp JSO
– Förderung des Knochenaufbaus, Festigung der Knochensubstanz
– 3-mal täglich 10 Globuli, mindestens ein halbes Jahr lang

Ergänzend:
– Hekla-Lava D3, 3-mal täglich 2-3 Tabletten, mindestens ein halbes Jahr lang

Ganglion

Überbein, Geschwulstbildung im Bereich der Gelenkkapsel oder des Sehnengleitgewebes. Ganglien sind oft Flüssigkeitsansammlungen, die an Stellen erhöhter Säureablagerung entstehen. Die Behandlungserfolge (operativ oder naturheilkundlich sind mäßig). Die Rezidivrate liegt jeweils bei 25 bis 40 %.

Gewebemittel 2 Equisetum cp
- gegen die trübe Schwellung und die Flüssigkeitsansammlung
- 3-mal täglich 10 Globuli

Stoffwechselmittel 5 Berberis cp
- gegen die Säureablagerung
- 3-mal täglich 10 Globuli

Populus cp-Fluid
- Umschläge vor allem nachts

Hallux valgus

Der Hallux valgus hat häufig einen Bezug zur Hals- und Brustwirbelsäule. Daher ist der cervico-thorakale Übergangsbereich besonders zu beachten.

Therapie siehe Fersensporn (Seite 256)

Lumbago

Hexenschuss

Cave: Erkrankungen der Wirbelsäule sowie Bandscheibenprolaps ausschließen.

Gewebemittel 11 Rhus toxicodendron cp JSO
- rheumatische Erkrankungen
- 3-mal täglich 10 Globuli

Fieber- und Nervenmittel 1 Aconitum cp JSO
- Beeinflussung der sensiblen Nerven
- 3-mal täglich 10 Globuli

Viscum album cp-Fluid S
- Schmerzlinderung
- äußerlich mehrmals täglich einreiben

Myom

Gutartiger bindegewebiger Tumor, der überwiegend aus Muskelfasern besteht. Er kann an verschiedenen Stellen und in unterschiedlichen Formen auftreten, u.a. als Uterusmyom (Leiomyom aus glatten Muskelfasern), als Fibromyom (Muskelfasern und viel Bindegewebe) und seltener als Rhabdomyom (aus quergestreifter Muskulatur ausgehend).

Adermittel 2 Hamamelis cp JSO
- stärkt und stabilisiert das gesamte venöse System
- 3-mal täglich 10 Globuli

Gewebemittel 1 Caulophyllum cp JSO
- reguliert den nervös-hormonellen Bereich und die Gewebsfunktion
- 3-mal täglich 10 Globuli

im wöchentlichen Wechsel mit

Gewebemittel 5 Conium cp JSO
- Funktionelle Kräftigung des Bindegewebes; antiproliferative Wirkung; Verminderung der chronisch-entzündlichen Reizung
- 3-mal täglich 10 Globuli

Lymphmittel 1 Echinacea cp JSO
- reguliert bildende Prozesse
- 3-mal täglich 10 Globuli

Rheumatismus

Die traditionelle Naturheilkunde beschreibt für rheumatische Erkrankungen einen einheitlichen Entstehungsweg. Der grundlegende Aspekt ist eine unterdrückte Hautatmung im weitesten Sinne; durchaus auch nur lokal. Aufgrund der mangelhaften Elimination kommt es zur Schlackenüberhäufung des Blutes und der Lymphe mit drohender Dyskrasie (Seite 26). Ist die Kapazität des Bindegewebes als Zwischenlager erschöpft, kommt es vor dem Hintergrund konstitutioneller Gegebenheiten zur Vikariation (Seite 35) auf „innere Schleimhäute" als nach „innen gerichteter Katarrh". Auch hier verläuft ein Katarrh in gewohnter Form mit „Fluss" und „Trocknung".

Konstitutionelle Vorgaben und eventuell vorhandene Diathesen bestimmen Ort und Erscheinungsform (feucht oder trocken). Vor diesem Hintergrund erklärt sich auch der Begriff des gichtisch-rheumatischen Formenkreises. Die Gicht lässt sich wohl an einem Schlackenstoff (Harnsäure) erklären, das Prinzip ist aber doch für alle Schlacken „gleich".

Rheumatismus-Basistherapie

*Gewebemittel 11 Rhus toxicodendron cp JSO**
- umfasst das gesamte rheumatische Geschehen unter dem Aspekt der Drainage, Elimination und dadurch Entlastung der Gewebe; wirkt dadurch dem „inneren Katarrh" entgegen
- 3-mal täglich 15 Globuli

* Bei Angabe zweier Mittel aus der gleichen Reihe (z.B. Stoffwechsel- oder Gewebemittel, etc.) bitte Verabreichung im täglichen Wechsel oder nacheinander verordnen!

*Gewebemittel 3 Mezereum cp JSO**
- Verbesserung der Hautatmung
- 3-mal täglich 15 Globuli

Rhododendron cp-Fluid
- lokale Gewebsübersäuerung
- äußerlich mehrmals täglich einreiben

Erkrankungen auf rheumatischer Grundlage

Arteriosklerose

Aus traditioneller Anschauung heraus die „Gefäßgicht". Es ist eine Kristallose-Erkrankung (Seite 485) im Sinne eines trockenen Katarrhes an der Intima und somit ein chronischer Katarrh im Gefäßsystem.

Rheumatismus-Basistherapie* (siehe Seite 259) sowie

*Gewebemittel 6 Vincetoxicum cp JSO**
- zur Verminderung der Ablagerungstätigkeit an der Intima; wirkt der Kristallose (Seite 485) entgegen
- 3-mal täglich 15 Globuli

Adermittel 1 Avena cp D10 JSO
- senkt den erhöhten Blutdruck
- 3-mal täglich 5 Globuli oder 3–5 Globuli in 1/8 Liter Wasser auflösen und über den Tag verteilt schluckweise trinken

Ergänzend:
- Jsoskleran®
  arteriosklerotisch bedingte Durchblutungsstörungen
  3-mal täglich 1–2 Tabletten lutschen

* Bei Angabe zweier Mittel aus der gleichen Reihe (z.B. Stoffwechsel- oder Gewebemittel, etc.) bitte Verabreichung im täglichen Wechsel oder nacheinander verordnen!

Arthritismus

Darunter firmieren die rheumatischen Zustände des gesamten Gelenkapparates. Dabei ist es zunächst unerheblich, ob es sich um einen akuten oder chronischen Zustand oder einen trockenen oder feuchten Katarrh handelt. Das Spektrum der rheumatischen Gelenkerkrankungen erstreckt sich von hoch akuten Arthritiden über schubweise verlaufende Zustände wie z.B. die Polyarthritis bis hin zu chronisch dystrophischen Zuständen. Entscheidend ist die Ursächlichkeit und Entstehung gemäß dem rheumatischen Prinzip, vgl. Rheumatismus (Seite 259).

Behandlung mit der Rheumatismus-Basistherapie* (siehe Seite 259) sowie je nach Fall:

Akute rheumatische Arthritis

Capsella cp-Fluid
- steht der akuten Entzündung entgegen
- äußerlich zu Kompressen

Viscum album cp-Fluid S
- Schmerzlinderung
- äußerlich

Fieber- und Nervenmittel 1 Aconitum cp D10 JSO
- senkt erhöhte Irritabilität; reguliert Gefäßnerven
- bis zu stündlich 10 Globuli im Wechsel mit

Adermittel 1 Avena cp D10 JSO
- reguliert die Durchblutung
- bis zu stündlich 10 Globuli

Ergänzend:
- Pesendorfer-Salbe®
  rheumatische Erkrankungen
  mehrmals täglich dünn auftragen

* Bei Angabe zweier Mittel aus der gleichen Reihe (z.B. Stoffwechsel- oder Gewebemittel, etc.) bitte Verabreichung im täglichen Wechsel oder nacheinander verordnen!

Chronische rheumatische Arthritis

Gewebemittel 2 Equisetum cp JSO
- Befeuchtung der Gewebe
- 3-mal täglich 15 Globuli

Adermittel 2 Hamamelis cp JSO
- venöse Entstauung
- 3-mal täglich 15 Globuli

Populus cp-Fluid
- Drainage der Gewebe
- äußerlich

Ergänzend:
- Pesendorfer-Salbe®
  rheumatische Erkrankungen
  mehrmals täglich dünn auftragen

Rheumatische Arthrose

*Gewebemittel 4 Symphytum cp JSO**
- dystrophische Prozesse
- 3-mal täglich 15 Globuli im Wechsel mit

*Gewebemittel 2 Equisetum cp JSO**
- Befeuchtung der Gelenkstrukturen
- 3-mal täglich 15 Globuli

Populus cp-Fluid
- Drainage der Gewebe
- 3-mal täglich 10 Tropfen

Ergänzend:
- Pesendorfer-Salbe®
  rheumatische Erkrankungen
  mehrmals täglich dünn auftragen

* Bei Angabe zweier Mittel aus der gleichen Reihe (z.B. Stoffwechsel- oder Gewebemittel, etc.) bitte Verabreichung im täglichen Wechsel oder nacheinander verordnen!

Chronische Polyarthritis

Im Schub: siehe „Akute rheumatische Arthritis“ (Seite 261)
Schubfreies Intervall: siehe „Chronische rheumatische Arthritis“ (Seite 262)

Gicht

Siehe auch Gicht (Seite 310)

Osteochondrose

Siehe „Chronische rheumatische Arthritis“ (Seite 262)

Infektanfälligkeit

In diesem Fall besteht keine zahlenmäßige und somit wirkliche Schwächung des Abwehrsystems. Es handelt sich viel mehr um eine „aufgeschreckte“ Abwehr. Durch die beim Rheumatismus gängige Gewebsverschlackung und daraus resultierenden Katarrhen erfolgt eine Störung des sensiblen und irritablen Systems. Hier eben der Reizlage des Abwehrsystems.

Rheumatismus-Basistherapie (siehe Seite 259) sowie

Lymphmittel 1 Echinacea cp JSO
- Stabilisierung der Abwehr aus dem Lymphsystem heraus
- 3-mal täglich 10 Globuli

Ischias

Rheumatismus-Basistherapie (siehe Seite 259) sowie

Fieber- und Nervenmittel 1 Aconitum cp D10 JSO
- senkt Schmerzempfindung und Entzündung
- 3-mal täglich 5 Globuli oder 3–5 Globuli in 1/8 Liter Wasser auflösen und über den Tag verteilt schluckweise trinken

Polymyalgie

Der Weichteilrheumatismus scheint häufiger zu werden. Hierbei handelt es sich lediglich um einen „normalen“ rheumatischen Prozess, eben an den Muskelumhüllungen. Die Beweglichkeit der Muskeln an ihren Gleitlagern wird beeinträchtigt. Dadurch lassen sich die einschlägigen Beschwerden erklären.

Rheumatismus-Basistherapie (siehe Seite 259) sowie

Viscum album cp-Fluid S
- Schmerzlinderung
- äußerlich mehrmals täglich einreiben

Sekretionsneurosen

Im Zuge des rheumatischen Geschehens kommt es zu sogenannten Ersatz- oder Kompensationsausscheidungen. Dieses können sich via nervöser Überregulation an verschiedenen Orten als Sekretionsneurose darstellen. Dabei kann es sich um eine ödematöse Gelenkschwellung oder Verquellung im muskulären Bereich usw. handeln.

Rheumatismus-Basistherapie* (siehe Seite 259) sowie

*Gewebemittel 2 Equisetum cp JSO**
- reguliert die Befeuchtung der Gewebe
- 3-mal täglich 10 Globuli

Wetterfühligkeit

Die Fühligkeit bezieht sich hier offensichtlich auf die Schwankungen der Luftfeuchtigkeit. Bei einem bestehenden rheumatischen Katarrh (feucht oder trocken) ist eine komplette Kompensation von Schwankungen der makrokosmischen Luftfeuchtigkeit im Mikrokosmos Mensch nicht mehr möglich. Der Trockenheit oder wie auch der Überfeuchtung wird Vorschub geleistet. Aufgrund der daraus resultierenden Modalitäten lassen sich Rückschlüsse auf das Wesen der bestehenden rheumatischen Störung bezüglich feuchtem oder trockenem Katarrh ziehen.

Siehe Katarrh (Seite 265) und Hydrogenoide Konstitution (Seite 268)

Morbus Bechterew (Spondylitis ankylosans)

Bei M. Bechterew ist eine Fokussuche wichtig, denn oft können sich Erkrankungen der Zähne, der Mandeln, der Prostata oder des Darmes dahinter verbergen.

* Bei Angabe zweier Mittel aus der gleichen Reihe (z.B. Stoffwechsel- oder Gewebemittel, etc.) bitte Verabreichung im täglichen Wechsel oder nacheinander verordnen!

Gewebemittel 11 Rhus toxicodendron cp
- umfasst das gesamte rheumatische Geschehen unter dem Aspekt der Drainage, Elimination und dadurch Entlastung der Gewebe
- 3-mal täglich 10–15 Globuli im täglichen Wechsel mit

Stoffwechselmittel 5 Berberis cp
- fördert eine geordnete Ausscheidung der Harnsäure via hepato-renalen Konsens
- 3-mal täglich 10–15 Globuli

Pesendorfer-Salbe®
- rheumatische Erkrankungen
- 2- bis 3-mal täglich entlang der Wirbelsäule (paravertebral) einreiben

Katarrh im rheumatischen Zusammenhang

Der Katarrh ist primär eine Reaktionsart. Unabhängig vom Ort tritt seröse Flüssigkeit aus dem Gefäß ins Interstitium aus. Von dort fließt sie in die Schleimhaut und reizt bei ihrer Ausscheidung die Schleimdrüsen zu erhöhter Schleimsekretion. Die Flüssigkeit wird viskoser. Jeder Katarrh ist also eine Reaktion der Schleimhaut auf eine Aktion des darunter liegenden Gefäßsystems.

Im rheumatischen Geschehen kommt es zum Austritt schlackenreicher und somit reizender, seröser Flüssigkeit als Ausscheidungsversuch. Die Reaktionslage der Schleimdrüsen und die Viskosität des Schleimes bedingen die zwei möglichen Formen des Rheumatismus:

- Feuchte Form mit vermehrter Bildung von seröser Flüssigkeit. Diese ist aber schon als funktionell trocken zu sehen, da sie keine aktuelle Feuchtigkeit darstellt.

- Trockene Form bei welcher es zu Erschöpfung des Sekretmechanismus gekommen ist. Sie ist als klassische Kristallose (Seite 485) zu sehen.

Übergänge sind in beide Richtungen möglich. Traditionell hat „chronisch“, und das ist Rheuma ja in aller Regel, immer mit Trocknung zu tun.

Ob feucht oder trocken lässt sich meist am Erscheinungsbild und Beschwerdecharakter differenzieren:

Feuchte Form:
- Gewebsquellungen bis zum Ödem
- Spannungsbeschwerden
- Morgensteifigkeit

Trockene Form:
- Neigung zu Deformationen
- Anlaufschmerz, Bewegungsschmerz
- Verhärtung mit Knotenbildung
- reaktiv entzündlich
- Morgensteifigkeit

Für die Therapie des Katarrhs im rheumatischen Zusammenhang sind zu unterscheiden:

- die feuchte Form,
- die trockene Form,
- die harnsaure Diathese und
- verschiedene Konstitutionen.

Ist keine eindeutige Zuordnung möglich, kann man auf die Rheumatismus-Basistherapie (Seite 259) zurückgreifen.

Feuchte Form

Gewebemittel 2 Equisetum cp JSO
- strukturiert Flüssigkeitsräume, antiödematös
- 3-mal täglich 15 Globuli

Populus cp-Fluid
- Drainage der Gewebe
- 3-mal täglich 10 Tropfen

Trockene Form

*Gewebemittel 5 Conium cp JSO**
- befeuchtet, wirkt gegen Kristallose (Seite 485)
- 3-mal täglich 15 Globuli

*Gewebemittel 1 Caulophyllum cp JSO**
- beherrscht das Wasserelement; schönes Wechselmittel zu Gewebemittel 5 Conium cp JSO
- 3-mal täglich 15 Globuli

* Bei Angabe zweier Mittel aus der gleichen Reihe (z.B. Stoffwechsel- oder Gewebemittel, etc.) bitte Verabreichung im täglichen Wechsel oder nacheinander verordnen!

Harnsaure Diathese bei Rheumatismus

Hierunter versteht man die Reaktion des Körpers, auf unterschiedliche Reize in aller Regel mit einer vermehrten Produktion von Harnsäure zu reagieren. Je nach Reizlage kommt es anhaltend oder Schubweise zur Säure- bzw. Schlackenvermehrung. Die Ausscheidung über Haut, Niere und ersatzweise über den Darm kann reduziert sein. Die Zwischenlagerung im Bindegewebe wird nötig. Damit ist die Voraussetzung für Rheuma (gichtig – rheumatischer Formenkreis) geschaffen.

Stoffwechselmittel 5 Berberis cp JSO
- Hauptmittel dieser Diathese.
  Es reguliert das elementare Feuer, somit die Reizlage des Systems und dadurch die Entstehung der Harnsäure. Außerdem fördert es eine geordnete Ausscheidung der Harnsäure über Leber und Niere.
- 3-mal täglich 15 Globuli

Gewebemittel 6 Vincetoxicum cp JSO
- Unterstützt die Ausscheidung via Niere zur Reinigung des Blutes und der Gewebe
- 3-mal täglich 15 Globuli

Rheumatismus aufgrund bestimmter Konstitutionen

Carbo-nitrogenoide Konstitution

Konstitutionell fixierte Retentionstoxikose. Nach traditioneller Auffassung liegt diesem Manko eine Schwäche der Milz zugrunde. Die Milz ist nicht in der Lage, das Blut von schädigenden Substanzen (schwarzer Galle) zu befreien, welche ihrerseits zur metabolischen Minderaktivität führen. Unabhängig davon können jene Schlacken Reizerscheinungen an unterschiedlichen Organen hervorrufen, im Sinne einer Ersatzausscheidung. Hierbei müssen insbesondere die zwei großen Ausscheidungssysteme Leber (entspricht dem carbogenoiden Aspekt) und Niere (entspricht dem nitrogenen Aspekt) genannt und therapiert werden.

Rheumatismus-Basistherapie* (siehe Seite 259) sowie

*Gewebemittel 9 Pulsatilla cp JSO**
- Ordnungsmittel der Milz. Stärkt die Milzfunktion und verbessert die Blutzusammensetzung
- 3-mal täglich 15 Globuli

* Bei Angabe zweier Mittel aus der gleichen Reihe (z.B. Stoffwechsel- oder Gewebemittel, etc.) bitte Verabreichung im täglichen Wechsel oder nacheinander verordnen!

Stoffwechselmittel 5 Berberis cp JSO
- bedient den hepato-renalen Konsens; Hauptmittel der rheumatischen Dyskrasie
- 3-mal täglich 15 Globuli

Hydrogenoide Konstitution

Die hydrogenoide Konstitution ist gekennzeichnet durch vermehrte Wasserretention, aufgrund einer gestörten neuro-hormonellen Fehlregulation und Permeabilitätsstörung der Membranen. Dadurch kommt es zur Verlängerung der Transitstrecke sowohl bezüglich der ver- als auch der entsorgenden Gewebe. Somit kommt es zum Schlackenüberschuss in den Geweben, was an sich die Voraussetzung für ein rheumatisches Geschehen ist.

Rheumatismus-Basistherapie* (siehe Seite 259) sowie

*Gewebemittel 2 Equisetum cp JSO**
- stärkt die Membranen und strukturiert die Feuchtigkeit; führt überschüssiges Wasser aus
- 5 Globuli auf 1/4 Liter Wasser, schluckweise trinken

*Gewebemittel 1 Caulophyllum cp JSO**
- neuro–hormonelle Grundregulation; beherrscht das wässrige Prinzip
- 3-mal täglich 15 Globuli

Katarrhalisch–rheumatische Konstitution

Aufgrund konstitutioneller Gegebenheiten, familiärer Belastung und diätetischer Fehler (Milch- und Kohlehydratüberschuss) kommt es zur Bildung fehlerhafter Stoffwechselprodukte deren Elimination über Niere und Darm nicht immer vollständig möglich ist. Ersatzausscheidungen erfolgen zunächst über die Haut. Ist dieser Weg erschöpft oder therapeutisch verlegt, kommt es zur Vikariation (Seite 35) auf Schleimhäute und seröse Häute und somit zum rheumatischen Geschehen. Jede Ersatzausscheidung schädigt den Ort ihres Austritts. Die Schädigung kann primär entzündlich oder degenerativ sein.

* Bei Angabe zweier Mittel aus der gleichen Reihe (z.B. Stoffwechsel- oder Gewebemittel, etc.) bitte Verabreichung im täglichen Wechsel oder nacheinander verordnen!

Rheumatismus-Basistherapie* (siehe Seite 259) sowie

*Gewebemittel 11 Rhus toxicodendron cp JSO**
- Das Hauptmittel bei dieser Konstitution. Es reguliert die Entstehung und die Elimination rheumatischer Stoffwechselendprodukte.
- 3-mal täglich 10 Globuli

Lymphatisch–hypoplastische Konstitution

Substantielle und funktionelle Minderung des lymphatischen Systems. Somit hier vor allem Reduktion der Drainage von Geweben und der Elimination an sich. Dadurch kommt es zur Anhäufung toxischer, reizender Stoffe im Gewebe was seinerseits die Grundvoraussetzung für ein rheumatisches Geschehen darstellt. Bei reduzierter Hautatmung, was ohnehin dem konstitutionellen Aspekt entspricht, erfolgt die Ausprägung rheumatischer Katarrhe und Entzündungen.

Rheumatismus-Basistherapie* (siehe Seite 259) sowie

Lymphmittel 1 Echinacea cp JSO
- qualitative und quantitative Optimierung des Lymphsystems
- 3-mal täglich 15 Globuli

*Gewebemittel 5 Conium cp JSO**
- Verhärtungen des Lymphsystems
- 3-mal täglich 15 Globuli

Lymphatisch–hyperplastische Konstitution

Substantielles und funktionelles Überwiegen des Lymphsystems mit daraus resultierender Überlastung des Lymphsystems. Konstitutionell bedingt verschiedene Mangelsyndrome den Mineralhaushalt betreffend; hier insbesondere das Calcium, was zu einem Strukturdefekt der Zellgrenzmembranen führt und seinerseits den Stofftransport (Ver- wie Entsorgung) maßgeblich negativ beeinflusst. Daraus ergibt sich, dass kompensatorisch seröse, rheumatische Schärfen (Stoffwechselendprodukte) im Sinne einer exsudativen Diathese ausgeschieden werden müssen. Dies erfolgt mittels Katar-

* Bei Angabe zweier Mittel aus der gleichen Reihe (z.B. Stoffwechsel- oder Gewebemittel, etc.) bitte Verabreichung im täglichen Wechsel oder nacheinander verordnen!

rhen im günstigsten Falle als echte Ersatzausscheidung z.B. über die Darmschleimhaut, häufig und ungünstiger Weise jedoch im Sinne eines rheumatischen Katarrhs als inkomplette Kompensation.

Rheumatismus-Basistherapie* (siehe Seite 259) sowie

Lymphmittel 2 Abrotanum cp JSO
- stärkt das Lymphsystem in seiner ver- und entsorgenden Funktion; stärkt den Anabolismus
- 3-mal täglich 15 Globuli

*Gewebemittel 3 Mezereum cp JSO**
- stärkt die Zellgrenzen, bedingt und ermöglicht den Stofftransport; Organisationsmittel der Haut
- 3-mal täglich 15 Globuli

Nephrogen-lymphatische Konstitution

Sie beschreibt eine mangelhafte Ausreifung des Nierenparenchyms. Damit verbunden handelt es sich hierbei um eine mangelhafte Ausscheidung via Niere an sich. Dadurch kommt es zur Überladung insbesondere des Lymphsystems mit Schlackenstoffen mit einer daraus resultierenden zusätzlichen Ausscheidungsstörung. Aufgrund des konstitutionell bedingten Mangels an Histaminase ist nicht nur mit einer Allergisierung, sondern auch eine Rheumatisierung im Sinne einer erhöhten Sensibilität der Schleimhaut und einer erhöhten Irritabilität des Gesamtorganismus zu rechnen.

Rheumatismus-Basistherapie* (siehe Seite 259) sowie

Konstitutionsmittel 1 Thuja cp JSO
- angeborene und vererbte Organschwächen und -erkrankungen
- morgens 10 Globuli

*Gewebemittel 6 Vincetoxicum cp JSO**
- Nierengewebemittel gegen Anhäufungen von Giftstoffen im Organismus zur Ausleitung via Niere
- 3-mal täglich 15 Globuli

* Bei Angabe zweier Mittel aus der gleichen Reihe (z.B. Stoffwechsel- oder Gewebemittel, etc.) bitte Verabreichung im täglichen Wechsel oder nacheinander verordnen!

Sportverletzungen

Bluterguss

Capsella cp-Fluid oder Capsella cp-Salbe S
- Verringerung der übermäßigen arteriellen Gefäßaktivität, zur Blutstillung
- unverdünnt als Umschlag

Blutstillung

Capsella cp-Fluid
- Verringerung der übermäßigen arteriellen Gefäßaktivität, zur Blutstillung
- verdünnt (1–3 Tropfen in 1 Liter Wasser) über den Tag verteilt trinken unverdünnt als Druckverband

Verstauchung

Capsella cp-Fluid
- Verringerung der übermäßigen arteriellen Gefäßaktivität, zur Blutstillung
- 1:1 mit Wasser verdünnt als Kompresse

Nervensystem

Epilepsie (adjuvant)

In der Regel wird eine antikonvulsive Langzeittherapie empfohlen. Mit der JSO-Komplex-Heilweise kann ebenfalls versucht werden, die Krampfbereitschaft herabzusetzen und eine Beruhigung bei Erregungs- und Reizzuständen zu erreichen.

Fieber- und Nervenmittel 1 Aconitum cp D10 JSO
- Verringerung der Überreizung durch nervöse Beeinflussung
- 3-mal täglich 10 Globuli

Sambucus cp-Fluid
- zur Muskelentkrampfung
- 3-mal täglich 10 Tropfen

Viscum album cp-Fluid S
- organische und funktionelle Schwäche des Nervensystems
- Einreibung an Stirn, Schläfe, Nacken, hinter den Ohren

Stoffwechselmittel 10 Centaurium cp JSO
- vegetative Fehlregulationen
- 3-mal täglich 10 Globuli

Spezifische Rezeptur bei kindlicher Epilepsie

Lymphmittel 2 Abrotanum cp JSO
- entlastet über das Lymphsystem, verbessert die Sauerstoffversorgung, die Blutqualität und Säftezusammensetzung
- 3-mal täglich 2 Globuli

Fieber- und Nervenmittel 1 Aconitum cp D10 JSO
- Verringerung der Überreizung durch nervöse Beeinflussung
- 3-mal täglich 2 Globuli

Darmmittel 1 Allium cp JSO
- beruhigend, Ausleitung von Stoffwechselgiften
- 3-mal täglich 2 Globuli

Stoffwechselmittel 10 Centaurium cp JSO
- vegetative Fehlregulationen
- morgens und abends je 5 Globuli

Morbus Parkinson (adjuvant)

Diese Nervenkrankheit wirkt sich in erster Linie auf die Kontrolle des Bewegungssystems der Betroffenen aus. Sie betrifft etwa ein Prozent aller Menschen über 60 Jahre und etwa drei Prozent der über 80-Jährigen. Die Krankheit ist bis heute nicht heilbar.

DD: Verkalkung der Hirnarterien, Vergiftungen, Gehirnentzündungen, Medikamente.

Eine Mittelauswahl:

Adermittel 3 Hydrastis cp JSO
- Beeinflussung der Blutqualität
- 3-mal täglich 10 Globuli

Stoffwechselmittel 10 Centaurium cp JSO
- Einwirkung auf das Nervensystem
- 3-mal täglich 10 Globuli

Gewebemittel 1 Caulophyllum cp JSO
- gegen Gewebeveränderungen im Gehirn
- 3-mal täglich 10 Globuli

Sambucus cp-Fluid
- Beeinflussung nervöser und motorischer Unruhe mit der Neigung zu Verkrampfungen
- 3-mal täglich 5 Tropfen

Rhododendron cp-Fluid
- Kräftigung der Muskulatur
- 3-mal täglich 5 Tropfen

Multiple Sklerose (adjuvant)

Trotz intensiver Forschung sind die Ursachen noch immer nicht vollständig geklärt. Bei einer Multiplen Sklerose sollen Genussgifte wie Alkohol, Nikotin und Kaffee gemieden werden. Sie können ebenso wie heiße Bäder und Eigenblutbehandlungen neue Schübe auslösen. Die Erkrankung ist sehr oft verbunden mit einer Angst vor Krankheiten.

Zusätzlich muss ein Herdgeschehen ausgeschlossen werden (Mandeln, Nasennebenhöhlen, Amalgam). Im Frühjahr und Herbst sind milde Entgiftungskuren über zwei Monate angezeigt, z.B. mit der JSO-Entgiftungstherapie (Seite 302).

Basistherapie

Rhododendron cp-Fluid
- Lähmungen, Neuralgien, Folgen geschädigter Nervensubstanz
- 5-mal täglich 5 Tropfen

Stoffwechselmittel 10 Centaurium cp JSO
- Nervenreizung
- 3-mal täglich 10 Globuli

Konstitutionsmittel 1 Thuja cp JSO
- konstitutionelle Umstimmung, erbliche Belastung
- morgens und abends je 7 Globuli

Ergänzend:
- Biochemie ISO Nr. 5 Kalium phosphoricum D6
  Nervenzellerhaltung
  3-mal täglich 5 Tabletten

Akuter Schub (= Entzündung)

Basistherapie sowie

Adermittel 1 Avena cp D10 JSO
- bei akut entzündlicher Erkrankung
- 5-mal täglich 5 Globuli

Fieber- und Nervenmittel 1 Aconitum cp D10 JSO
- senkt die Irritabilität, beruhigt den Nerv
- 5-mal täglich 5 Globuli

Viscum album cp-Fluid S
- Förderung der zentralnervösen Organisation, organische und funktionelle Schwäche des Nervensystems
- 5-mal täglich 5 Tropfen einnehmen
- mehrmals täglich äußerlich einige Tropfen in die schmerzenden Bereiche sowie in Stirn, Schläfe und Nacken einreiben

Neuralgien

Seite 147, 195

Paresen

Lähmungen

Fieber- und Nervenmittel 1 Aconitum cp JSO
- Anregung motorischer und sensorischer Nerven
- 3-mal täglich 15 Globuli

Rhododendron cp-Fluid
- Lähmungen, Neuralgien, Folgen geschädigter Nervensubstanz
- 3-mal täglich 5 Tropfen

Adermittel 3 Hydrastis cp JSO
- allgemeine Kräftigung, bei Nervenschwäche
- 3-mal täglich 15 Globuli

+ Gw 8 (Milz)

Neubildungen / Neoplasien

Carcinom

Die Behandlung eines Carcinoms ist nur begleitend möglich. Auf schulmedizinische Diagnostik und Therapie sollte jedoch in keinem Fall verzichtet werden!

Die JSO-Komplex-Mittel sollen eine Krebstherapie unterstützen, indem sie die Ausscheidungsfunktionen in den Zellen und Geweben fördern und den Körper von Zerfallsprodukten und Stoffwechselschlacken befreien, also eine „innere Entgiftung“ bewirken.

Leukämie (adjuvant)

Adermittel 3 Hydrastis cp JSO
- bei Bluterkrankungen zur Blutbildung
- 3-mal täglich 10 Globuli

Gewebemittel 9 Pulsatilla cp JSO
- Ordnungsmittel der Milz. Stärkt die Milzfunktion und verbessert die Blutzusammensetzung
- 3-mal täglich 10 Globuli

Lymphmittel 2 Abrotanum cp JSO
- bei schwerer Störung des Blut- und Lymphsystems
- 3-mal täglich 10 Globuli

Nierenerkrankungen

Glomerulonephritis

Gewebemittel 6 Vincetoxicum cp JSO
- alle Formen der Nierenerkrankung mit Organbeteiligung, langfristige Gabe über Monate
- 3-mal täglich 10 Globuli

Stoffwechselmittel 6 Solidago cp JSO
- Wechselmittel zu Gewebemittel 6 Vincetoxicum cp JSO zur Hebung der Nierenenergie
- 3-mal täglich 10 Globuli

Capsella cp-Fluid
- Behebung der Reaktionsstarre zur Gefäßentspannung und Blutdruckerniedrigung im Körperkreislauf; zur Erhaltung des autonomen arteriellen Gefäßsystems der Nieren („Niere als arterielles Organ“)
- äußerlich in die Nierengegend einreiben

Konstitutionsmittel 1 Thuja cp JSO
- angeborene und vererbte Organschwächen und -erkrankungen
- 2-mal täglich 10 Globuli

Ergänzend:
- Biochemie ISO Nr. 2 Calcium phosphoricum D6
  bei Eiweißharnen zur Membranstabilisierung der Zellen
  3-mal täglich 2 Tabletten lutschen
- Biochemie ISO Nr. 10 Natrium sulfuricum D6
  Anregung der Ausscheidungsvorgänge
  3-mal täglich 2 Tabletten lutschen
- Biochemie ISO Nr. 13 Kalium arsenicosum D6
  erhält die Zellkraft bei Degenerationsgefahr, chronische Nephritis, Albuminurie
  3-mal täglich 2 Tabletten lutschen

Nephritis / Nierenentzündung (adjuvant)

Cave: Insbesondere bei Nierenentzündungen im fortgeschrittenen Stadium können spezielle Verordnungen bezüglich der Zufuhr von Flüssigkeit, Salz und Eiweiß oder eine Klinikeinweisung erforderlich sein.

Stoffwechselmittel 6 Solidago cp JSO
- Förderung des Nierenstoffwechsels, Ausscheidung von Ödemen
- 3-mal täglich 10 Globuli

Gewebemittel 6 Vincetoxicum cp JSO
- Schutz des Nierengewebes bei entzündlichen und chronischen degenerativen Prozessen
- 3-mal täglich 10 Globuli

Darmmittel 1 Allium cp JSO
- Infektionen
- 3-mal täglich 10 Globuli

Populus cp-Fluid
- Entzündung
- 3-mal täglich 5 Tropfen vor den Mahlzeiten

Capsella cp-Fluid
- akute Entzündung, Hämaturie
- 1–3 Tropfen in 1 Liter Wasser, alle zwei Stunden einen kleinen Schluck davon trinken

Ergänzend:
- Konstitutionsmittel 4 Clematis cp JSO
  gegen hartnäckige Infektionen der Niere
  3-mal täglich 10 Globuli
- Bettruhe
- Blasen-Nieren-Tees
- Sitzbäder
- viel trinken (mindestens 3 Liter täglich)

Nephrolithiasis / Nierensteine

Zur Bildung von Nierensteinen kann es in den Nierentubuli, im Nierenbecken und den ableitenden Harnwegen (Blasenstein) kommen. Ihr Auftreten kann von schmerzhaften Koliken begleitet sein.

Fieber- und Nervenmittel 2 Cinchona cp JSO
- bei Koliken zu heißen Umschlägen
- 20 Globuli in 1/2 Liter Wasser

und

Sambucus cp-Fluid
- bei Koliken zu heißen Umschlägen
- 20 Tropfen in 1/2 Liter Wasser

Stoffwechselmittel 6 Solidago cp JSO
- zur Ausscheidung von Nierengrieß und Nierensteinen
- 3-mal täglich 10 Globuli

Gewebemittel 6 Vincetoxicum cp JSO
- zur Ausscheidung von Nierengrieß und Nierensteinen
- 3-mal täglich 10 Globuli

Capsella cp-Fluid
- bei Hämaturie
- 5 Tropfen auf 1/4 Liter Wasser über den Tag verteilt schluckweise trinken

Nephrose / Schrumpfniere

Diese degenerative Nierenerkrankung ist klinisch geprägt durch auftretende Ödeme und Albuminurie. Es kommt zur erhöhten Durchlässigkeit der glomerulären Basalmembran für normale und auch pathologische Proteine. Die Tubulus-Epithelien reagieren mit einer trüben Schwellung, Lipoidose, Amyloidose, etc. Durch die erhöhte Albuminausscheidung vermindert sich der kolloidosmotische Druck; eine vermehrte Aldosteronproduktion löst eine gesteigerte Rückresorption von Natrium aus. Beide Einflussgrößen bedingen maßgeblich eine allgemeine Neigung zu Ödemen.

Diese Erkrankung muss nephrologisch abgeklärt werden.

Adermittel 1 Avena cp D10 JSO
- bei aktiver Blutfülle, erhöhtem Blutdruck, bei Herzinsuffizienz
- 5 Globuli in 1/8 Liter Wasser geben und tagsüber schluckweise trinken

Stoffwechselmittel 6 Solidago cp JSO
- Förderung des Nierenstoffwechsels, Ausscheidung von Ödemen
- 3-mal täglich 10 Globuli

Gewebemittel 6 Vincetoxicum cp JSO
- bei entzündlichen und chronisch-degenerativen Prozessen
- 3-mal täglich 10 Globuli

Capsella cp-Fluid
- bei Hämaturie
- 5 Tropfen auf 1/8 Liter Wasser über den Tag verteilt schluckweise trinken

Pyelitis / Nierenbeckenentzündung (adjuvant)

Die Entzündung des Nierenbeckens verläuft entweder akut oder chronisch infolge einer bakteriellen Infektion, in der Regel mit Beteiligung des Nierenparenchyms (Pyelonephritis bzw. interstitielle Nephritis).

Fieber- und Nervenmittel 1 Aconitum cp D10 JSO
- akutes, fieberhaftes Stadium
- 3-mal täglich 5 Globuli oder 3–5 Globuli in 1/8 Liter Wasser auflösen und über den Tag verteilt schluckweise trinken

Adermittel 1 Avena cp D10 JSO
- akutes, entzündliches Stadium
- 3-mal täglich 5 Globuli oder 3–5 Globuli in 1/8 Liter Wasser auflösen und über den Tag verteilt schluckweise trinken

Capsella cp-Fluid
- akutes, entzündliches Stadium
- 5 Tropfen in 1/8 Liter Wasser geben und über den Tag verteilt schluckweise trinken

Gewebemittel 6 Vincetoxicum cp JSO
- entzündliche und chronisch degenerative Prozesse des Nierenbeckens
- 3-mal täglich 10 Globuli

Stoffwechselmittel 6 Solidago cp JSO
- zur Förderung der Wasserausscheidung
- 3-mal täglich 10 Globuli

Konstitutionsmittel 4 Clematis cp JSO
- chronische Entzündung
- 3-mal täglich 10 Globuli

Pankreaserkrankungen

Die Funktion des Pankreas muss in eine exokrine und eine endokrine Funktion differenziert werden. Störungen der endokrinen Funktion sind aus Gründen der Praxisrelevanz unter Diabetes (Seite 299) zusammengefasst. Bei der exokrinen Funktion muss das Pankreas immer auch in der Abhängigkeit der Funktion von Magen, Galle (Leber) und Duodenum gesehen werden. Jede Pankreasfunktionsstörung muss sich auf obengenannte Systeme auswirken und umgekehrt. Besondere Beachtung verdient die naturheilkundliche Ansicht, dass das Pankreas der Leber vorgeschaltet ist. Viele Pankreaserkrankungen sind damit Vorboten von Lebererkrankungen, insbesondere bei Überlastung (z.B. Alkoholabusus).

Häufige Symptome bei Pankreasdysfunktionen sind:
- Wechsel zwischen Diarrhö und Obstipation
- Voluminöse Fettstühle
- Meteorismus und „heiße Winde"
- Kalter Mittelbauch und periumbilicales Kältegefühl

Eine isolierte Pankreastherapie wäre aus dem bereits erwähnten intensiven Konsensus im Oberbauch nur fraktionär. Somit kann die angegebene Therapie nur allgemeine oder übergeordnete Hinweise geben.

Grundrezept

Stoffwechselmittel 9 Nasturtium cp JSO
- bedient alle konsensuellen Störungen im Magen-Darm-Trakt (ohne Krämpfe) samt der großen Drüsen Darm, Leber, Milz
- 3-mal täglich 15 Globuli

Viscum album cp-Fluid S
- Energetikum – in diesem Fall Hauptbezug zum Solar plexus und dadurch in seiner konsensregulierenden Eigenschaft
- 3-mal täglich 10 Tropfen einnehmen und äußerlich am Oberbauch einreiben

Akute Pankreatitis

Die akute Pankreatitis tritt meist ab dem 45. Lebensjahr, am häufigsten zwischen fünften und sechsten Lebensjahrzehnt, auf.

Die Entzündung kann generalisiert auf das ganze Organ bezogen oder regionär sein. Symptome entsprechen im Wesentlichen denen des „akuten Bauches".

Die wichtigsten Ursachen sind:
- Gallenwegserkrankungen mit Cholestase
- Bauchspeichedrüsenrückstau, durch Eindickung des Sekretes bzw. durch Verlegung der abführenden Gänge (Pankreas-, Gallensteine, Stenosen)
- reflektorisch bei Magenulkus
- Diabetes (reflektorisch, trophisch, entzündlich)
- begleitende Autoimmunreaktion bei diversen Infekten; insbesondere Mumps, Scharlach, Hepatitis, Mononukleose.
- Auslöser allermeist: Opulente Mahlzeiten in Verbindung mit Alkohol. Symptome treten sehr rasch in den Vordergrund. Massivste Blähungen, Übelkeit mit Erbrechen, Zwerchfellhochstand, bis hin zum pankreasspezifischen Schock mit „rotem Gesicht". Typisch ist auch die marmorierte Bauchdecke.

Allerdings, die in der Praxis therapierelevante, lokale Pankreatitis imponiert meist als „Magenerkrankung" und sollte auch als solche behandelt werden.

Cave: Der akute, generalisierte Verlauf bedingt zwingend eine Klinikeinweisung.

Akute Pankreatitis, regionär (lokal)

*Stoffwechselmittel 7 Malva cp JSO**
- akute entzündliche Erkrankungen im Magen- Darm Trakt, einschließlich der anhängenden Drüsen
- 1/2-stündlich 10 Globuli

Capsella cp-Fluid
- zur arteriellen Entstauung; Druckminderung, antientzündlich
- 5-mal täglich 5 Tropfen

Fieber- und Nervenmittel 1 Aconitum cp D10 JSO
- zur Senkung der Irritabilität und dadurch Minderung kongestiver Zustände und somit auch Schmerzlinderung
- 1/2-stündlich 10 Globuli

Stoffwechselmittel 10 Centaurium cp JSO*
- begleitende oder reflektorische Pankreatitis bei infektiösen Geschehen
- 6-mal täglich 10 Globuli

Stoffwechselmittel 5 Berberis cp JSO*
- Cholagogum, zum Abbau bei Stauungen
- 6-mal täglich 10 Globuli

Sambucus cp-Fluid
- spasmolytisch auf die ableitenden Gallen- und Bauchspeicheldrüsengänge
- 3- bis 6-mal 10 Tropfen einnehmen und äußerlich in die Magengrube einreiben

* Bei Angabe zweier Mittel aus der gleichen Reihe (z.B. Stoffwechsel- oder Gewebemittel, etc.) bitte Verabreichung im täglichen Wechsel oder nacheinander verordnen!

Chronische Pankreatitis

Die chronische Pankreatitis ist primär wie sekundär möglich. Die Ursachen entsprechen im Wesentlichen der akuten Pankreatitis (Seite 288). Zu beachten sind hier im Besonderen:

- chronischer Alkoholabusus. Cave: plötzliche Alkoholunverträglichkeit
- chronische Hyperlipidämie

Die Beschwerden sind abhängig von der Nahrungsaufnahme und von psychischen Gegebenheiten. Die maßgeblichen Symptome sind hier:

- allgemein dyspeptische Beschwerden mit Meteorismus
- individuelle Nahrungsmittelunverträglichkeiten
- breiiger Stuhl
- Wechsel Durchfall – Erbrechen
- Übelkeit mit Erbrechen

Das Auftreten von Steatorrhoen zeigt ein fortgeschrittenes Stadium an; die Gefahr von Mangelzuständen ist gegeben.

Gewebemittel 8 Chelidonium cp S JSO
- proliferative, verhärtende und gewebsmindernde Prozesse; umfasst die Quadriga Magen – Leber – Pankreas – Duodenum
- 3-mal täglich 15 Globuli

Populus cp-Fluid
- antientzündlich, entstauend, schmerzlindernd, gewebsstabilisierend
- 3-mal täglich 15 Tropfen einnehmen und äußerlich in die Magengrube einreiben.

Stoffwechselmittel 1 Cochlearia cp JSO
- Folgen von Alkoholabusus
- akut einmalig 30 Globuli
- sonst 3-mal täglich 15 Globuli

Pankreasinsuffizienz

Die Pankreasinsuffizienz resultiert im Wesentlichen aus der chronischen Pankreatitis (Seite 290).

Exkretorisches Gewebe ist maßgeblich geschädigt. Folge ist Maldigestion, woraus, über die Dauer, Mangelzustände bis hin zur Kachexie entstehen können.

Cave: Pankreaskarzinom

Therapie oft nur begleitend möglich zur meist notwendigen Enzymsubstitution.

*Gewebemittel 8 Chelidonium cp S JSO**
- gegen Verhärtungen und Unterreizung im gesamten verdauenden System
- 3-mal täglich 15 Globuli

*Gewebemittel 5 Conium cp JSO**
- Verhärtungen, fortgeschrittene Stadien; zur etwaigen Pankreas-Ca-Prophylaxe; Zellstabilisierung
- 3-mal täglich 15 Globuli

Populus cp-Fluid
- entstauend, gegen chronische Entzündlichkeiten
- 3-mal täglich 15 Tropfen

* Bei Angabe zweier Mittel aus der gleichen Reihe (z.B. Stoffwechsel- oder Gewebemittel, etc.) bitte Verabreichung im täglichen Wechsel oder nacheinander verordnen!

Psyche

Darunter fallen eine Vielzahl von Erkrankungen wie depressive Verstimmungen (auch im Klimakterium), Unruhe-, Erregungs-, Erschöpfungszustände, Schlafstörungen.

Anorexia nervosa

Magersucht. Psychogene Essstörung mit verzerrter Einstellung gegenüber der Nahrungsaufnahme. Mitunter kann die Erkrankung dramatisch verlaufen (10 % Letalität). Die Erkrankung geht mit einer deutlichen Reduzierung des weiblichen Prinzips einher.

Gewebemittel 1 Caulophyllum cp JSO
- Stärkung des weiblichen Prinzips
- 3-mal täglich 15 Globuli

Viscum album cp-Fluid S
- Verlust der Integrität
- abends 20 Tropfen einnehmen und äußerlich in die Magengrube einreiben

Lymphmittel 2 Abrotanum cp JSO
- Steigerung der anabolen Grundfunktion
- 3-mal täglich 15 Globuli

Rhododendron cp-Fluid
- nervöse Hemmung als Ursache
- 4-mal täglich 10 Tropfen, nicht abends einnehmen

Aufmerksamkeitsdefizitsyndrom (ADS)

Beim ADS handelt es sich meist um eine Ausreifungsstörung der hypophysär-hypothalamischen Hormonregulation.

Lymphmittel 2 Abrotanum cp JSO
- Aktivierung des Lymphstromes. Befeuchtung und Erhöhung der Nutrition (Seite 485).
- 3-mal täglich 10 Globuli vor dem Essen lutschen

Fieber- und Nervenmittel 1 Aconitum cp JSO
- Anregung der Gefäßnerven und Gefäßaktivität (Irritabilität). Tonussteigerung. Kräftigt das Nervensystem
- 3-mal täglich 10 Globuli vor dem Essen lutschen

Rhododendron cp-Fluid
- bei Überreizungszuständen; Versuch zur Behebung der fixierten Reaktionsstarre zur Entspannung und Druckerniedrigung. Förderung der Ausscheidung von Säuren (besonders Harnsäure)
- 3-mal täglich 10 Tropfen

Ergänzend:
- Fol. Juglandis, 1 Teelöffel auf 1 Tasse als Infus 10 Minuten zugedeckt ziehen lassen 3 Tassen über den Tag verteilt trinken lassen
- Nahrungsmittel wie Fleisch, Wurst, Zucker, Milch meiden
- Reizüberflutung verringern (Computer, Fernsehen, Gameboy, etc.)

Depressive Verstimmung

Rhododendron cp-Fluid
- Anregung der Psyche
- 5-mal täglich 5 Tropfen

*Fieber- und Nervenmittel 1 Aconitum cp JSO**
- nervöse Erschöpfungszustände, Regulation des Nervensystems
- 3-mal täglich 10 Globuli

Viscum album cp-Fluid S
- Erschöpfungszustände mit Nervosität und erhöhter Reizbarkeit
- 3-mal täglich 10–20 Tropfen

Viscum album cp-Fluid S
- nervöse Erregungszustände, Schlafstörungen
- 1–5 Tropfen auf 1/8 Liter Wasser über den Tag verteilt schluckweise trinken

Fieber- und Nervenmittel 1 Aconitum cp D10 JSO*
- erhöhter Puls, Herzklopfen, Unruhezustände, Hitzewallungen
- 3–5 Globuli in 1/8 Liter Wasser auflösen und über den Tag verteilt schluckweise trinken

Gewebemittel 1 Caulophyllum cp JSO
- depressive Verstimmung in Zusammenhang mit Periode oder Klimakterium
- 3-mal täglich 10 Globuli

Sambucus cp-Fluid
- Unruhe, Neigung zu Verkrampfungen
- äußerlich an Stirn, Schläfen, hinter den Ohren, evtl. auch Herzgegend, Fußsohlen (Reflexzonen)

* Bei Angabe zweier Mittel aus der gleichen Reihe (z.B. Stoffwechsel- oder Gewebemittel, etc.) bitte Verabreichung im täglichen Wechsel oder nacheinander verordnen!

Schlafstörungen / Unruhe / Erschöpfung / Erregung

Schlafstörungen können sich als Einschlaf- oder Durchschlafstörungen zeigen. Ursachen können sein: Erregungs- und Unruhezustände, vermehrter Gedankenzudrang, Stoffwechsellage (sympathikoton aber auch vagoton).

Fieber- und Nervenmittel 1 Aconitum cp D10 JSO
- Dämpfung der erhöhten Gefäßerregung (Irritabilität); Überreizung durch nervöse Beeinflussung, Gedankenzudrang, Unruhe
- 3-mal täglich 5 Globuli oder 3–5 Globuli in 1/8 Liter Wasser auflösen und über den Tag verteilt schluckweise trinken

Adermittel 1 Avena cp D10 JSO
- Verringerung der übermäßigen arteriellen Gefäßaktivität, Gedankenzudrang
- 3-mal täglich 5 Globuli oder 3–5 Globuli in 1/8 Liter Wasser auflösen und über den Tag verteilt schluckweise trinken

Viscum album cp-Fluid S
- Folgen von Überanstrengung, Erschöpfung, nervöse Erregungszustände
- 1–5 Tropfen auf 1/8 Liter Wasser über den Tag verteilt schluckweise trinken
- äußerlich an Stirn, Nacken, Schläfe und Reflexzonen (Hände/Füße) einreiben

Adermittel 1 Avena cp JSO
- vagotone Stoffwechsellage, verbessert die arterielle Gefäßaktivität
- 3-mal täglich 10 Globuli

Fieber- und Nervenmittel 1 Aconitum cp JSO
- Anregung der Gefäßnerven und Gefäßaktivität (Irritabilität). Tonussteigerung. Kräftigt das Nervensystem
- 3-mal täglich 10 Globuli

Stoffwechselmittel 10 Centaurium cp JSO
- Unruhe, Neigung zu Verkrampfungen
- 3-mal täglich 10 Globuli

Sambucus cp-Fluid
- Beruhigung, Entspannung des gesamten Nervensystems
- äußerlich an Stirn, Schläfen, hinter den Ohren, evtl. auch Herzgegend, Fußsohlen (Reflexzonen)

Vegetative Dystonie

Bei Schwäche

Viscum album cp-Fluid S
- Förderung der zentralnervösen Organisation, organische und funktionelle Schwäche des Nervensystems
- mehrmals täglich 5 Tropfen in 1 Esslöffel Wasser

Capsella cp-Fluid
- Verbesserung der arteriellen Gefäßaktivität
- mehrmals täglich 5 Tropfen in 1 Esslöffel Wasser

Rhododendron cp-Fluid
- Anregung der Gefäßnerven und Gefäßaktivität (Irritabilität). Tonussteigerung
- mehrmals täglich 5 Tropfen in 1 Esslöffel Wasser

Lymphmittel 2 Abrotanum cp JSO
- Entlastung über das Lymphsystem, Verbesserung der Sauerstoffversorgung, Rekonvaleszenz
- 3-mal täglich 10 Globuli

Adermittel 3 Hydrastis cp JSO
- Verbesserung der Blutqualität und Säftezusammensetzung, Verbesserung der plastischen Kraft des Blutes und seiner Verteilung. Blutmangel.
- 3-mal täglich 10 Globuli

Gewebemittel 9 Pulsatilla cp JSO
- Ordnungsmittel der Milz. Stärkt die Milzfunktion und verbessert die Blutzusammensetzung
- 3-mal täglich 10 Globuli

Temperamentsbehandlung anschließen

Bei depressiver Verstimmung

Viscum album cp-Fluid S
- Förderung der zentralnervösen Organisation, organische und funktionelle Schwäche des Nervensystems
- mehrmals täglich 5 Tropfen in 1 Esslöffel Wasser einnehmen
- äußerlich an Stirn, Schläfen, Nacken einreiben

Capsella cp-Fluid
- Verbesserung der arteriellen Gefäßaktivität
- mehrmals täglich 5 Tropfen in 1 Esslöffel Wasser

Rhododendron cp-Fluid
- Anregung der Gefäßnerven und Gefäßaktivität (Irritabilität). Tonussteigerung
- mehrmals täglich 5 Tropfen in 1 Esslöffel Wasser

Fieber- und Nervenmittel 1 Aconitum cp JSO
- Nervenschwäche; Förderung der zentralnervösen Organisation
- 3-mal täglich 10 Globuli

Ergänzend:
- Biochemie ISO Nr. 7 Magnesium phosphoricum D6 als „Heiße Sieben“ (10 Tabletten in einem Glas heißem Wasser auflösen und abends vor dem Schlafengehen schluckweise trinken), Rhythmusgeber des Zellstoffwechsels

Bei Erregungs- und Krampfzuständen

Viscum album cp-Fluid S
- Förderung der zentralnervösen Organisation, organische und funktionelle Schwäche des Nervensystems
- mehrmals täglich 5 Tropfen in 1 Esslöffel Wasser

Populus cp-Fluid
- Regulierung des arteriellen Zuflusses durch Verbesserung des lymphatischen und venösen Abtransports. Antidyskratikum
- mehrmals täglich 5 Tropfen in 1 Esslöffel Wasser

Sambucus cp-Fluid
- Gefäßreizungen durch im Blut enthaltene Stoffwechselendprodukte, Regulation von Tonusschwankungen, Spasmen der glatten und Gefäßmuskulatur
- mehrmals täglich je 5 Tropfen in 1 Esslöffel Wasser

Stoffwechselstörungen

Diabetes

Diabetes insipidus

Es handelt sich um keine Insulin bezügliche Erkrankung, sondern um eine Störung der Flüssigkeitsregulation des Organismus. Hier kommt es durch vermehrte Auslagerung von Flüssigkeit zur höheren Konzentration auch des Zuckergehaltes im Blut. Ursachen sind einerseits im hormonellen System zu suchen: Durch mangelnde ADH-(Vasopressin-)Präsenz erfolgt eine vermehrte Flüssigkeitsauslagerung und es kommt zur fehlerhaften Blutzuckerkonzentration. Eine weitere Ursache kann eine mangelhafte Nierenfunktion bezüglich der Wasserresorption darstellen. Das Grundproblem liegt hier in der mangelnden Akzeptanz gegenüber ADH und somit letztlich doch einer Nierenfunktionsstörung.

Stoffwechselmittel 6 Solidago cp JSO
- Nierenfunktionsmittel, stärkt die Sensibilität und die Empfindlichkeit auf das ADH
- 3-mal täglich 5 Globuli

Gewebemittel 17 Rhus aromatica cp D10 JSO
- zentrale Ursächlichkeit; Wirkung wahrscheinlich über den hypophysär-hypothalamischen Regelkreis
- 3-mal täglich 10 Globuli

Rhododendron cp-Fluid
- Regulation der Sensibilitäten
- 6-mal täglich 5 Tropfen einnehmen und äußerlich an Stirn und Bauch einreiben

Diabetes mellitus

Der Diabetes mellitus ist eine typische Zivilisationskrankheit.

Durch die therapeutischen Möglichkeiten der heutigen, wissenschaftlichen Medizin hat sich der therapeutische Ansatz für die Naturheilkunde erheblich geändert. Im Mittelpunkt steht zum Einem der Erhalt und die Stabilisierung der Restleistung des Pankreas, vor allen Dingen dann wenn klinischerseits konventionell (orale Antidiabetika) therapiert wird. Zum Anderen das Vermeiden, Stabilisieren bzw. Eindämmen von Folgeschäden.

Gewebemittel 8 Chelidonium cp S JSO
- reguliert die Drüsentätigkeit im Oberbauch, Erhalt des Restfunktionsgewebes
- 3-mal täglich 15 Globuli

Gefäßschutz, Intimapflege

Adermittel 1 Avena cp JSO
- Intimapflege, Kapillarschutz
- 3-mal täglich 5 Globuli

Gewebemittel 11 Rhus toxicodendron cp JSO
- Säureregulation und Ausscheidung
- 3-mal täglich 15 Globuli

Gewebemittel 1 Caulophyllum cp JSO
- chronische Entmischungskrankheiten
- 3-mal täglich 5 Globuli

Siehe auch Ulcus cruris (Seite 99)

Hautjucken

Rhododendron cp-Salbe S
- Übersäuerung, Reizung der Hautnerven
- mehrmals täglich auf die betroffenen Stellen auftragen
  Salbe vorzugsweise leicht einmassieren

Rhododendron cp-Fluid
- Übersäuerung, Reizung der Hautnerven
- 5-mal täglich 5 Tropfen

Fieber- und Nervenmittel 1 Aconitum cp D10 JSO
- lindert Nervenreizung
- 6-mal täglich 10 Globuli

Nierenschutz

Gewebemittel 6 Vincetoxicum cp JSO
- stützt das Parenchym
- 3-mal täglich 15 Globuli

Polyneuropathia diabetica

Fieber- und Nervenmittel 1 Aconitum cp D10 JSO
- Herabregelung der Irritabilität, senkt die Schmerzempfindung
- 3-mal täglich 15 Globuli

Rhododendron cp-Fluid
- Folgen geschädigter Nervensubstanz
- 6-mal täglich 5 Tropfen einnehmen und äußerlich einreiben

Retinopathie

Seite 66

Entgiftung

Allgemeine Entgiftung – JSO-Entgiftungstherapie

Die Grundlage einer erfolgreichen Therapie ist oft die vorausgegangene Entgiftung des kranken Organismus, die Sanierung des Darmes und des Stoffwechsels. Danach kommen Behandlungsmethoden wesentlich intensiver und effizienter zur Wirkung.

Die JSO-Entgiftungstherapie eignet sich zur Sanierung chronischer Krankheiten und zur Einleitung naturheilkundlicher Therapieverfahren. Die täglich wechselnde Einnahme setzt immer wieder neue Reize und vermeidet einen Gewöhnungseffekt.

Stoffwechselmittel 1 Cochlearia cp JSO ist das Hauptmittel für die Entgiftung. Es normalisiert die Tätigkeit der Verdauungsdrüsen und scheidet Fremdstoffe bevorzugt über den Magen-Darm-Trakt aus.

Lymphmittel 1 Echinacea cp JSO bewegt die Giftstoffe über die Lymphe zum Ort der Ausscheidung und trägt damit zur Entgiftung bei

Darmmittel 1 Allium cp JSO leitet Giftstoffe über den Darm aus. Allein die Tatsache, dass ca. 30 % der Harnsäureausscheidung über diesen Weg verläuft, unterstreicht die Bedeutung des Darmes bei einer Entgiftung.

Stoffwechselmittel 1 Cochlearia cp JSO
- allgemeine Anregung des Stoffwechsels (jeder Zelle, aller Stoffwechselorgane), Universalentgiftung
- 3-mal täglich 10–20 Globuli
- beginnend am 1. Tag, im täglichen Wechsel mit

Lymphmittel 1 Echinacea cp JSO
- Entgiftung über das Lymphsystem, Aktivierung der körpereigenen Abwehr
- 3-mal täglich 10–20 Globuli
- beginnend am 2. Tag, im täglichen Wechsel mit

Darmmittel 1 Allium cp JSO
- Ausleitung von Toxinen über den Darm
- 3-mal täglich 10–20 Globuli
- beginnend am 3. Tag.

Am 4. Tag wird die Therapie mit der Einnahme von Stoffwechselmittel 1 Cochlearia cp JSO fortgesetzt. Die JSO-Entgiftungstherapie wird insgesamt über 6 bis 8 Wochen durchgeführt. Dabei sollte unbedingt auf eine ausreichende Trinkmenge geachtet werden.

Entgiftung bei Autoimmunerkrankungen

Stoffwechselmittel 1 Cochlearia cp JSO
- allgemeine Anregung des Stoffwechsels (jeder Zelle, aller Stoffwechselorgane), Universalentgiftung
- 3-mal täglich 10–20 Globuli
- beginnend am 1. Tag, im täglichen Wechsel mit

Stoffwechselmittel 3 Scrophularia cp JSO
- Entgiftung über das Lymphsystem über die absteigende Lymphe nach Krauß (Seite 481)
- 3-mal täglich 10–20 Globuli
- beginnend am 2. Tag, im täglichen Wechsel mit

Darmmittel 1 Allium cp JSO
- Ausleitung von Toxinen über den Darm
- 3-mal täglich 10–20 Globuli
- beginnend am 3. Tag.

Am 4. Tag wird die Therapie mit der Einnahme von Stoffwechselmittel 1 Cochlearia cp JSO fortgesetzt. Die Therapie wird insgesamt über 6 bis 8 Wochen durchgeführt.

Spezifische Aktivierung der Gallensekretion

Stoffwechselmittel 2 Lycopodium cp JSO
- Anregung der Gallensekretion
- 3-mal täglich 10–20 Globuli
- beginnend am 1. Tag, im täglichen Wechsel mit

Lymphmittel 1 Echinacea cp JSO
- Entgiftung über das Lymphsystem, Aktivierung der körpereigenen Abwehr
- 3-mal täglich 10–20 Globuli
- beginnend am 2. Tag, im täglichen Wechsel mit

Darmmittel 1 Allium cp JSO
- Ausleitung von Toxinen über den Darm
- 3-mal täglich 10–20 Globuli
- beginnend am 3. Tag.

Am 4. Tag wird die Therapie mit der Einnahme von Stoffwechselmittel 2 Lycopodium cp JSO fortgesetzt. Die Therapie wird insgesamt über 6 bis 8 Wochen durchgeführt. Dabei sollte unbedingt auf eine ausreichende Trinkmenge geachtet werden.

Spezifische Aktivierung der Leber

Stoffwechselmittel 5 Berberis cp JSO
- Aktivierung der Entgiftungsfunktion der Leber
- 3-mal täglich 10–20 Globuli
- beginnend am 1. Tag, im täglichen Wechsel mit

Lymphmittel 1 Echinacea cp JSO
- Entgiftung über das Lymphsystem, Aktivierung der körpereigenen Abwehr
- 3-mal täglich 10–20 Globuli,
- beginnend am 2. Tag, im täglichen Wechsel mit

Darmmittel 1 Allium cp JSO
- Ausleitung von Toxinen über den Darm
- 3-mal täglich 10–20 Globuli
- beginnend am 3. Tag.

Am 4. Tag wird die Therapie mit der Einnahme von Stoffwechselmittel 5 Berberis cp JSO fortgesetzt. Die Therapie wird insgesamt über 6 bis 8 Wochen durchgeführt. Dabei sollte unbedingt auf eine ausreichende Trinkmenge geachtet werden.

Spezifische Aktivierung der Niere

Stoffwechselmittel 6 Solidago cp JSO
- Aktivierung der Entgiftungsfunktion der Niere
- 3-mal täglich 10–20 Globuli
- beginnend am 1. Tag, im täglichen Wechsel mit

Lymphmittel 1 Echinacea cp JSO
- Entgiftung über das Lymphsystem, Aktivierung der körpereigenen Abwehr
- 3-mal täglich 10–20 Globuli,
- beginnend am 2. Tag, im täglichen Wechsel mit

Darmmittel 1 Allium cp JSO
- Ausleitung von Toxinen über den Darm
- 3-mal täglich 10–20 Globuli
- beginnend am 3. Tag.

Am 4. Tag wird die Therapie mit der Einnahme von Stoffwechselmittel 6 Solidago cp JSO fortgesetzt. Die Therapie wird insgesamt über 6 bis 8 Wochen durchgeführt. Dabei sollte unbedingt auf eine ausreichende Trinkmenge geachtet werden.

Amalgamausleitung / Schwermetallausleitung

Stoffwechselmittel 5 Berberis cp JSO
- regt hepato-renal die Ausscheidung an und leitet Säuren aus, an die sich Schwermetalle bevorzugt anlagern
- 3-mal täglich 10 Globuli im täglichen Wechsel mit

Stoffwechselmittel 6 Solidago cp JSO
- verbessert die Nierenenergie und regt die Niere zur Ausscheidung an
- 3-mal täglich 10 Globuli und

Gewebemittel 1 Caulophyllum cp JSO
- verhindert die Einlagerung von Schwermetallen im Gewebe
- 3-mal täglich 10 Globuli und

Populus cp-Fluid
- fördert den Abtransport der Substanzen über Lymph- und Venensystem und bringt sie zu den Ausscheidungssystemen
- 3-mal täglich 15 Tropfen

Fettstoffwechsel

Adipositas

Adipositas (Fettsucht) ist keine Krankheit, sondern eine Verhaltensstörung. Rasche Erfolge sind meist nicht zu erzielen, die erforderliche Zeitdauer ist in Jahren zu messen. Ansatzpunkte einer ganzheitlichen Therapie sind:

- Veränderung des Verhaltens (Essen)
- konstitutionelle Umstimmung (z.B. Jsoskleran®, Seite 473)
- Entwässerung über
  Biochemie ISO Nr. 10 Natrium sulfuricum D6 und
  Biochemie ISO Nr. 7 Magnesium phosphoricum D6

Gewebemittel 6 Vincetoxicum cp JSO
- Hauptmittel bei allen pathologischen Ablagerungen mit Verhärtungstendenz
- 3-mal täglich 10 Globuli

Stoffwechselmittel 6 Solidago cp JSO
- Wechselmittel zu Gewebemittel 6 Vincetoxicum cp JSO zur Hebung der Nierenenergie, Wasserausscheidung
- 3-mal täglich 10 Globuli

Stoffwechselmittel 1 Cochlearia cp JSO
- Adipositas durch erhöhte Kalorienzufuhr, nicht krankheitsbedingt
- 3-mal täglich 10 Globuli

Darmmittel 1 Allium cp JSO
- Förderung der Verdauung, Darmreinigung
- 3-mal täglich 10 Globuli

Sambucus cp-Fluid
- Einwirkung auf das vegetative Nervensystem
- 3-mal täglich 10 Tropfen

Ergänzend:
- Kalorienreduktion durch reduzierte Nahrungsaufnahme
- regelmäßige und ausreichende Bewegung
- Biochemie ISO Nr. 10 Natrium sulfuricum D6
  reguliert Wasser- und Stuhlausscheidung

10 Tabletten in einem Glas heißem Wasser auflösen und abends vor dem Schlafengehen schluckweise trinken
- Biochemie ISO Nr. 7 Magnesium phosphoricum D6 als „Heiße Sieben“ Rhythmusgeber des Zellstoffwechsels
  10 Tabletten in einem Glas heißem Wasser auflösen und abends vor dem Schlafengehen schluckweise trinken
- Fucus D4
- Jsoskleran®

Hypercholesterinämie

Erhöhte Konzentration von Cholesterin im Serum. Primäre (familiäre) Hypercholesterinämie oder sekundäre in Folge Diabetes mellitus, Hypothyreose, nephrotisches Syndrom, Lebererkrankungen. Eine Hypercholesterinämie gilt als Risikofaktor für Arteriosklerose (Seite 260). In der Routinediagnostik werden die gegensätzlich wirksamen Lipoproteinklassen (LDL – low density lipoproteins, gilt als Belastungsfaktor und HDL – high density lipoproteins, gilt als Schutzfaktor für die Gefäßwand) meist nicht unterschieden.

Lymphmittel 2 Abrotanum cp JSO
- Aktivierung des Lymphstromes; Befeuchtung und Erhöhung der Nutrition; Entlastet über das Lymphsystem, verbessert die Sauerstoffversorgung, die Blutqualität und Säftezusammensetzung
- 3-mal täglich 10 Globuli

Biochemie ISO Nr. 4 Kalium chloratum D6
- Hypercholesterinämie
- 3-mal täglich 3 Tabletten lutschen

Biochemie ISO Nr. 7 Magnesium phosphoricum D6
- Hypercholesterinämie
- „Heiße Sieben“: 10 Tabletten in einem Glas heißem Wasser auflösen und abends vor dem Schlafengehen schluckweise trinken

Gewebemittel 8 Chelidonium cp S JSO
- Regelung im Zusammenspiel der Oberbauchdrüsen, Strukturverbesserung der Verdauungsdrüsen
- 3-mal täglich 10 Globuli

oder

Stoffwechselmittel 5 Berberis cp JSO
- Lebermittel, choleretisch und cholagog
- 3-mal täglich 10 Globuli

Fußschweiß

In der Naturheilkunde stellt er ein „Minimalsymptom“ dar, er ist aber weitreichend zu interpretieren. Neben der lokalen, venösen oder lymphatischen Stauung als unmittelbare Ursache muss an eine mesenchymale Verschlackung im Sinne einer Ersatzausscheidung gedacht werden. Einen weiteren wichtigen Aspekt stellt der reflektorische Fußschweiß bei Kleinbeckenplethora (Plethora, Seite 112) dar.

Kleinbeckenplethora

Plethora bedeutet „Blutfülle“; im engeren Sinne Überfüllung der venösen Schenkel mit Stauungserscheinungen und deren Folgen. Dabei wirken Gefäßwanderschlaffungen fördernd.

Die Plethora ist oft Folge falscher Lebensweise, sitzender Beschäftigung, mangelnder Bewegung oder falscher Ernährung.

Gewebemittel 7 Millefolium cp JSO
- Stauung unpaarer Bauchorgane
- 3-mal täglich 15 Globuli

Populus cp-Fluid
- venöse Entstauung
- 3-mal täglich 15 Tropfen einnehmen und äußerlich an Fuß, Kniekehle, Leiste und Bauch einreiben

Lokal venöse oder lymphatische Stauungen

Populus cp-Fluid
- zur Unterstützung der inneren wie äußeren Elimination
- 3-mal täglich 15 Tropfen einnehmen und äußerlich an Fuß, Waden und Kniekehle einreiben

Adermittel 2 Hamamelis cp JSO
- zur Stärkung des venösen Systems
- 3-mal täglich 10 Globuli

Lymphmittel 1 Echinacea cp JSO
- Lymphbildung und -entsorgung
- 3-mal täglich 10 Globuli

Mesenchymale Verschlackung

*Gewebemittel 11 Rhus toxicodendron cp JSO**
- Eliminationsförderung von harnsauren und serösen Stoffwechselendprodukten. Hauptmittel bei allen Diatheseformen
- 3-mal täglich 10 Globuli

oder

Gewebemittel 2 Equisetum cp JSO*
- strukturiert das Bindegewebe und ermöglicht Elimination
- abends 30 Globuli

und

Gewebemittel 6 Vincetoxicum cp JSO*
- fördert die Ausscheidung über die Niere
- morgens 30 Globuli

* Bei Angabe zweier Mittel aus der gleichen Reihe (z.B. Stoffwechsel- oder Gewebemittel, etc.) bitte Verabreichung im täglichen Wechsel oder nacheinander verordnen!

Gicht

Die Gicht ist mehr als Stoffwechselanomalie zu sehen und weniger primär oder ausschließlich über die Nahrung zu beeinflussen. Dreh- und Angelpunkt ist über den Eiweißstoffwechsel die meist überreizte bis gestaute Leber. Häufig besteht zusätzlich eine harnsaure Diathese (Seite 43). Die früher gebräuchlichen Bezeichnungen Nieren-, Magen- oder Gefäßgicht beziehen sich auf die Übersäuerung des dortigen Funktionsgewebes.

Gewebemittel 11 Rhus toxicodendron cp JSO
- Hauptmittel, Säureregulator
- 3-mal täglich 10 Globuli

Stoffwechselmittel 5 Berberis cp JSO
- überreizte Leber
- 3-mal täglich 10 Globuli

Stoffwechselmittel 6 Solidago cp JSO
- Nierenenergetikum, ermöglicht Ausscheidung der Harnsäure
- 3-mal täglich 10 Globuli

Gewebemittel 5 Conium cp JSO*
- Fibromyalgie
- 3-mal täglich 10 Globuli

Gewebemittel 3 Mezereum cp JSO*
- Gelenkgicht
- 3-mal täglich 10 Globuli

Gewebemittel 6 Vincetoxicum cp JSO*
- Nierentonikum, alte Gicht
- 3-mal täglich 10 Globuli

Jsoskleran®
- Gefäßgicht
- 3-mal täglich 1 bis 2 Tabletten

* Bei Angabe zweier Mittel aus der gleichen Reihe (z.B. Stoffwechsel- oder Gewebemittel, etc.) bitte Verabreichung im täglichen Wechsel oder nacheinander verordnen!

Akuter Anfall

Gewebemittel 11 Rhus toxicodendron cp JSO
- Hauptmittel, Säureregulator
- 20 Globuli mit

Rhododendron cp-Fluid
- Ausscheidung von Harnsäure
- 10 Tropfen auf 1/4 Liter Wasser, davon alle Stunde einen Schluck nehmen; auch zu Umschlägen verwenden

Adermittel 1 Avena cp D10 JSO
- Verringerung der übermäßigen arteriellen Gefäßaktivität. Mittel des ersten Entzündungsstadiums
- 5 Globuli der obigen Trinklösung zusetzen

Missbrauch und Entzug von Alkohol und Nikotin

Bei langjährigem Alkohol- und Nikotinmissbrauch:

Stoffwechselmittel 1 Cochlearia cp JSO
- allgemeine Entgiftung
- 3-mal täglich 15 Globuli

Gewebemittel 7 Millefolium cp JSO
- zur Leberentgiftung und -stützung
- 3-mal täglich 15 Globuli

Brustmittel 5 Teucrium cp JSO
- Reinigung der Lungen, Restauration des Lungengewebes und Verbesserung der Sauerstoff-Versorgung
- 3-mal täglich 15 Globuli

Ergänzend:
- Biochemie ISO Nr. 7 Magnesium phosphoricum D3
  bei Alkohol- oder Nikotinverlangen
  3 Tabletten lutschen, auch in kurzen Abständen möglich

Nikotinentzug

Zur Erleichterung des Entzugs und zur Reinigung der Lunge empfiehlt sich eine Kombination aus der JSO-Komplex-Heilweise und der Biochemie nach Dr. Schüßler:

Nikotinentzug, aktuell

Brustmittel 5 Teucrium cp JSO
- Reinigung der Lungen, Restauration des Lungengewebes und Verbesserung der Sauerstoff-Versorgung
- 3-mal täglich 15 Globuli

Ergänzend:
- Biochemie ISO Nr. 14 Kalium bromatum D6
  dämpft die Erregbarkeit und entlastet die Schleimhäute
  3- bis 5-mal täglich 2 Tabletten lutschen
- Biochemie ISO Nr. 7 Magnesium phosphoricum D3
  dämpft die Anspannung bei Rauchern und beim Aufhören
  10 Tabletten in einem Glas heißem Wasser auflösen und abends vor dem Schlafengehen schluckweise trinken
  Immer wenn das Verlangen nach einer Zigarette zunimmt, 1 Tablette lutschen

s. auch Nikotinentwöhnung (Seite 91)

Nikotinentzug, Nachbetreuung

Nach erfolgreicher Nikotinentwöhnung ist eine Entgiftung der Lunge angezeigt:

Brustmittel 5 Teucrium cp JSO
- Reinigung der Lungen, Restauration des Lungengewebes und Verbesserung der Sauerstoff-Versorgung
- 3-mal täglich 10 Globuli

Ergänzend:
- Biochemie ISO Nr. 6 Kalium sulfuricum D6
  unterstützt die Wiederherstellung der Lungenbläschen
  3-mal täglich 3 Tabletten lutschen

Ödeme

Es können kardiale, renale, hepatogene, neurogene, endokrine, traumatische und Stauungsödeme unterschieden werden. Neben der Behandlung des ursächlichen Leidens kann die Wasserausscheidung unterstützt werden.

Stoffwechselmittel 2 Lycopodium cp JSO
- Energetikum der Leber als Motor des venösen Systems, venöse Plethora im Abdomen (Seite 112)
- 3-mal täglich 10 Globuli

Gewebemittel 2 Equisetum cp JSO
- stärkt die Membranen und strukturiert die Feuchtigkeit. Führt überschüssiges Wasser aus
- 3-mal täglich 10 Globuli

siehe auch Geschwollene Beine (Seite 164)

OP-Begleitung

Zur Förderung der Wundheilung und Vermeidung von Infektionen bei Operationen eignen sich auch spagirische Mittel.

Grundrezept

Stoffwechselmittel 1 Cochlearia cp JSO
- zur Entgiftung und Ausleitung der Narkose
- 3-mal täglich 10 Globuli
- vom Tag vor der OP bis eine Woche nach der OP

Capsella cp-Fluid
- gegen Blutungsneigung
- 1 Tropfen auf 1/2 Liter Wasser tagsüber schluckweise trinken
- am Tag der OP bis drei Tage nach OP

Populus cp-Fluid
- Förderung des venösen und lymphatischen Rückflusses
- 3-mal täglich 10–20 Tropfen
- ab dem vierten Tag bis zwei Wochen nach der OP

Als Ergänzung

Lymphmittel 2 Abrotanum cp JSO
- als Rekonvaleszenzmittel
- 3-mal täglich 10 Globuli
- nach der OP über eine Dauer von etwa vier bis sechs Wochen

Gewebemittel 4 Symphytum cp JSO
- nach OP an knöchernen Geweben
- 3-mal täglich 10 Globuli
- nach der OP über eine Dauer von etwa vier bis sechs Wochen bis zu drei Monaten

oder

Gewebemittel 5 Conium cp JSO
- nach Weichteil-OP gegen Narbenbildungen
- 3-mal täglich 10 Globuli
- etwa vier bis sechs Wochen bis drei Monate

Schwächezustände

Schwächezustände können ganz unterschiedliche Ursachen haben. Die Behandlung der Grundstörung steht stets im Vordergrund. Zur symptomatischen Behandlung stehen ebenfalls Mittel zur Verfügung:

Adermittel 3 Hydrastis cp JSO
- Anregung der Blutbildung, Förderung der Blutqualität
- 3-mal täglich 10 Globuli

*Stoffwechselmittel 3 Scrophularia cp JSO**
- Stärkung des sensiblen Nervensystems, Neurasthenie
- 3-mal täglich 10 Globuli

*Stoffwechselmittel 1 Cochlearia cp JSO**
- Anregung von Stoffwechsel und Appetit
- 3-mal täglich 10 Globuli

Gewebemittel 1 Caulophyllum cp JSO
- Stärkung aller Drüsenfunktionen
- 3-mal täglich 10 Globuli

Viscum album cp-Fluid S
- psychonervöse Störungen, neurasthenische Funktionsstörungen
- äußerlich an Stirn, Schläfen und Nacken einreiben

Störungen der Schilddrüse

Struma

Kropf

*Gewebemittel 3 Mezereum cp JSO**
- bei Schilddrüsenvergrößerung
- 3-mal täglich 10 Globuli

*Gewebemittel 11 Rhus toxicodendron cp JSO**
- bei Drüsenverdickung und -verhärtung
- 3-mal täglich 10 Globuli

Adermittel 3 Hydrastis cp JSO
- bei Schwäche und Nervosität
- 3-mal täglich 10 Globuli

* Bei Angabe zweier Mittel aus der gleichen Reihe (z.B. Stoffwechsel- oder Gewebemittel, etc.) bitte Verabreichung im täglichen Wechsel oder nacheinander verordnen!

Fieber- und Nervenmittel 1 Aconitum cp D10 JSO
- bei nervöser Erregung
- 3-mal täglich 10 Globuli

Lymphmittel 1 Echinacea cp JSO
- Lymphbildung und -entsorgung
- 3-mal täglich 10 Globuli

Schilddrüsenüberfunktion

Formen der Schilddrüsen-Störungen beachten: Hashimoto-Thyreoiditis und M. Basedow.

Grundrezept

Fieber- und Nervenmittel 1 Aconitum cp D10 JSO
- Verringerung der Überreizung durch nervöse Beeinflussung
- 3-mal täglich 5 Globuli oder 3–5 Globuli in 1/8 Liter Wasser auflösen und über den Tag verteilt schluckweise trinken

Stoffwechselmittel 3 Scrophularia cp JSO
- Schilddrüsenerkrankungen
- 3-mal täglich 10 Globuli

Viscum album cp-Fluid S
- Zustände in Folge von Überanstrengung, Organneurosen
- mehrmals täglich einige Tropfen äußerlich in die Schilddrüsen einreiben

Ergänzend:
- Biochemie ISO Nr. 2 Calcium phosphoricum D12
  dämpft übersteigerte Stoffwechselprozesse
  morgens und mittags 3 Tabletten lutschen

Urogenitaltrakt

Enuresis

Bettnässen. Überwiegend nachts (E. nocturna) auftretende Blasenentleerung nach dem vollendeten 4. Lebensjahr (nur in 20 % Einnässen bei Tag (E. diurna). Kommt bei etwa 15 % aller Kinder vor.

- Primäre Enuresis: Das Kind war nie trocken.
- Sekundäre Enuresis: Mindestens 6 Monate nach abgeschlossener Sauberkeitserziehung.

Ursachen: Bei sekundärer Enuresis oft psychische Überforderungsreaktion, bei primärer auch organische Erkrankung (Spina bifida, Zystitis).

Einnässen von Harninkontinenz unterscheiden. Fachärztliche Abklärung erforderlich.

Gewebemittel 17 Rhus aromatica cp D10 JSO
- Harninkontinenz, Enuresis
- 3-mal täglich 3–5 Globuli

Viscum album cp-Fluid S
- nervös bedingtes Einnässen
- mehrmals täglich am Unterbauch unter dem Nabel einreiben

Rhododendron cp-Fluid
- Schwächezustände
- mehrmals täglich am Unterbauch unter dem Nabel einreiben

Ergänzend:
- Belladonna D12 abends
- Zappelin®

Frauenleiden

Abort, drohender (adjuvant)

Drohender oder bevorstehender Abort mit leichter Blutung oder Wehen bei geschlossenem Zervixkanal.

Capsella cp-Fluid
- zur Blutstillung
- 2–3 Tropfen in 1/8 Liter Wasser geben und davon alle 5–10 Minuten ein Schlückchen trinken

Adermittel 2 Hamamelis cp JSO
- bei Sickerblutung
- 2–3 Globuli in 1/8 Liter Wasser geben und davon alle 5–10 Minuten ein Schlückchen trinken

Gewebemittel 12 Sanguinaria cp JSO
- bei akuter Entzündung
- stündlich 2 Globuli

Stoffwechselmittel 10 Centaurium cp JSO
- bei krampfartigen Beschwerden
- viertelstündlich 10 Globuli

Adnexitis

Eierstockentzündung. Mögliche Mittel sind:

*Gewebemittel 1 Caulophyllum cp JSO**
- Frauenleiden, spezifische Wirkung auf Drüsen und Schleimhäute
- 3-mal täglich 10 Globuli

*Gewebemittel 4 Symphytum cp JSO**
- zur Behandlung lästigen Ausflusses
- 3-mal täglich 10 Globuli

*Gewebemittel 7 Millefolium cp JSO**
- bei chronischer Entzündung, Erhaltung der Gefäßstruktur
- 3-mal täglich 10 Globuli

* Bei Angabe zweier Mittel aus der gleichen Reihe (z.B. Stoffwechsel- oder Gewebemittel, etc.) bitte Verabreichung im täglichen Wechsel oder nacheinander verordnen!

Adermittel 1 Avena cp D10 JSO
- akut entzündliche Prozesse
- 1/2-stündlich 5 Globuli bis 3-mal täglich 5 Globuli

Fieber- und Nervenmittel 1 Aconitum cp D10 JSO
- Fieber und Entzündungserscheinungen.
- 1/2-stündlich 5 Globuli bis 3-mal täglich 5 Globuli

Sambucus cp-Fluid
- bei krampfartigen Schmerzen
- 3- bis 5-mal täglich 10 Tropfen

Populus cp-Fluid
- bei chronischer Eiterung
- 3-mal täglich 10 Tropfen

Amenorrhö

Ausbleiben der Monatsblutung

*Adermittel 1 Avena cp JSO**
- Regulierung der ausbleibenden oder zu schwachen Regelblutung
- 3-mal täglich 10 Globuli

*Adermittel 3 Hydrastis cp JSO**
- bei Blutarmut
- 3-mal täglich 10 Globuli

Gewebemittel 1 Caulophyllum cp JSO
- zur Stärkung der weiblichen Organe und Drüsen
- 3-mal täglich 10 Globuli

Konstitutionsmittel 1 Thuja cp JSO
- zur Konstitutionsumstellung, wirkt auf das Nervensystem der Geschlechtsorgane ein
- 3-mal täglich 10 Globuli

* Bei Angabe zweier Mittel aus der gleichen Reihe (z.B. Stoffwechsel- oder Gewebemittel, etc.) bitte Verabreichung im täglichen Wechsel oder nacheinander verordnen!

Stoffwechselmittel 9 Nasturtium cp JSO
- nervös bedingte Störungen
- 3-mal täglich 10 Globuli

Capsella cp-Fluid
- zur Anregung der arteriellen Durchblutung
- 3-mal täglich 20 Tropfen

Rhododendron cp-Fluid
- zur Anregung der Nervenfunktion
- 3-mal täglich 10 Tropfen

Dysmenorrhö

Schmerzhafte Monatsblutung

Folge von Überarbeitung, Schwäche, Erschöpfung

Gewebemittel 1 Caulophyllum cp JSO
- zur Stärkung der weiblichen Organe und Drüsen
- 3-mal täglich 10 Globuli

Viscum album cp-Fluid S
- Folge von Überarbeitung, Schwäche, Erschöpfung
- 3- bis 5-mal täglich 10 Tropfen

Folge von Entwicklungsstörungen, Hypoplasie

Lymphmittel 2 Abrotanum cp JSO
- Aktivierung des Lymphstromes. Befeuchtung und Erhöhung der Nutrition. Entlastet über das Lymphsystem, verbessert die Sauerstoffversorgung, die Blutqualität und Säftezusammensetzung
- 3-mal täglich 10 Globuli

Rhododendron cp-Fluid
- Anregung der Gefäßnerven und Gefäßaktivität (Irritabilität). Tonussteigerung
- 3-mal täglich 10 Tropfen

Capsella cp-Fluid
- verbessert die arterielle Gefäßaktivität und den Blutdruck
- 3-mal täglich 10 Tropfen

Folge zu starker unregelmäßiger Periode

Capsella cp-Fluid
- starke Blutungen oder zu starke arterielle Zirkulation
- 1–3 Tropfen auf 1/8 Liter Wasser morgens schluckweise trinken

Adermittel 1 Avena cp D10 JSO
- Verringerung der übermäßigen arteriellen Gefäßaktivität, Gedankenzudrang
- 3-mal täglich 5 Globuli oder 3–5 Globuli in 1/8 Liter Wasser auflösen und über den Tag verteilt schluckweise trinken

Dysmenorrhö in den Wechseljahren

Capsella cp-Fluid
- starke Blutungen oder zu starke arterielle Zirkulation
- 1–3 Tropfen auf 1/8 Liter Wasser morgens schluckweise trinken

Gewebemittel 12 Sanguinaria cp JSO
- hormonelle Regulationsstörungen mit hyperkinetischen Reizungen der Gefäße
- 5-mal täglich 5 Globuli

Krampflösung und Schmerzlinderung

Viscum album cp-Fluid S
- Förderung der abdominellen Organisation; psychosomatische Störungen im Abdomen
- 10 Tropfen in 1/8 Liter Wasser tagsüber schluckweise trinken

Populus cp-Fluid
- Regulierung des arteriellen Zuflusses durch Verbesserung des lymphatischen und venösen Abtransports. Antidyskratikum
- 10 Tropfen in 1/8 Liter Wasser tagsüber schluckweise trinken

Sambucus cp-Fluid
- Gefäßreizungen durch im Blut enthaltene Stoffwechselendprodukte, Regulation von Tonusschwankungen, Spasmen der glatten und Gefäßmuskulatur
- 10 Tropfen in 1/8 Liter Wasser tagsüber schluckweise trinken

Endometriose

Bei der Endometriose treten außerhalb der Gebärmutter (Endometrium) Ansiedlungen der Gebärmutterschleimhaut auf. Wie die Schleimhaut innerhalb der Gebärmutter reagieren auch die Endometrioseherde auf die hormonellen Veränderungen während des Zyklus. Es handelt es sich um eine Präkanzerose.

*Gewebemittel 1 Caulophyllum cp JSO**
- hormonell-funktionelle Störungen, Menstruationsanomalien
- 3-mal täglich 20 Globuli

Lymphmittel 2 Abrotanum cp JSO
- bei schwerer Störung des Blut- und Lymphsystems
- 3-mal täglich 20 Globuli

*Gewebemittel 5 Conium cp JSO**
- gegen Chronifizierung und Verhärtung bis zur Entartung
- 3-mal täglich 20 Globuli

Sambucus cp-Fluid
- zur symptomatischen Behandlung bei Regelbeschwerden mit krampfartigen Schmerzen
- 5-mal täglich 20 Tropfen

Ergänzend:
- Tee aus Herbae anserinae (Gänsefingerkraut), 1–3 Tassen pro Tag, evtl. Sambucus cp-Fluid dazu geben, wenn der Tee nicht mehr kochend heiß ist.

* Bei Angabe zweier Mittel aus der gleichen Reihe (z.B. Stoffwechsel- oder Gewebemittel, etc.) bitte Verabreichung im täglichen Wechsel oder nacheinander verordnen!

Fluor albus

Konstitutionsmittel 1 Thuja cp JSO
- Umstimmung
- 3-mal täglich 10 Globuli

Gewebemittel 4 Symphytum cp JSO
- anfängliche Verstärkung möglich
- 3-mal täglich 10 Globuli im täglichen Wechsel mit

Gewebemittel 1 Caulophyllum cp JSO
- Frauenleiden, spezifische Wirkung auf Drüsen und Schleimhäute
- 3-mal täglich 10 Globuli

Ergänzend:
- Calcium carbonicum D4
- Biochemie ISO Nr. 2 Calcium phosphoricum D6

Klimakterische Beschwerden

Dabei handelt es sich um einen natürlichen Umstellungsprozess. Bei starken Beschwerden ist eine gynäkologische Abklärung sinnvoll. Abhängig vom Beschwerdebild stehen zur Behandlung mehrere Mittel zur Verfügung. Zur Vorbeugung und Behandlung der Osteoporose siehe Seite 200.

*Gewebemittel 1 Caulophyllum cp JSO**
- Frauenleiden, klimakterische Beschwerden; spezifische Wirkung auf Drüsen und Schleimhäute
- 3-mal täglich 10 Globuli

*Viscum album cp-Fluid S**
- Erschöpfungszustände mit Nervosität und erhöhter Reizbarkeit
- 3-mal täglich 10–20 Tropfen

oder

* Bei Angabe zweier Mittel aus der gleichen Reihe (z.B. Stoffwechsel- oder Gewebemittel, etc.) bitte Verabreichung im täglichen Wechsel oder nacheinander verordnen!

*Viscum album cp-Fluid S**
- nervöse Erregungszustände, Schlafstörungen
- 1–5 Tropfen auf 1/8 Liter Wasser über den Tag verteilt schluckweise trinken

Fieber- und Nervenmittel 1 Aconitum cp D10 JSO*
- erhöhter Puls, Herzklopfen, Unruhezustände, Hitzewallungen
- 3–5 Globuli in 1/8 Liter Wasser auflösen und über den Tag verteilt schluckweise trinken

Fieber- und Nervenmittel 1 Aconitum cp JSO*
- nervöse Erschöpfungszustände
- 3-mal täglich 10 Globuli

Adermittel 1 Avena cp D10 JSO
- zur Beruhigung von Herz und Kreislauf bei arteriellen Kongestionen
- 3–5 Globuli in 1/8 Liter Wasser auflösen und über den Tag verteilt schluckweise trinken

Adermittel 2 Hamamelis cp JSO
- venöse Stauungszustände, z.B. Varikosis
- 3-mal täglich 10 Globuli

Gewebemittel 4 Symphytum cp JSO*
- Förderung des Knochenaufbaus, Festigung der Knochensubstanz
- 3-mal täglich 10 Globuli

Capsella cp-Fluid
- starke Blutungen oder zu starke arterielle Zirkulation
- 1–3 Tropfen auf 1/8 Liter Wasser über den Tag verteilt schluckweise trinken

* Bei Angabe zweier Mittel aus der gleichen Reihe (z.B. Stoffwechsel- oder Gewebemittel, etc.) bitte Verabreichung im täglichen Wechsel oder nacheinander verordnen!

Mastitis

Zur Behandlung einer beginnenden Brustdrüsenentzündung:

Adermittel 1 Avena cp D10 JSO
- akut entzündliche, infektiöse Erkrankung
- 3–5 Globuli in 1/8 Liter Wasser auflösen und über den Tag verteilt schluckweise trinken

Fieber- und Nervenmittel 1 Aconitum cp D10 JSO
- fieberhafte Erkrankung
- 3–5 Globuli in 1/8 Liter Wasser auflösen und über den Tag verteilt schluckweise trinken

Lymphmittel 1 Echinacea cp JSO
- Stabilisierung der Abwehr aus dem Lymphsystem heraus
- 3-mal täglich 10 Globuli

Gewebemittel 1 Caulophyllum cp JSO
- Stärkung aller Drüsenfunktionen
- 3-mal täglich 10 Globuli

Menorrhagie

Übermäßige Monatsblutung.

*Adermittel 1 Avena cp D10 JSO**
- bei zu früher, zu starker, zu häufiger und zu langer Blutung
- 3–5 Globuli auf 1/8 Liter Wasser über den Tag verteilt schluckweise trinken

*Adermittel 3 Hydrastis cp JSO**
- nach schwächenden Blutungen zur Blutregeneration
- 3-mal täglich 10 Globuli

* Bei Angabe zweier Mittel aus der gleichen Reihe (z.B. Stoffwechsel- oder Gewebemittel, etc.) bitte Verabreichung im täglichen Wechsel oder nacheinander verordnen!

Gewebemittel 1 Caulophyllum cp JSO
- Einwirkung auf die weiblichen Organe und das Gewebe des Uterus; spezifische Wirkung auf Drüsen und Schleimhäute
- 3-mal täglich 10 Globuli

Stoffwechselmittel 9 Nasturtium cp JSO
- bei nervös-psychischen Störungen, im Stadium des Klimakteriums
- 3-mal täglich 10 Globuli

Capsella cp-Fluid
- starke Blutungen oder zu starke arterielle Zirkulation
- 1–3 Tropfen auf 1/8 Liter Wasser über den Tag verteilt schluckweise trinken

Myom / Uterusmyom

Seite 258

Oligomenorrhö

Zu seltene Monatsblutung

Gewebemittel 1 Caulophyllum cp JSO
- Einwirkung auf Genitalorgane und Drüsen
- 3-mal täglich 10 Globuli

Adermittel 1 Avena cp JSO
- bei zu schwacher Regel
- 3-mal täglich 10 Globuli

Lymphmittel 2 Abrotanum cp JSO
- bei Blutarmut
- 3-mal täglich 10 Globuli

Fieber- und Nervenmittel 1 Aconitum cp JSO
- bei Störungen des Nervensystems
- 3-mal täglich 10 Globuli

Rhododendron cp-Fluid
- Anregung der Hormonproduktion, erhöht die Nerventätigkeit
- 3- bis 5-mal täglich 5–7 Tropfen einnehmen

Prämenstruelles Syndrom (PMS)

Aus naturheilkundlicher Sicht stellt das Prämenstruelle Syndrom eine rhythmische Entgleisung dar und ist vegetativ-dystonisch zu sehen.

Rhododendron cp-Fluid
- Anregung von Hormonproduktion und Irritabilität (Gefäßnerven und Gefäßaktivität), Tonussteigerung, erhöht die Nerventätigkeit und kräftigt das Nervensystem
- 5-mal 5 Tropfen in der zweiten Zyklushälfte

Ergänzend:
- Biochemie ISO Nr. 7 Magnesium phosphoricum D6
  Rhythmusgeber des Zellstoffwechsels
  10 Tabletten in einem Glas heißem Wasser auflösen und abends vor dem Schlafengehen schluckweise trinken.

Pubertätsstörungen (der Mädchen)

Gewebemittel 1 Caulophyllum cp JSO
- Wirkung auf die weiblichen Geschlechtsorgane
- 3-mal täglich 15 Globuli

Adermittel 1 Avena cp JSO
- Regulierung der Periode
- 3-mal täglich 15 Globuli

Stoffwechselmittel 8 Veronica cp JSO
- bei Anämie und allgemeiner Schwäche
- 3-mal täglich 15 Globuli

Konstitutionsmittel 1 Thuja cp JSO
- zur konstitutionellen Umstimmung
- abends 5–7 Globuli

Sterilität

*Gewebemittel 12 Sanguinaria cp JSO**
- zur Hyperämisierung des Genitalsystems
- 3-mal täglich 10 Globuli

Lymphmittel 2 Abrotanum cp JSO
- bei Schwäche der Lymphorgane, Blutarmut, Anämie
- 3-mal täglich 10 Globuli

Stoffwechselmittel 3 Scrophularia cp JSO
- bei nervöser Schwäche und krankhafter Reizbarkeit des Geschlechtsnervensystems
- 3-mal täglich 10 Globuli

Rhododendron cp-Fluid
- zur Anregung des Genitalnervensystems
- 3-mal täglich 5 Tropfen

Konstitutionsmittel 1 Thuja cp JSO
- zur konstitutionellen Umstimmung und Einwirkung auf die Unterleibsorgane
- 2-mal täglich 10 Globuli

*Gewebemittel 1 Caulophyllum cp JSO**
- zur Einwirkung auf die weiblichen Geschlechtsorgane
- 3-mal täglich 10 Globuli

*Gewebemittel 4 Symphytum cp JSO**
- bei zu starker Scheidensekretion
- 3-mal täglich 10 Globuli

Stillschwäche

Gewebemittel 1 Caulophyllum cp JSO
- Anregung der Drüsentätigkeit
- 3-mal täglich 15 Globuli

* Bei Angabe zweier Mittel aus der gleichen Reihe (z.B. Stoffwechsel- oder Gewebemittel, etc.) bitte Verabreichung im täglichen Wechsel oder nacheinander verordnen!

Lymphmittel 2 Abrotanum cp JSO
- Regulierung des Lymph- und Säftestromes
- 3-mal täglich 15 Globuli

Viscum album cp-Fluid S
- bei Organschwäche
- 3-mal täglich 5 Tropfen

Schwangerschaft

Das Hauptmittel bei Schwangerschaftsbeschwerden und zur Unterstützung der normalen Schwangerschaft ist Gewebemittel 1 Caulophyllum cp JSO. Die Dosierung wird dem Stadium der Schwangerschaft angepasst:

erste 3 Monate	3-mal täglich 5 Globuli
zweite 3 Monate	3-mal täglich 10 Globuli
letzte 3 Monate	3-mal täglich 15 Globuli

Zur Entbindung kann die Gabe bis auf stündlich 30 Globuli gesteigert werden. Zur Prophylaxe von Schwangerschaftsbeschwerden hilft folgende Kur:

- Gewebemittel 1 Caulophyllum cp JSO
  von Anfang an 1- bis 2-mal täglich 5 Globuli
- Biochemie ISO Nr. 1 Calcium fluoratum D6
  morgens 3 Tabletten lutschen, im täglichen Wechsel mit
- Biochemie ISO Nr. 2 Calcium phosphoricum D6
  morgens 3 Tabletten lutschen.

Gewebemittel 1 Caulophyllum cp JSO
- Kräftigung der weiblichen Genitalorgane und Unterstützung des fötalen Gewebeaufbaus
- Dosierung siehe oben

Lymphmittel 2 Abrotanum cp JSO
- Anregung des Stoffwechsels und der Blut- und Lymphbildung
- 3-mal täglich 10 Globuli

Adermittel 3 Hydrastis cp JSO
- Blutbildung bei allgemeiner Schwäche
- 3-mal täglich 10 Globuli

Stoffwechselmittel 9 Nasturtium cp JSO
- Funktionsschwäche innerer Organe bei nervös-psychischen Störungen
- 3-mal täglich 10 Globuli

Adermittel 2 Hamamelis cp JSO
- Stase im venösen Kreislauf, Varizen, Hämorrhoiden
- 3-mal täglich 10 Globuli

Eklampsie (adjuvant)

Schwangerschaftskrämpfe

Gewebemittel 12 Sanguinaria cp JSO
- Kongestive und spastische Schmerzen, pulsierende Schmerzen.
- 3-mal täglich 10 Globuli

Stoffwechselmittel 10 Centaurium cp JSO
- bei krampfhaften Zuständen, Überreiztheit
- 3-mal täglich 10 Globuli

Sambucus cp-Fluid
- bei Krämpfen zur Beruhigung
- 3-mal täglich 10 Tropfen

Hypotonie

Adermittel 1 Avena cp JSO
- Verbesserung der arteriellen Gefäßaktivität
- 3-mal täglich 10 Globuli

Ergänzend:
- Biochemie ISO Nr. 1 Calcium fluoratum D6
  zur Förderung der Elastizität
  mehrmals täglich 2 Tabletten lutschen

Prophylaxe von Schwangerschaftsstreifen

Bewährtes Salbenrezept von Heilpraktiker Erwin Schünemann, Nürnberg:

Gewebemittel 11 Rhus toxicodendron cp JSO	5.0
Fieber- und Nervenmittel 2 Cinchona cp JSO	5.0
Populus cp-Fluid	10.0
Eucerin anhydrici	10.0
Unquentum leniens	ad 100.0
Ol. Rosae q.s. (Duft, synthetisches Öl)	gtt Nr. II

M. f .unqt.
D. S.: Zweimal täglich äußerlich dünn auftragen.
Unter Brust/Rücken bis Schambein und Pobacken; Brust und Damm einreiben.
Brust bis über Stillzeit hinaus weiter einreiben, dann Rosenöl weglassen.
Ab 2. bis 3. Schwangerschaftsmonat bis 1. bis 2. Monat nach Entbindung.

Wehenanomalien

Gewebemittel 1 Caulophyllum cp JSO
- zu schwache Wehen und Nachwehen
- 20 Globuli in 1/8 Liter Wasser lösen, alle 5 Minuten einen Schluck trinken

Fieber- und Nervenmittel 1 Aconitum cp D10 JSO

Gewebemittel 12 Sanguinaria cp JSO

Stoffwechselmittel 10 Centaurium cp JSO
- je 2 Globuli in 1/8 Liter Wasser lösen und in kleinen Schlucken trinken
- evtl. noch 20 Tropfen Sambucus cp-Fluid gegen Krämpfe zusetzen

Schwangerschaftserbrechen

Siehe Seite 241

Zystitis

Harnblasenentzündung

Fieber- und Nervenmittel 1 Aconitum cp D10 JSO
- akute, fieberhafte, infektiöse Entzündung
- 3-mal täglich 10 Globuli

Adermittel 1 Avena cp D10 JSO
- akute Entzündung
- 3-mal täglich 10 Globuli

Stoffwechselmittel 6 Solidago cp JSO
- Vermehrung der Harnausscheidung
- 3-mal täglich 10 Globuli

*Gewebemittel 6 Vincetoxicum cp JSO**
- bei entzündlichen und chronisch-degenerativen Prozessen
- 3-mal täglich 10 Globuli

*Gewebemittel 2 Equisetum cp JSO**
- bei Blasenkatarrh
- 3-mal täglich 10 Globuli

Konstitutionsmittel 2 Steffensia cp JSO
- bei chronischem Blasenkatarrh
- 3-mal täglich 10 Globuli

Populus cp-Fluid
- chronische Entzündung
- 3-mal täglich 20 Tropfen

Sambucus cp-Fluid
- bei Krämpfen
- 3-mal täglich 10 Tropfen einnehmen
- äußerlich mehrmals täglich die Blasengegend einreiben

* Bei Angabe zweier Mittel aus der gleichen Reihe (z.B. Stoffwechsel- oder Gewebemittel, etc.) bitte Verabreichung im täglichen Wechsel oder nacheinander verordnen!

Männerleiden

Impotenz

Erschöpfende innere Erkrankungen, aber auch psychogene Ursachen können eine Impotenz auslösen. Eine Mittelauswahl:

Adermittel 3 Hydrastis cp JSO
- zur allgemeinen Kräftigung
- 3-mal täglich 10 Globuli

Fieber- und Nervenmittel 1 Aconitum cp JSO
- Einwirkung auf Rückenmark und Geschlechtsnervensystem
- 3-mal täglich 10 Globuli

Gewebemittel 1 Caulophyllum cp JSO
- Einwirkung auf Drüsen und Geschlechtsorgane
- 3-mal täglich 10 Globuli

Stoffwechselmittel 3 Scrophularia cp JSO
- bei Neurasthenikern, dämpfend auf die Geschlechtsnerven
- 3-mal täglich 10 Globuli

Rhododendron cp-Fluid
- zur Anregung des Nervensystems
- 10 Tropfen in 1/8 Liter Wasser tagsüber schluckweise trinken
- äußerlich früh und mittags Wirbelsäule, Weichen, Kreuz, Stirne, Schläfen und hinter den Ohren einreiben

Viscum album cp-Fluid S
- bei nervöser Schwäche und Erschöpfung
- 10 Tropfen in 1/8 Liter Wasser geben und tagsüber schluckweise trinken
- äußerlich abends Wirbelsäule, Weichen, Kreuz, Stirne, Schläfen und hinter den Ohren einreiben

Stoffwechselmittel 10 Centaurium cp JSO
- bei Impotenz aus Übererregbarkeit
- 5 Globuli in 1/8 Liter Wasser lösen und tagsüber schluckweise trinken

Prostatahypertrophie

Als Differenzialdiagnosen sind Prostata-Ca und Prostatitis zu beachten.

Adermittel 2 Hamamelis cp JSO
- entstaut kleines Becken und Prostata. Stauungen im kleinen Becken führen zur Prostatahypertrophie und -proliferation
- 3-mal täglich 10 Globuli

Gewebemittel 1 Caulophyllum cp JSO
- reguliert den nervös-hormonellen Bereich und die Gewebsfunktion
- 3-mal täglich 10 Globuli

Populus cp-Fluid
- entstaut kleines Becken, Abtransport von Stoffwechselendprodukten über Lymph- und Venensystem
- 3-mal täglich 15 Tropfen

Sterilität

Seite 329

Erläuterungen zur JSO-Komplex-Heilweise

Eine naturheilkundliche Therapie kann in vielen Fällen wesentlich größere und nachhaltigere Behandlungserfolge erzielen als der Einsatz chemischer Arzneimittel. Als Beispiel gilt eine Vielzahl chronischer Erkrankungen wie z.B. Magen-Beschwerden, Ekzeme, Dysmenorrhö, rheumatoide Arthritis, chronische Infektanfälligkeit etc. Diese stellen für die Patienten eine starke Belastung dar. Die Schulmedizin hält oftmals nur eine symptomatische Behandlung bereit. Darüber hinaus können auch viele Fälle von akuten Erkrankungen mit natürlichen Arzneimitteln erfolgreich behandelt werden.

Die JSO-Komplex-Heilweise (JKH) bietet ein Therapiesystem, bei dem das Krankheitsgeschehen als komplexes Zusammenspiel mehrerer Organsysteme aufgefasst und nach ganzheitsmedizinischen Gesichtspunkten beeinflusst wird. Basierend auf über achtzigjähriger therapeutischer Erfahrung hat sich die JKH als schonende und erfolgreiche Therapieform bewährt.

Die JKH ist eine medikamentöse Heilweise, bei der ausschließlich pflanzliches Material verwendet wird. Ausgehend von den Erfahrungen der Volksheilkunde und der Homöopathie, werden alle Bestandteile nach einem speziellen (spagirischen) Verfahren aufbereitet und in erprobten Kombinationen eingesetzt. Charakteristisch ist die äußerst schonende Aufbereitung des Pflanzenmaterials und die gemeinsame Potenzierung. Die so gewonnenen Mittel zeichnen sich durch eine große Vielfalt an pflanzlichen Inhaltsstoffen und ein breites Wirkungsspektrum aus. Von den Verordnern wird vor allem die besonders milde und zuverlässige Wirkung sowie die gute Verträglichkeit der JSO-Komplex-Mittel geschätzt.

Die Wirkung der JSO-Komplex-Mittel richtet sich in erster Linie auf gestörte Stoffwechselvorgänge im Organismus, die Grundlage zahlreicher Erkrankungen sind. Entsprechend ihrer Hauptwirkungsrichtungen sind die JSO-Komplex-Mittel in Reihen (Darmmittel, Brustmittel etc.) zusammengefasst. Durch die mögliche Kombination der verschiedenen Mittelreihen kann die JKH optimal an das Individuum Patient angepasst werden.

Die JKH bietet damit ein geschlossenes Heilsystem, das zur Behandlung vieler Erkrankungen, alleine oder in Verbindung mit anderen Therapiemaßnahmen, ein erfolgreiches Therapiekonzept im ganzheitsmedizinischen Sinne darstellt.

Das Herstellungsverfahren

Die JSO-Komplex-Mittel werden nach den Vorschriften 27 bis 30 (spagirisches Herstellungsverfahren nach Krauß) des amtlichen homöopathischen Arzneibuches (HAB) hergestellt. Mit der Erfassung der standardisierten Produktionsverfahren im HAB wird für den Bereich der besonderen Heilweisen die Qualität der Arzneimittel gewährleistet. Durch Aufnahme der Herstellungsvorschriften ins HAB gelten die JSO-Komplex-Mittel rechtlich als homöopathische Arzneimittel.

Gemeinsamkeiten mit der Homöopathie zeigen sich im Hinblick auf
- das Ähnlichkeitsprinzip.
  Die JKH basiert auf dem Simile-Prinzip im weiteren Sinne, d.h. ein spagirisches Mittel entfaltet seine Heilkraft, wenn es einen ganz bestimmten, ihm gewissermaßen verwandten pathologischen Zustand vorfindet.
- die Potenzierung.
- die Möglichkeit einer Erstreaktion.
- die Wirkung als Reiz- und Regulationstherapie.

Wesentliche **Unterschiede** zur Homöopathie sind
- die ausschließliche Verwendung pflanzlichen Materials.
- die spagirische Aufbereitung, bei der neben dem alkoholischen noch ein wässriger Extrakt genutzt wird.
- der ausschließliche Einsatz von Komplexen.
- keine Arzneimittelprüfung am Gesunden.
- der Einsatz nach physiologischen und histologischen Gesichtspunkten und die größere therapeutische Bandbreite.

Das ausschließlich pflanzliche Ausgangsmaterial wird - soweit möglich - aus hauseigenem kontrolliertem Anbau bezogen. Die für jede Pflanze wirksamen Teile (Wurzeln, Blätter, Blüten, Früchte) werden bei der Spagirik nach Krauß entsprechend der spagyrischen Prinzipien des Trennens und Vereinens aufbereitet.

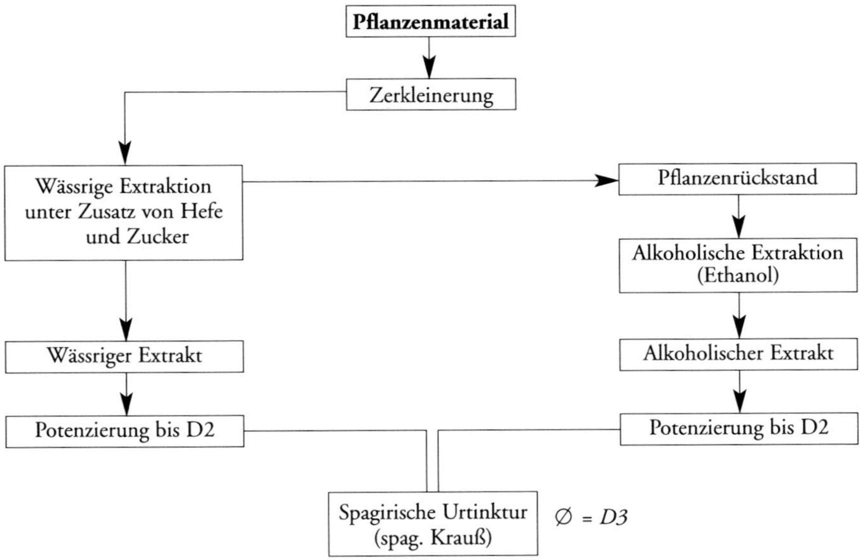

Das spagirische Herstellungsverfahren nach Krauß

Das **Trennen** wird in zwei Schritten vollzogen:

1. Zunächst werden die gereinigten und grob zerkleinerten Pflanzenteile – ähnlich wie bei der Weinherstellung – unter Zusatz von Hefe (*Saccharomyces cerevisiae*) und Zucker bei einer physiologischen Temperatur von 35 °C vergoren. Durch die in der Pflanze und Hefe enthaltenen Enzyme erfolgt ein Aufschluss der Inhaltsstoffe. Dies ist eine besonders schonende Art des Aufschlusses, durch Stoffe, die in der Natur selbst Auf- und Abbauprozesse bewirken. Die niedrige Temperatur und das wässrige Milieu ermöglichen dabei, dass auch hitzelabile Inhaltsstoffe erhalten bleiben. Nach abgeschlossener Gärung wird der Ansatz abgepresst. In dem so gewonnenen Filtrat sind vorzugsweise die in Wasser molekular und kolloidal löslichen Pflanzenbestandteile wie Salze, Zucker, Vitamine, niedermolekulare Eiweißkörper, Gerbstoffe, Alkaloide und Säuren entsprechend ihrer Löslichkeit enthalten.

2. Der feste Pflanzenrückstand wird in einem zweiten Schritt alkoholisch extrahiert, wie dies auch bei der Herstellung homöopathischer Arzneimittel üblich ist. Hierbei werden verbliebene wasserunlösliche Bestandteile herausgelöst. In diesem alkoholischen Auszug finden sich Lipide und sonstige fettähnliche Stoffe, höhere organische Säuren, Alkohole und Ester.

Auf weitere Schritte, wie Destillation und Veraschung, wird bei der ISO-Spagirik zur Schonung der Inhaltsstoffe verzichtet.

Bei der spagirischen Aufarbeitung jeder einzelnen Pflanze entstehen demnach zwei Auszüge, der nach der Gärung gewonnene wässrige Presssaft und der aus den Pressrückständen erhaltene alkoholische Extrakt. Im Arzneimittel werden diese beiden Extrakte wieder vereinigt.

Um das Ausfällen von Inhaltsstoffen beim **Vereinen** zu verhindern, werden alkoholischer und wässriger Extrakt getrennt bis zur D2 potenziert und erst in der dritten Dezimalpotenz zusammengeführt. Die Potenzierung erfolgt dabei analog zum Potenzierungsverfahren in der Homöopathie durch Handverschüttelung.

So erhält man für jede Pflanze eine eigene Urtinktur, die entsprechend den vorausgegangenen Potenzierungsschritten einer D3 entspricht. Zur Herstellung der spagirischen Komplexmittel werden nun die Urtinkturen der verschiedenen Bestandteile vereinigt und gemeinsam bis zur therapeutisch eingesetzten Potenzstufe (D4 oder D10) weiter potenziert. Die gemeinsame Potenzierung der Einzelpflanzenextrakte ab der D3 ist ein besonderes Charakteristikum der JKH. So entsteht eine neue Einheit, ein neues Ganzes, dessen Wirkung mehr als nur die Summe der Einzelwirkungen ausmacht. So gilt für jedes JSO-Komplex-Mittel: „Das Ganze ist mehr als die Summe seiner Teile."

Durch die Potenzierungsschritte ist zudem gewährleistet, dass stark wirkende Inhaltsstoffe nicht in einer Konzentration auftreten, bei der für den Menschen schädliche Nebenwirkungen zu befürchten sind. Dies ist sicher ein Grund für die gute Verträglichkeit der JSO-Komplex-Mittel.

Als Besonderheiten der spagirischen Aufbereitung lassen sich folgende Aspekte festhalten:

1. ausschließliche Verwendung pflanzlichen Materials
2. schonende Aufbereitung
3. Nutzung alkohol- und wasserlöslicher Inhaltsstoffe
4. Vermeidung toxischer Nebenwirkungen durch die Potenzierung der Bestandteile
5. gemeinsame Potenzierung der Einzelbestandteile ab der dritten Potenzstufe.

Bedingt durch das schonende Herstellungsverfahren bleibt die Vielfalt an pflanzlichen Inhaltsstoffen erhalten, die ein breites Wirkungsspektrum ermöglicht.

Präparate

Globulimittel und Fluide

Globulimittel wirken vor allem auf den Stoffwechsel von Organen. Die Fluide (Seite 439ff.) wirken in erster Linie auf das Nervensystem. Die Therapie ergänzen sie meist in den Darreichungsformen Lösung, Salbe und bei Capsella cp und Populus cp auch als Hämorrhoidalzäpfchen.

Die insgesamt 55 Globulimittel sind entsprechend ihrer Hauptwirkungsrichtung in acht Reihen angeordnet (Seite 345ff).

Stoffwechselmittel (St)	Anregung des Stoffwechsels, Entgiftung
Lymphmittel (Lf)	Entgiftung über das Lymphsystem (Entzündungen, Schwellungen, Wucherungen etc.) Abwehrstärkung
Adermittel (Ad)	Erkrankungen des Blutsystems, Durchblutungsstörungen, Entzündungen
Brustmittel (Br)	Atemwegserkrankungen
Fieber- und Nervenmittel (Fb)	Organneurosen, fieberhafte Erkrankungen Entgiftung über Leber, Haut, Milz
Darmmittel (W)	Entgiftung über den Darm, Infektionen (Abwehrstärkung), Entzündungen, Haut-/ Schleimhauterkrankungen, Milieuregulierung
Gewebemittel (G)	histologische Veränderungen Anregung der Drüsen (G1, G2)
Konstitutionsmittel (K)	chronisch-rezidivierende Krankheitsverläufe, ererbte Schwächen

Insgesamt stehen 5 Fluide in verschiedenen Darreichungsformen (Tropfen, Salbe, Hämorrhoidal-Salbe und Hämorrhoidal-Zäpfchen zur Verfügung):

Fluide	siehe auch Seite 439ff.
Capsella cp-Fluid	veränderter Arterien-Tonus arterielle Durchblutungsstörungen akute Entzündungen, Blutungen
Populus cp-Fluid	Reaktionsmittel; venöse und lymphatische Erschlaffungen venöse Durchblutungsstörungen chronische Entzündungen
Rhododendron cp-Fluid	Schwächezustände, Lähmungen, Neuralgien
Sambucus cp-Fluid	Spasmolyse (Koliken, Krämpfe)
Viscum album cp-Fluid S	Energieausgleich Schmerzen (Neuralgien)

Globulimittel

Die Bezeichnung der Mittelreihen richtet sich zunächst nach den Organfunktionen und Systemen, auf die sie gemäß ihrer Zusammensetzung vorwiegend wirken. Die Mittel einer Reihe besitzen dabei einen gemeinsamen **Grundkomplex** und dementsprechend eine gemeinsame Grundwirkung. Dies soll am Beispiel der Stoffwechselmittel veranschaulicht werden.

Die Stoffwechselmittel enthalten acht gemeinsame spagirische Zubereitungen aus *Cochlearia officinalis, Hydrastis canadensis, Matricaria chamomilla, Nasturtium officinale, Sarsaparilla, Scrophularia nodosa, Tussilago farfara* und *Veronica officinalis.* Diese machen gemeinsam den Stoffwechselmittel-Grundkomplex aus. Jedes Mittel der Reihe enthält darüber hinaus eine spezifische Ergänzung, welche die Wirkung des Komplexes in eine bestimmte Richtung lenkt. Bei Stoffwechselmittel 1 Cochlearia cp ist dies z.B. *Strychnos nux-vomica.*

Innerhalb einer Reihe sind die Mittel meist entsprechend der zeitlichen Reihenfolge ihrer Entwicklung durchnummeriert. Zum Teil haben dabei Stoffwechselmittel und Gewebemittel gleicher Nummer ähnliche Wirkungskreise. Daneben besitzt jedes Mittel noch einen lateinischen Namen. Namensgebend ist dabei in der Regel eine Heilpflanze, deren Wirkung die Gesamtwirkung des Komplexes besonders gut charakterisiert. Diese muss nicht immer mit der spezifischen Ergänzung identisch sein. So ist z.B. Stoffwechselmittel 1 Cochlearia cp nach dem Löffelkraut, *Cochlearia officinalis,* benannt, das auf das Verdauungssystem wirkt.

Unter den Komplexen der JKH befinden sich auch solche, welche ihrerseits wieder in anderen Komplexen enthalten sind. Dabei handelt es sich um therapeutisch bewährte Rezepturen, die von Krauß zur Vereinfachung der Therapie und zur Kostenersparnis entwickelt wurden. Einige Kombinationen werden auch als so genannte „Spezialitäten" (Seite 471ff.) in anderen Darreichungsformen angeboten.

Da die Komplexmittel eine sehr umfangreiche Wirkung auf die Organfunktionen haben, stellt Krauß den Mitteln immer die entsprechenden Systeme, und nicht bestimmte Symptome oder Krankheiten, gegenüber. Krauß betont jedoch, dass ein Heilmittel nicht nur auf ein einzelnes, sondern auf mehrere funktionell verbundene Organsysteme wirken muss. Diese Forderung wird bei der Zusammensetzung der JSO-Komplex-Mittel berücksichtigt.

Mit den Globulimitteln der JKH steht eine Vielfalt von alkoholfreien Mitteln zur Regulation des Stoffwechsels zur Verfügung, die sich durch eine umfassende Wirkung und gute Verträglichkeit auszeichnen. Als Globuli sind diese JSO-Komplex-Mittel nicht nur einfach zu dosieren und einzunehmen, sondern auch sparsam im Verbrauch. Möchte man sie verdünnt einsetzen, kann man sie sehr bequem in Wasser lösen. Aber auch unverdünnt sind sie geschmacksneutral und werden daher von den meisten Patienten gerne genommen. Ein wichtiger Vorteil der Globulimittel gegenüber vielen anderen Arzneien ist ihre schnelle Wirksamkeit, da sie bereits durch die Mundschleimhaut wirken. Um diese Wirkung zu verbessern, sollte man die Globuli stets einige Zeit vor dem Essen langsam im Mund zergehen lassen.

In der JKH werden Globuli der Größe 4 verwendet. Ein Gramm enthält dabei zwischen 70 und 90 Globuli. Alle Globulimittel sind in der D4, einige (Adermittel 1 Avena cp, Fieber- und Nervenmittel 1 Aconitum cp und Gewebemittel 17 Rhus aromatica cp) darüber hinaus in der D10 erhältlich.

Adermittel 1 Avena cp JSO

Arterielles System, anregend

Herz (Grundstärke anregend und tonisierend, steigert die Auswurfleistung des Herzens, erhöht den Blutdruck)

Zusammensetzung
10 g Streukügelchen enthalten als arzneilich wirksame Bestandteile:

- Adermittel-Grundkomplex
  Avena sativa, Hydrastis canadensis, Malva silvestris, Sanguinaria canadensis, jeweils spag. Krauß D4 1,667 g
- Spezifische Ergänzung
  Arnica montana, Capsella bursa-pastoris, jeweils spag. Krauß D4 1,667 g

Anwendungsgebiete
- **Anregung von Herz und Kreislauf, z.B. bei Herzschwäche und Hypotonie**
- **Chronische Entzündungen**
- **Erkrankungen des Herzens und des arteriellen Systems, z.B. arterielle Durchblutungsstörungen, Hypotonie**
- **Blutdruckstörungen, blutdrucksteigernd**
- **Menstruationsstörungen, zur Anregung bei schwacher oder seltener Periode**
- **Bei unklaren Synkopen**
- **Zur besseren Durchblutung und damit Befeuchtung von Schleimhäuten**

Gegenanzeigen, Neben-/Wechselwirkungen
Bisher keine bekannt

Dosierung
3-mal täglich 10 Globuli

Enthalten in
Brustmittel 7 Galeopsis cp
Gewebemittel 12 Sanguinaria cp
Stoffwechselmittel 7 Malva cp

Packungsgröße
20 g Globuli (N1) PZN 2148221

Adermittel 1 Avena cp D10 JSO

Arterielles System, dämpfend

Herz (beruhigend, blutdrucksenkend), akute Entzündungen

Zusammensetzung
10 g Streukügelchen enthalten als arzneilich wirksame Bestandteile:

- Adermittel-Grundkomplex
  Avena sativa, Hydrastis canadensis, Malva silvestris, Sanguinaria canadensis, jeweils spag. Krauß D10 1,667 g
- Spezifische Ergänzung
  Arnica montana, Capsella bursa-pastoris, jeweils spag. Krauß D10 1,667 g

Anwendungsgebiete
- **Akute Entzündungen**
- **Beruhigung von Herz und Kreislauf, z.B. bei Hypertonie; z.B. erhöhte Gefäßerregbarkeit**
- **Blutungen**
- Erkrankungen des Herzens und des arteriellen Systems, z.B. Aneurysma, nervöse Herzstörungen mit schnellem Puls
- Blutdruckstörungen, blutdrucksenkend
- Kongestionen, z.B. kongestiver Kopfschmerz; Wallungen im Klimakterium
- Zur Beruhigung bei Ohrensausen, bei hartem Puls mit Capsella cp-Fluid (10 Tropfen in 1 Esslöffel Wasser), sonst mit Viscum album cp-Fluid S
- Blutungen
- Menstruationsstörungen, bei zu starker oder langer Periode
- Entzündungen, vor allem akute; Katarrhe
- Allergien (bei allergischen, juckenden Hautreaktionen mit Sambucus cp-Fluid äußerlich)
- Nervöse Diarrhö

Gegenanzeigen, Neben-/Wechselwirkungen
Bisher keine bekannt

Dosierung
3-mal täglich 5 Globuli oder 3–5 Globuli in 1/8 Liter Wasser auflösen und über den Tag verteilt schluckweise trinken

Augendiagnostische Hinweise
Helle Reizradiären, Keulenfasern, vaskularisierte Radiären, „Ärgerlinie“ im Herzsektor, Kongestionsfurchen, Anschoppungskeile, Gefäßdruckbogen, Tangentialgefäß [Hemm 1998]. Hämatogene Konstitution, hämangiotische Konstitution, exsudativ-allergische Diathese.

Praxistipp
Bei allen akuten entzündlichen Prozessen ist Adermittel 1 Avena cp D10 JSO als Entzündungsmittel angezeigt.

Enthalten in
Jsoskleran®

Packungsgröße
20 g Globuli (N1) PZN 3730236

Adermittel 2 Hamamelis cp JSO

Venöses System

Rechte Herzhälfte, Förderung des venösen Abflusses, Krampfadern, Hämorrhoiden, Blutergüsse, chronische Entzündungen

Zusammensetzung
10 g Streukügelchen enthalten als arzneilich wirksame Bestandteile:

- Adermittel-Grundkomplex
  Avena sativa, Hydrastis canadensis, Malva silvestris, Sanguinaria canadensis, jeweils spag. Krauß D4 1,429 g
- Spezifische Ergänzung
  Achillea millefolium, Aesculus hippocastanum, Hamamelis virginiana, jeweils spag. Krauß D4 1,429 g

Anwendungsgebiete
- **Stauungen im venösen System wie**
  - **Varikosis**
  - **Hämorrhoidalleiden**
  - **Pfortaderstau**
- **Postthrombotisches Syndrom, Thrombose (-prophylaxe)**
- Chronische Entzündungen und Katarrhe
- Chronische Schwellungen
- Entgiftung
- Verbesserung des Abtransports von Harnsäure bei der harnsauren Diathese
- Venöse Blutungen, Blutergüsse

Gegenanzeigen, Neben-/Wechselwirkungen
Bisher keine bekannt

Dosierung
3-mal täglich 10 Globuli

Augendiagnostische Hinweise
Plethorische Konstitution, phlegmatisch-venöse Konstitution. Nach ventral ausgesakkte Krause, abgedunkelte untere Irishälfte, vaskularisierte Radiären und Transversalen.

Enthalten in
Gewebemittel 7 Millefolium cp
Gewebemittel 11 Rhus toxicodendron cp
Konstitutionsmittel 3 Phytolacca cp
Konstitutionsmittel 4 Clematis cp
ISO-Augentropfen C
Nettiderma®-Salbe
Pesendorfer-Salbe®
Capsella cp-Hämorrhoidal-Salbe
Capsella cp-Hämorrhoidal-Zäpfchen
Populus cp-Hämorrhoidal-Salbe
Populus cp-Hämorrhoidal-Zäpfchen

Packungsgröße
20 g Globuli (N1) PZN 2148250

Adermittel 3 Hydrastis cp

Blutbildung

Anämie, Rekonvaleszenz, Schwächezustände, Neurasthenie

Zusammensetzung
10 g Streukügelchen enthalten als arzneilich wirksame Bestandteile:

- Adermittel-Grundkomplex
  Avena sativa, Hydrastis canadensis, Malva silvestris, Sanguinaria canadensis, jeweils spag. Krauß D4 1,429 g

- Spezifische Ergänzung
  Arnica montana, Artemisia abrotanum, Pulsatilla vulgaris, jeweils spag. Krauß D4 1,429 g

Anwendungsgebiete
- **Anämie** (auch Infektanämie; Perniziosa) sowie andere Erkrankungen des Blutes und der blutbildenden Organe
- **Rekonvaleszenz**, allgemeine Schwächezustände (siehe auch Stoffwechselmittel 8 Veronica cp und Lymphmittel 2 Abrotanum cp), Marasmus
- **Nervennutritionsmittel**
- Verbesserung des Blutbildes; Blutbildung
- Unterstützend bei vielen chronischen Krankheiten
- Ernährungsstörungen
- Anorexie junger Frauen (mit Gewebemittel 1 Caulophyllum cp kombiniert)
- Neurasthenie (vor allem in Kombination mit Fieber- und Nervenmittel 1 Aconitum cp oder Stoffwechselmittel 10 Centaurium cp), insbesondere wenn sie auf Unterernährung oder Anämie beruht
- Atemwegserkrankungen bei Kindern (siehe auch Brustmittel 3 Drosera cp)

Gegenanzeigen, Neben-/Wechselwirkungen
Bisher keine bekannt

Dosierung
3-mal täglich 10 Globuli

Augendiagnostische Hinweise
Hydrogenoide Konstitution. Anämische Konstitution. Oft Milzzeichen: Milzdreieck, Milztransversale.

Pulsdiagnose

Hinweise auf ein zu dünnes, wässriges Blut (und damit auf Adermittel 3 Hydrastis cp) kann auch ein **Pulsus languidus** der chinesischen Pulsdiagnose bzw. ein **Pulsus mollis** liefern.

Enthalten in

Brustmittel 3 Drosera cp
Gewebemittel 9 Pulsatilla cp
Gewebemittel 14 Belladonna cp
Gewebemittel 16 Nux vomica cp
Konstitutionsmittel 5 Vinca minor cp
Lymphmittel 2 Abrotanum cp
Stoffwechselmittel 8 Veronica cp

Packungsgröße

20 g Globuli (N1) PZN 2148296

Brustmittel 1 Adiantum cp JSO

Akute Atemwegserkrankungen

Wirkt im Bereich der Atemwege bronchospasmolytisch, expektorierend, desinfizierend und entzündungshemmend

Zusammensetzung
10 g Streukügelchen enthalten als arzneilich wirksame Bestandteile:

- Brustmittel-Grundkomplex (= Brustmittel 1 Adiantum cp)
  Adiantum capillus veneris, Allium cepa, Eucalyptus globulus, Phellandrium aquaticum, Polygala amara, Uragoga ipecacuanha, jeweils spag. Krauß D4 1,667 g

Anwendungsgebiete
- **Husten**
- **Entzündungen und Katarrhe der Atemwege mit und ohne Verschleimung, z.B. Bronchitis**

Gegenanzeigen, Neben-/Wechselwirkungen
Bisher keine bekannt

Dosierung
3-mal täglich 10 Globuli

Enthalten in
Brustmittel 2 Phellandrium cp
Brustmittel 3 Drosera cp
Brustmittel 4 Ipecacuanha cp
Brustmittel 5 Teucrium cp
Brustmittel 6 Eucalyptus cp
Brustmittel 7 Galeopsis cp
Brustmittel 8 Glechoma cp
Brustmittel 9 Polygala cp

Packungsgröße
20 g Globuli (N1) PZN 2148327

Brustmittel 2 Phellandrium cp JSO

Atemwegserkrankungen mit zähem Sekret, chronisch

Wirkt vor allem bei chronischen Atemwegserkrankungen mit zähem Schleim, bei zähem, fadenziehenden, weißlichem Sekret; bringt Pneuma

Zusammensetzung
10 g Streukügelchen enthalten als arzneilich wirksame Bestandteile:

- Brustmittel-Grundkomplex (= Brustmittel 1 Adiantum cp)
  Adiantum capillus veneris, Allium cepa, Eucalyptus globulus, Phellandrium aquaticum, Polygala amara, Uragoga ipecacuanha, jeweils spag. Krauß D4 1,0 g
- Spezifische Ergänzung
  Galeopsis ochroleuca, Glechoma hederacea, Teucrium scordium, jeweils spag. Krauß D4 1,0 g
- Gewebemittel 2 Equisetum cp
  Conium maculatum, Equisetum arvense, Petroselinum sativum, Pimpinella saxifraga, Rhus toxicodendron, Vincetoxicum officinale, jeweils spag. Krauß D4 0,167 g

Anwendungsgebiete
- **Husten, (chronische) Katarrhe der Atemwege mit zähem Sekret**
- **Chronische Bronchitis**
- **Asthma bronchiale (zur Schleimlösung)**
- **Altersemphysem, Bronchiektasen**
- **Folgen der Staublunge**
- **Tuberkulose** (in der Regel mit kleinen Gaben von Konstitutionsmittel 1 Thuja cp)
- **Erworbene oder ererbte Schwäche der Respirationsorgane**

Gegenanzeigen, Neben-/Wechselwirkungen
Bisher keine bekannt

Dosierung
3-mal täglich 10 Globuli

Enthalten in
Brustmittel 5 Teucrium cp
Brustmittel 7 Galeopsis cp
Brustmittel 8 Glechoma cp

Packungsgröße
20 g Globuli (N1) PZN 2148362

Brustmittel 3 Drosera cp JSO

Spastische Bronchialerkrankungen mit trockenen Reizerscheinungen (Kinder)

Zusammensetzung
10 g Streukügelchen enthalten als arzneilich wirksame Bestandteile:

- Brustmittel-Grundkomplex (= Brustmittel 1 Adiantum cp)
  Adiantum capillus veneris, Allium cepa, Eucalyptus globulus, Phellandrium aquaticum, Polygala amara, Uragoga ipecacuanha, jeweils spag. Krauß D4 1,111 g
- Spezifische Ergänzung
  Drosera rotundifolia, Hyoscyamus niger, jeweils spag. Krauß D4 1,111 g
- Adermittel 3 Hydrastis cp
  Avena sativa, Arnica montana, Artemisia abrotanum, Hydrastis canadensis, Malva silvestris, Pulsatilla vulgaris, Sanguinaria canadensis, jeweils spag. Krauß D4 0,159 g

Anwendungsgebiete
- **Spastische Erkrankungen der Atemwege mit unterschiedlichem Sekret, z.B. spastische Bronchitis**
- Husten, Katarrhe der oberen Atemwege
- Häufig bei Kindern angezeigt
- Keuchhusten und Keuchhusten-ähnliche Zustände
- Asthma bronchiale
- Entzündungen der Luftröhre

Gegenanzeigen, Neben-/Wechselwirkungen
Bisher keine bekannt

Dosierung
3-mal täglich 10 Globuli. Bei Kindern 3-mal täglich dem Alter entsprechende Anzahl an Globuli.

Packungsgröße
20 g Globuli (N1) PZN 2148391

Brustmittel 4 Ipecacuanha cp JSO

Bronchialerkrankungen mit zähem Schleim und Brechreiz

Atemwegserkrankungen mit nervöser Komponente; chronische Atemwegserkrankungen, insbesondere bei älteren Patienten

Zusammensetzung
10 g Streukügelchen enthalten als arzneilich wirksame Bestandteile:

- Brustmittel-Grundkomplex (= Brustmittel 1 Adiantum cp)
  Adiantum capillus veneris, Allium cepa, Eucalyptus globulus, Phellandrium aquaticum, Polygala amara, Uragoga ipecacuanha, jeweils spag. Krauß D4 1,25 g
- Spezifische Ergänzung
  Arnica montana spag. Krauß D4 1,25 g
- Fieber- und Nervenmittel 1 Aconitum cp
  Aconitum napellus, Aesculus hippocastanum, Berberis vulgaris, Cetraria islandica, Cinchona calisaya, Cinchona succirubra, Erythraea centaurium, Salix alba, Sambucus nigra, jeweils spag. Krauß D4 0,139 g

Anwendungsgebiete
- **Nervöse Erkrankungen der Atemwege (akut und chronisch)**
- **Asthma bronchiale, nervöses Asthma, Atemnot**
- **Atemwegserkrankungen des älteren Patienten**
- Krampf- und Kitzelhusten, Reizhusten, Räuspern
- Keuchhusten
- Fieberhafte Atemwegserkrankungen
- Raucherhusten
- Atemwegserkrankungen des älteren Patienten
- Emphysembronchitis
- zur Erleichterung des Abhustens auch bei größeren Schleimmengen
- Hustenanfälle bei Bronchiektasie (3-mal täglich mit Stoffwechselmittel 10 Centaurium cp und 10 Tropfen Viscum album cp-Fluid S)

Gegenanzeigen, Neben-/Wechselwirkungen
Bisher keine bekannt

Dosierung
3-mal täglich 10 Globuli

Packungsgröße
20 g Globuli (N1) PZN 2148439

Brustmittel 5 Teucrium cp JSO

Konstitutionelle Schwäche, insbesondere der Atemwege

Fördert die Aufnahme und Verwertung von Pneuma

Zusammensetzung
10 g Streukügelchen enthalten als arzneilich wirksame Bestandteile:

- Brustmittel 2 Phellandrium cp
  Conium maculatum, Equisetum arvense, Petroselinum sativum, Pimpinella saxifraga, Rhus toxicodendron, Vincetoxicum officinale, jeweils spag. Krauß D4 0,056 g; Adiantum capillus veneris, Allium cepa, Eucalyptus globulus, Galeopsis ochroleuca, Glechoma hederacea, Phellandrium aquaticum, Polygala amara, Teucrium scordium, Uragoga ipecacuanha, jeweils spag. Krauß D4 0,333 g
- Gewebemittel 5 Conium cp
  Conium maculatum, Phytolacca decandra, Pimpinella saxifraga, Rhus toxicodendron, Vincetoxicum officinale, jeweils spag. Krauß D4 0,667 g
- Konstitutionsmittel 1 Thuja cp
  Althaea officinalis e foliis, Althaea officinalis e radice, Betula alba, Clematis recta, Eucalyptus globulus, Myrtus communis, Populus tremula, Rosa canina, Sarsaparilla, Solanum dulcamara, Steffensia elongata, Thuja occidentalis, Tilia, Veronica officinalis, Viburnum opulus, Vinca minor, jeweils spag. Krauß D4 0,208 g

Anwendungsgebiete
- **Konstitutionelle Schwäche der Atemorgane**
- **Bronchitisches Syndrom**
- **Tuberkulose**
- **Tuberkulinismus**

Gegenanzeigen
Überempfindlichkeit gegen Giftsumachgewächse.

Neben-/Wechselwirkungen
Bisher keine bekannt

Dosierung
3-mal täglich 10 Globuli

Augendiagnostische Hinweise
Carbo-nitrogenoide Konstitution, Lymphatismus, Skrofulose, abgedunkelte Atmungslinie (besonders lateral)

Packungsgröße
20 g Globuli (N1) PZN 2148468

Brustmittel 6 Eucalyptus cp JSO

Bronchitisches Syndrom mit Obstruktionen

Zusammensetzung
10 g Streukügelchen enthalten als arzneilich wirksame Bestandteile:

- Brustmittel-Grundkomplex (= Brustmittel 1 Adiantum cp)
  Adiantum capillus veneris, Allium cepa, Eucalyptus globulus, Phellandrium aquaticum, Polygala amara, Uragoga ipecacuanha, jeweils spag. Krauß D4 0,883 g
- Gewebemittel 5 Conium cp
  Conium maculatum, Phytolacca decandra, Pimpinella saxifraga, Rhus toxicodendron, Vincetoxicum officinale, jeweils spag. Krauß D4 1,0 g

Anwendungsgebiete
Obstruktive (chronische) **Bronchialkatarrhe** (auch eitrige Formen)

Gegenanzeigen
Überempfindlichkeit gegen Giftsumachgewächse.

Neben-/Wechselwirkungen
Bisher keine bekannt

Dosierung
3-mal täglich 10 Globuli

Packungsgröße
20 g Globuli (N1) PZN 2148497

Brustmittel 7 Galeopsis cp JSO

Akute Bronchialerkrankungen

Akute, heftige Atemwegserkrankungen, auch mit blutig-eitrigem Auswurf

Zusammensetzung
10 g Streukügelchen enthalten als arzneilich wirksame Bestandteile:

- Adermittel 1 Avena cp
  Arnica montana, Avena sativa, Capsella bursa-pastoris, Hydrastis canadensis, Malva silvestris, Sanguinaria canadensis, jeweils spag. Krauß D4 0,556 g
- Brustmittel 2 Phellandrium cp
  Conium maculatum, Equisetum arvense, Petroselinum sativum, Pimpinella saxifraga, Rhus toxicodendron, Vincetoxicum officinale, jeweils spag. Krauß D4 0,056 g; Adiantum capillus veneris, Allium cepa, Eucalyptus globulus, Galeopsis ochroleuca, Glechoma hederacea, Phellandrium aquaticum, Polygala amara, Teucrium scordium, Uragoga ipecacuanha, jeweils spag. Krauß D4 0,333 g
- Gewebemittel 5 Conium cp
  Conium maculatum, Phytolacca decandra, Pimpinella saxifraga, Rhus toxicodendron, Vincetoxicum officinale, jeweils spag. Krauß D4 0,667 g

Anwendungsgebiete
- **Akute Entzündungen der Bronchien und der Lunge**
- **Husten mit eitrigem oder eitrig-blutigem Auswurf**

Gegenanzeigen
Überempfindlichkeit gegen Giftsumachgewächse.

Neben-/Wechselwirkungen
Bisher keine bekannt

Dosierung
3-mal täglich 10 Globuli

Packungsgröße
20 g Globuli (N1) PZN 2148528

Brustmittel 8 Glechoma cp JSO

Atemwegserkrankungen mit subfebrilen Temperaturen

Schleichende Atemwegserkrankungen mit subfebrilen Temperaturen und Nachtschweiß

Zusammensetzung

10 g Streukügelchen enthalten als arzneilich wirksame Bestandteile:

- Brustmittel 2 Phellandrium cp
  Conium maculatum, Equisetum arvense, Petroselinum sativum, Pimpinella saxifraga, Rhus toxicodendron, Vincetoxicum officinale, jeweils spag. Krauß D4 0,056 g; Adiantum capillus veneris, Allium cepa, Eucalyptus globulus, Galeopsis ochroleuca, Glechoma hederacea, Phellandrium aquaticum, Polygala amara, Teucrium scordium, Uragoga ipecacuanha, jeweils spag. Krauß D4 0,333 g
- Fieber- und Nervenmittel 1 Aconitum cp
  Aconitum napellus, Aesculus hippocastanum, Berberis vulgaris, Cetraria islandica, Cinchona calisaya, Cinchona succirubra, Erythraea centaurium, Salix alba, Sambucus nigra, jeweils spag. Krauß D4 0,370 g
- Gewebemittel 5 Conium cp
  Conium maculatum, Phytolacca decandra, Pimpinella saxifraga, Rhus toxicodendron, Vincetoxicum officinale, jeweils spag. Krauß D4 0,667 g

Anwendungsgebiete

- **Chronische Bronchialerkrankungen, insbesondere mit subfebrilen Temperaturen und Nachtschweiß, auch Tuberkulose**

Gegenanzeigen

Überempfindlichkeit gegen Giftsumachgewächse.

Neben-/Wechselwirkungen

Bisher keine bekannt

Dosierung

3-mal täglich 10 Globuli

Packungsgröße

20 g Globuli (N1) PZN 2148563

Brustmittel 9 Polygala cp JSO

Akute, fieberhafte Bronchialerkrankungen

Zusammensetzung
10 g Streukügelchen enthalten als arzneilich wirksame Bestandteile:

- Brustmittel-Grundkomplex (= Brustmittel 1 Adiantum cp)
  Adiantum capillus veneris, Allium cepa, Eucalyptus globulus, Phellandrium aquaticum, Polygala amara, Uragoga ipecacuanha, jeweils spag. Krauß D4 0,556 g
- Fieber- und Nervenmittel 1 Aconitum cp
  Aconitum napellus, Aesculus hippocastanum, Berberis vulgaris, Cetraria islandica, Cinchona calisaya, Cinchona succirubra, Erythraea centaurium, Salix alba, Sambucus nigra, jeweils spag. Krauß D4 0,370 g
- Gewebemittel 5 Conium cp
  Conium maculatum, Phytolacca decandra, Pimpinella saxifraga, Rhus toxicodendron, Vincetoxicum officinale, jeweils spag. Krauß D4 0,667 g

Anwendungsgebiet
- **Akute, fieberhafte Bronchialerkrankungen mit krampfartigem Husten, heftigem Würgen und Schleimerbrechen**

Gegenanzeigen
Überempfindlichkeit gegen Giftsumachgewächse.

Neben-/Wechselwirkungen
Bisher keine bekannt

Dosierung
3-mal täglich 10 Globuli

Packungsgröße
20 g Globuli (N1) PZN 2148600

Darmmittel 1 Allium cp JSO

Darmfunktionen und -milieu, Entgiftung, Infektionen, Würmer

Darmstörungen (vor allem Drüsen, Schleimhaut, Nerven), Regulation der Darmaktivität (Sekretion, Peristaltik); Infektionskrankheiten, besonders im akuten Stadium; Darmparasiten

Zusammensetzung
10 g Streukügelchen enthalten als arzneilich wirksame Bestandteile:

- Darmmittel-Grundkomplex
  Allium sativum, Chenopodium ambrosioides, Dictamnus albus, Ruta graveolens, jeweils spag. Krauß D4 1,429 g
- Spezifische Ergänzung
  Imperatoria ostruthium, Thymus serpyllum, jeweils spag. Krauß D4 1,429 g, Euphorbium D4 1,429 g

Anwendungsgebiete
- **Bestandteil der JSO-Entgiftungstherapie**
- **Akute Darmerkrankungen, z.B. Infektionen, Nahrungsmittelintoxikationen u.a. mit Diarrhö**
- **Milieusanierung**
- **Infektionen, v. a. im akuten Stadium und bei Bezug zum Darm**
- **Stuhlregulation, z.B. bei chronischer Verstopfung**
- **Meteorismus, durch Störungen der Darmtätigkeit bedingt**
- **Darmparasiten, insbesondere Würmer**

Gegenanzeigen, Neben-/Wechselwirkungen
Bisher keine bekannt

Dosierung
3-mal täglich 10 Globuli

Augendiagnostische Hinweise
Wurmnester, Kontrastkrause (Schnabel), Bündel, Katarrhzeichen in der Krausenzone, Schaumkugeln (Angerer). Ektasierte Krausenzone [Hemm, 1998].

Praxistipp
Darmmittel 1 Allium cp kann z.B. zur Ausleitung von Stoffwechselgiften über den Darm bei allen Infektionskrankheiten oder chronischen Krankheiten eingesetzt werden.

Enthalten in
Konstitutionsmittel 4 Clematis cp
Jsonettin® S
Nettigall®

Packungsgröße
20 g Globuli (N1) PZN 2149893

Darmmittel 2 Tanacetum cp JSO

Chronische Darmerkrankungen

Regulation des Darmmilieus, insbesondere bei chronischen Störungen

Zusammensetzung
10 g Streukügelchen enthalten als arzneilich wirksame Bestandteile:

- Darmmittel-Grundkomplex
  Allium sativum, Chenopodium ambrosioides, Dictamnus albus, Ruta graveolens, jeweils spag. Krauß D4 1,429 g
- Spezifische Ergänzung
  Artemisia cina, Spigelia anthelmia, Tanacetum vulgare, jeweils spag. Krauß D4 1,429 g

Anwendungsgebiete
- **Chronische Wurmerkrankungen**
- **Chronische Darmerkrankungen, Milieusanierung**

Gegenanzeigen
Überempfindlichkeit gegen Rainfarn und andere Korbblütler.

Neben-/Wechselwirkungen
Bisher keine bekannt

Dosierung
3-mal täglich 10 Globuli

Enthalten in
Nettiderma®-Salbe

Packungsgröße
20 g Globuli (N1) PZN 2149924

Fieber- und Nervenmittel 1 Aconitum cp JSO

Nervenstützend und anregend

Anregend auf Psyche, motorische und sensible Nerven, auch schweißanregend; Regulation des Sympathikus im alten, naturheilkundlichen Sinne (lebensbedingender, lebensvermittelnder Aspekt des Nervensystems)

Zusammensetzung
10 g Streukügelchen enthalten als arzneilich wirksame Bestandteile:

- Fieber- und Nervenmittel-Grundkomplex
  Aesculus hippocastanum, Berberis vulgaris, Cetraria islandica, Cinchona calisaya, Cinchona succirubra, Erythraea centaurium, Salix alba, Sambucus nigra, jeweils spag. Krauß D4 1,111 g
- Spezifische Ergänzung
  Aconitum napellus spag. Krauß D4 1,111 g

Anwendungsgebiete
- **Fieber, zur Anregung bei Reaktionsschwäche**
- **Nervöse Störungen, vegetative Dystonie:**
  - **Neurasthenie, nervöse Erschöpfungszustände, Teilnahmslosigkeit**
  - **Nervöse Herzstörungen, Regulation der Pulsfrequenz (erhöhen) und des Kreislaufs (anregen)**
- **Atonische Migräne**
- **Schwitzen (schweißtreibend)**

Gegenanzeigen, Neben-/Wechselwirkungen
Bisher keine bekannt

Dosierung
3-mal täglich 10 Globuli

Augendiagnostische Hinweise
Zickzack-Krause, Veränderungen des Pupillensaums (z.B. Neurasthenikerring, Begleitschatten), Solarstrahlen und andere Radiärfurchen

Enthalten in
Brustmittel 4 Ipecacuanha cp
Brustmittel 8 Glechoma cp
Brustmittel 9 Polygala cp
Gewebemittel 14 Belladonna cp
Stoffwechselmittel 9 Nasturtium cp
Nettigall®

Packungsgröße
20 g Globuli (N1) PZN 2148646

Fieber- und Nervenmittel 1 Aconitum cp D10 JSO

Fieber und Entzündungen, Beruhigung der Nerven

Fiebersenkend, nervendämpfend und beruhigend (zentrales und vegetatives Nervensystem); Regulation des Sympathikus im alten, naturheilkundlichen Sinne (lebensbedingender, lebensvermittelnder Aspekt des Nervensystems)

Zusammensetzung
10 g Streukügelchen enthalten als arzneilich wirksame Bestandteile:

- Fieber- und Nervenmittel-Grundkomplex
  Aesculus hippocastanum, Berberis vulgaris, Cetraria islandica, Cinchona calisaya, Cinchona succirubra, Erythraea centaurium, Salix alba, Sambucus nigra, jeweils spag. Krauß D10 1,111 g
- Spezifische Ergänzung
  Aconitum napellus spag. Krauß D10 1,111 g

Anwendungsgebiete
- **Fieber senkend**
- **Allergien**
- Nervöse Störungen, vegetative Dystonie:
  - Angst, **Unruhezustände**
  - Hysterie
  - nervöse Herzstörungen, Regulation der Pulsfrequenz (senkend) und des Kreislaufs, **Herzklopfen**
  - Krämpfe, z.B. Epilepsie
  - Spastische Diathese
- Spastische Migräne
- Neuralgien
- Schwitzen (Dämpfen), Hitzewallungen
- Überwiegend akute Zustände
- Akute Entzündungen und Katarrhe

Gegenanzeigen, Neben-/Wechselwirkungen
Bisher keine bekannt

Dosierung
3-mal täglich 5 Globuli oder 3–5 Globuli in 1/8 Liter Wasser auflösen und über den Tag verteilt schluckweise trinken

Augendiagnostische Hinweise
Lange Reizradiären, Neuronennetze, Neurohäkchen, Neuritisfasern. Neuropathisch-neurolymphatische Konstitution. Spastische Diathese [Hemm 1998].

Pulsdiagnose
Fieber- und Nervenmittel 1 Aconitum cp D10 JSO wirkt einer erhöhten Reaktionsbereitschaft entgegen und wird auch beim **Pulsus chordalis** der chinesischen Pulsdiagnose bzw. dem **Pulsus durus** eingesetzt.

Enthalten in
Jsoskleran®

Packungsgröße
20 g Globuli (N1) PZN 3730621

Fieber- und Nervenmittel 2 Cinchona cp JSO

Neuralgien

Wirkt vor allem auf die peripheren Nerven, z.B. bei Nervenschmerzen und Juckreiz

Zusammensetzung
10 g Streukügelchen enthalten als arzneilich wirksame Bestandteile:

- Fieber- und Nervenmittel-Grundkomplex
  Aesculus hippocastanum, Berberis vulgaris, Cetraria islandica, Cinchona calisaya, Cinchona succirubra, Erythraea centaurium, Salix alba, Sambucus nigra, jeweils spag. Krauß D4 1,111 g

- Spezifische Ergänzung
  Scolopendrium vulgare spag. Krauß D4 1,111 g

Anwendungsgebiete
- **Neuralgien** und andere Nervenschmerzen
- **Reizbarkeit**
- **Krämpfe**
- **Juckreiz, insbesondere der Haut**
- **Hyperästhesie (Empfindlichkeit)**
- **Milzstörungen**

Gegenanzeigen, Neben-/Wechselwirkungen
Bisher keine bekannt

Dosierung
3-mal täglich 10 Globuli

Praxistipp
Fieber- und Nervenmittel 2 Cinchona cp hat einen Bezug zu den peripheren Nerven und wird bei Neuralgien und Hautjucken auch häufig äußerlich angewendet.

Enthalten in
Nettiderma®-Salbe

Packungsgröße
20 g Globuli (N1) PZN 2148646

Gewebemittel 1 Caulophyllum cp JSO

Drüsenmittel, hormonelle Regulation

Reguliert den Gewebeaufbau und die Drüsentätigkeit; hormonelle Regulation, insbesondere der Frau; fördert das weibliche Prinzip im Sinne der physiologischen Feuchtigkeit und des physiologischen Turgors; „Strukturerhaltungsmittel“

Zusammensetzung
10 g Streukügelchen enthalten als arzneilich wirksame Bestandteile:

- Gewebemittel-Grundkomplex
  Conium maculatum, Pimpinella saxifraga, Rhus toxicodendron, Vincetoxicum officinale, jeweils spag. Krauß D4 2,0 g

- Spezifische Ergänzung
  Caulophyllum thalictroides spag. Krauß D4 2,0 g

Anwendungsgebiete
- **Zell- und Gewebsveränderungen**
- **Frauenleiden, z.B. in der Pubertät, Schwangerschaft und im Klimakterium**
- (Chronische) Katarrhe, z.B. von Nase, Rachen, Bronchien, Augen, Ohren
- Geschwüre, Verhärtungen (z.B. Polypen, Warzen)
- Zellveränderungen und -zerfall bei Nekrosen, Eiterungen, Furunkeln
- Präkanzerosen von Drüsen
- Störungen der Gehirnfunktion
- Hormonelle Störungen
- Störungen und Unregelmäßigkeiten der Menstruation
- Unfruchtbarkeit (zusammen mit Stoffwechselmittel 4 Sarsaparilla cp oder Adermittel 3 Hydrastis cp, Lymphmittel 1 Echinacea cp und Populus cp-Hämorrhoidal-Zäpfchen (rektal))
- Begleitend bei Brust- und Gebärmutterkrebs
- Bindegewebsschwäche

Zur Linderung auch bei Frauen mit folgenden Belastungen:
- Ausfluss: Fluor genitalis, z.B. bei Trichomonaden, Mykosen; Fluor albus
- Chlamydien, Gardnerella
- Vaginaler Juckreiz (zusammen mit Sambucus cp-Salbe S und Sambucus cp-Fluid innerlich)
- Adnexitis

Gegenanzeigen
Überempfindlichkeit gegen Giftsumachgewächse.

Neben-/Wechselwirkungen
Bisher keine bekannt

Dosierung
3-mal täglich 10 Globuli

Augendiagnostische Hinweise
Lakunen, besonders in den Drüsensektoren, endokrin-vegetative Konstitution, Defektzeichen [Hemm 1998]. Aufhellungen und Abdunkelungen der Krausenzone, Drüsenzeichen, Maßliebcheniris, Krypten, Skrofulosezeichen, Neurasthenikerring, Radiärfurchen, neuropathisch-neurolymphatische Konstitution, carbo-nitrogenoide Konstitution.

Praxistipp
Zur Unterstützung der Schwangerschaft und bei Schwangerschaftsbeschwerden lässt sich beispielsweise wie folgt dosieren:

3-mal täglich 5 Globuli	während der ersten drei Schwangerschaftsmonate
3-mal täglich 10 Globuli	im zweiten Schwangerschaftsdrittel
3-mal täglich 15 Globuli	während der letzten drei Schwangerschaftsmonate

Zur Erleichterung der Geburt lässt man unmittelbar vor und während der Entbindung alle 5–10 Minuten einen Schluck einer vorbereiteten Lösung geben (10–15 Globuli in 1/8 Liter Wasser gelöst).

Enthalten in
Gewebemittel 12 Sanguinaria cp

Packungsgröße
20 g Globuli (N1) PZN 2148706

Gewebemittel 2 Equisetum cp JSO

Schleimhaut, seröse Häute, Blasenmittel

Wasserhaushalt, „Feuchtigkeitsregler“, Schleimhäute der ableitenden Harnwege und des Darms, Ausscheidung über Flüssigkeiten, Regulation der Flüssigkeit im Gewebe („Mesenchymregulator“, Stützfunktion), Ödeme

Zusammensetzung
10 g Streukügelchen enthalten als arzneilich wirksame Bestandteile:

- Gewebemittel-Grundkomplex
  Conium maculatum, Pimpinella saxifraga, Rhus toxicodendron, Vincetoxicum officinale, jeweils spag. Krauß D4 1,667 g
- Spezifische Ergänzung
  Equisetum arvense, Petroselinum sativum, jeweils spag. Krauß D4 1,667 g

Anwendungsgebiete
- **Störungen des Wasserhaushaltes**
- **Zur Förderung der Diurese**
- Chronische Katarrhe (der ableitenden Harnwege), insbesondere der Harnblase
- Ödeme, Aszites, auch kardiale Ödeme, Beinödeme, sulzige und gallertartige Ablagerungen in Geweben und Gelenken
- Trübe Schwellung
- Exsudate, z.B. bei Pleuritis exsudativa
- Venöse Stauungen: Varikose, Hämorrhoidalleiden (vor allem mit Adermittel 2 Hamamelis cp)
- Darmpolypen, entzündliche Prozesse im Darm
- Obstipation (infolge unzureichender Sekretion)
- Bronchialkatarrhe mit zähem Schleim (siehe auch Brustmittel 2 Phellandrium cp)
- Entzündung der Gallenblase (siehe auch Stoffwechselmittel 2 Lycopodium cp)
- Trockene, juckende Ekzeme, wenn die Ursache im Darm (Schleimhaut) liegt

Gegenanzeigen
Überempfindlichkeit gegen Giftsumachgewächse.

Neben-/Wechselwirkungen
Bisher keine bekannt

Dosierung
3-mal täglich 10 Globuli

Augendiagnostische Hinweise
Schwellungszeichen. Wolken. Tophi. Hydrogenoide Konstitution [Hemm 1998]. Tophi, Wolken oder Rarifikation in der fünften und sechsten Region.

Pulsdiagnose
Hinweisend auf Schwellungszustände können auch ein **Pulsus languidus**, **mollis** oder **lenis** sein.

Praxistipp
Gewebemittel 2 Equisetum cp passt in der Anwendung gut mit Stoffwechselmittel 2 Lycopodium cp zusammen. Es gilt neben Stoffwechselmittel 5 Berberis cp als eines der wichtigsten Ausscheidungsmittel der JKH.

Enthalten in
Brustmittel 2 Phellandrium cp
Brustmittel 5 Teucrium cp
Brustmittel 7 Galeopsis cp
Brustmittel 8 Glechoma cp
Nettiderma®-Salbe

Packungsgröße
20 g Globuli (N1) PZN 2148735

Gewebemittel 3 Mezereum cp JSO

Haut, Drüsen, Darm

Beziehung zur Haut und dem Unterhautzellgewebe, regenerierend bei chronischen, entzündlichen, juckenden oder brennenden Hautveränderungen

Zusammensetzung
10 g Streukügelchen enthalten als arzneilich wirksame Bestandteile:

- Gewebemittel-Grundkomplex
  Conium maculatum, Pimpinella saxifraga, Rhus toxicodendron, Vincetoxicum officinale, jeweils spag. Krauß D4 1,667 g
- Spezifische Ergänzung
  Daphne mezereum, Sempervivum tectorum, jeweils spag. Krauß D4 1,667 g

Anwendungsgebiete
- **Entzündliche und allergische Dermatosen**, z.B. Psoriasis, Neurodermitis; z.B. mit Konstitutionsmittel 1 Thuja cp und Lymphmittel 2 Abrotanum cp bei Psoriasis vulgaris
- Geschwüre, Eiterungen, Gangrän
- Chronische Entzündungen und Katarrhe (insbesondere der Haut und des Darms), z.B. Colitis ulcerosa, Morbus Crohn (zusammen mit Stoffwechselmittel 3 Scrophularia cp und Lymphmittel 2 Abrotanum cp)
- Chronische Durchfälle
- Kropf
- Knorpelwucherungen
- Arthrose (z.B. im Wechsel mit Gewebemittel 11 Rhus toxicodendron cp und Rhododendron cp-Fluid)
- Kapillarschädigungen, Teleangiektasien, „Säufernase“
- Herpes-zoster-Neuralgie

Gegenanzeigen
Überempfindlichkeit gegen Giftsumachgewächse.

Neben-/Wechselwirkungen
Bisher keine bekannt

Dosierung
3-mal täglich 10 Globuli

Augendiagnostische Hinweise
Helle und dunkle Zeichen in der sechsten Region, Thyreosenpigment (Schnabel), Atmungslinie, exsudative Diathese, Schilddrüsenzeichen. Pluriglanduläre Insuffizienz [Hemm 1998].

Praxistipp
Gewebemittel 3 Mezereum cp korrespondiert in seiner Wirkung gut mit Stoffwechselmittel 3 Scrophularia cp.

Enthalten in
Konstitutionsmittel 5 Vinca minor cp

Packungsgröße
20 g Globuli (N1) PZN 2148764

Gewebemittel 4 Symphytum cp JSO

Festigungselemente

Mittel für Festigungselemente (Knochen, Haare, Nägel, Bindegewebe und Schleimhäute), fördert den Knochenaufbau

Zusammensetzung
10 g Streukügelchen enthalten als arzneilich wirksame Bestandteile:

- Gewebemittel-Grundkomplex
  Conium maculatum, Pimpinella saxifraga, Rhus toxicodendron, Vincetoxicum officinale, jeweils spag. Krauß D4 2,0 g
- Spezifische Ergänzung
  Symphytum officinale spag. Krauß D4 2,0 g

Anwendungsgebiete
- **Knochen-, Gelenk- und Bindegewebserkrankungen, u.a. der Nägel und Haare**
- Knochenbrüche
- Osteoporose (zusammen mit Lymphmittel 2 Abrotanum cp)
- Rachitis, Skrofulose
- Wirbelsäulenerkrankungen (z.B. Spondylarthrose, Bandscheibenschäden)
- Gelenkveränderungen, z.B. bei Gicht; gut zu kombinieren mit Stoffwechselmittel 6 Solidago cp (bei festen Ablagerungen) oder Stoffwechselmittel 2 Lycopodium cp (bei kolloidalen Ablagerungen)
- Verletzungen der Knochenhaut
- Brüchige Haare und Nägel (häufig zusammen mit Adermittel 3 Hydrastis cp)
- Zahnungsmittel bei Kindern (auch in Kombination mit Viscum album cp-Fluid S, Calcium fluoratum D12 biochemisch und Calcium phosphoricum D6 biochemisch), Kariesprophylaxe
- Chronische Entzündungen und Katarrhe, wie Sinusitis, Ohrfluss bei hartnäckiger Otitis, chronische Otitis media
- Chronische Schleimhauterkrankungen
- Hartnäckiger Fluor albus (besonders gut in Kombination mit Gewebemittel 1 Caulophyllum cp (im Wechsel mit Gewebemittel 4 Symphytum cp) und Konstitutionsmittel 1 Thuja cp; biochemisch können Calcium carbonicum D4 oder Calcium phosphoricum D6 biochemisch ergänzt werden; anfängliche Verstärkung ist möglich)

Gegenanzeigen
Überempfindlichkeit gegen Giftsumachgewächse.

Neben-/Wechselwirkungen
Bisher keine bekannt

Dosierung
3-mal täglich 10 Globuli

Augendiagnostische Hinweise
Osteoporose-Knötchen, lymphatische Konstitution, Skrofulosezeichen, Flusszeichen, Tophi, Wolken.

Praxistipp
Die Gabe von Gewebemittel 4 Symphytum cp ist auch bei Osteoporose angezeigt.

Packungsgröße
20 g Globuli (N1) PZN 2148793

Gewebemittel 5 Conium cp JSO

Haut, Leber

Wirkt bei Entzündungen und Verhärtungen von Drüsengewebe sowie bei ulzerösen Entzündungen der Haut und Schleimhäute. Aus naturheilkundlicher Sicht bei „Kristallose“ im weitesten Sinne und Verhärtung, Tartarus

Zusammensetzung
10 g Streukügelchen enthalten als arzneilich wirksame Bestandteile:

- Gewebemittel-Grundkomplex
  Conium maculatum, Pimpinella saxifraga, Rhus toxicodendron, Vincetoxicum officinale, jeweils spag. Krauß D4 2,0 g
- Spezifische Ergänzung
  Phytolacca decandra spag. Krauß D4 2,0 g

Anwendungsgebiete
- **Verhärtungen des Bindegewebes**
- **Dermatosen:** Geschwüre, Geschwülste (bis zum Krebs), Verhärtungen (z.B. Hühneraugen), Entzündungen, Ekzeme usw.
- **Drüsenverhärtungen und -entzündungen**, z.B. Kropf, alte Prostatahypertrophie; verhärtete Lymphknoten (Hierbei auch an Gewebemittel 1 Caulophyllum cp denken!)
- **Chronische Entzündungen**
- **Chronischer Muskel- und Gelenkrheumatismus**
- Lebererkrankungen oder Leberstörungen mit Gewebsveränderungen (z.B. Leberzirrhose, Leberfibrose, Schrumpfleber, Präkanzerosen von Leber und Pankreas)
- Chronische, eitrige Ausschläge
- Varikose, Hämorrhoidalleiden, Thrombose, Embolie (vor allem mit Adermittel 2 Hamamelis cp),
- Chronische und eitrige Bronchialkatarrhe, unterstützend bei Lungenfibrose, hier in Kombination mit einem geeigneten Brustmittel,
  z.B. zunächst Brustmittel 2 Phellandrium cp und dann je nach Zustand und Symptomatik:
  Brustmittel 4 Ipecacuanha cp,
  Brustmittel 6 Eucalyptus cp oder
  Brustmittel 5 Teucrium cp (Pneumaverbesserung)

Gegenanzeigen
Überempfindlichkeit gegen Giftsumachgewächse.

Neben-/Wechselwirkungen
Bisher keine bekannt

Dosierung
3-mal täglich 10 Globuli

Augendiagnostische Hinweise
Verdickte, verquollene, geschlängelte Reizradiären. Krypten, Büschel, Transversalen. Carbo-nitrogenoide Konstitution, Zeichen der lymphatisch-hypoplastischen Konstitution [Hemm 1998]. Mesenchymal-hypoplastische Konstitution, phlegmatisch-venöse Konstitution.

Praxistipp
Gewebemittel 5 Conium cp korrespondiert in seiner Wirkung mit Stoffwechselmittel 5 Berberis cp.

Enthalten in
Brustmittel 5 Teucrium cp
Brustmittel 6 Eucalyptus cp
Brustmittel 7 Galeopsis cp
Brustmittel 8 Glechoma cp
Brustmittel 9 Polygala cp
Gewebemittel 7 Millefolium cp
Gewebemittel 9 Pulsatilla cp
Gewebemittel 11 Rhus toxicodendron cp
Konstitutionsmittel 3 Phytolacca cp
ISO-Augentropfen C
Pesendorfer-Salbe®
Capsella cp-Hämorrhoidal-Salbe
Capsella cp-Hämorrhoidal-Zäpfchen
Populus cp-Hämorrhoidal-Salbe
Populus cp-Hämorrhoidal-Zäpfchen

Packungsgröße
20 g Globuli (N1) PZN 2148824

Gewebemittel 6 Vincetoxicum cp JSO

Nierenmittel, Gicht

Nierengewebe; Gewebsveränderungen, die auf harnsauren oder kalkigen Ablagerungen beruhen

Zusammensetzung
10 g Streukügelchen enthalten als arzneilich wirksame Bestandteile:

- Gewebemittel-Grundkomplex
  Conium maculatum, Pimpinella saxifraga, Rhus toxicodendron, Vincetoxicum officinale, jeweils spag. Krauß D4 1,667 g

- Spezifische Ergänzung
  Arnica montana, Ledum palustre, jeweils spag. Krauß D4 1,667 g

Anwendungsgebiete
- **Nierenerkrankungen:** Nephritis, Nierengrieß, Nierensteine, Nephrose (v. a. in Kombination mit Stoffwechselmittel 6 Solidago cp)
- **Arteriosklerose,** mesenchymale Verschlackungen
- Harnstoffwechsel, Hyperurikämie, **Gicht**, harnsaure Diathese
  (siehe auch Stoffwechselmittel 5 Berberis cp und Stoffwechselmittel 6 Solidago cp)
- Renale Anämie
- Nierenlymphatismus
- Hypercholesterinämie (Therapie über mehrere Monate nötig)
- Grauer Star, infolge von Nierenleiden oder harnsaurer Diathese (mit Stoffwechselmittel 12 Euphrasia cp)
- Arthritis deformans

Gegenanzeigen
Überempfindlichkeit gegen Giftsumachgewächse.

Neben-/Wechselwirkungen
Bisher keine bekannt

Dosierung
3-mal täglich 10 Globuli

Augendiagnostische Hinweise
Abdunkelungen und Krypten im Nierensektor. Carbo-nitrogenoide Konstitution. Tophi und Plaques. Keulenfasern. Zeichen der lymphatisch-hypoplastischen Konstitution [Hemm 1998]. Zeichen, die Substanz- und Strukturverlust im Nierensektor anzeigen, Nierenbrücken, nephrogen-lymphatische Konstitution.

Pulsdiagnose
Auch anderen Folgen eines Nierenschadens, wie der renalen Anämie (Erythropoetinmangel) kann mit Gewebemittel 6 Vincetoxicum cp entgegengewirkt werden. Die Nierenschwäche kann sich dabei durch einen **schmalen, harten Puls** äußern (**Drahtpuls**).

Praxistipp
Gewebemittel 6 Vincetoxicum cp korrespondiert in seiner Wirkung mit Stoffwechselmittel 6 Solidago cp.

Enthalten in
Jsoskleran®

Packungsgröße
20 g Globuli (N1) PZN 2148853

Gewebemittel 7 Millefolium cp JSO

Venen

Erkrankungen des venösen Systems, insbesondere venöse Stauungen und deren Folgen; Venenwände

Zusammensetzung
10 g Streukügelchen enthalten als arzneilich wirksame Bestandteile:

- Adermittel 2 Hamamelis cp
  Achillea millefolium, Aesculus hippocastanum, Avena sativa, Hamamelis virginiana, Hydrastis canadensis, Malva silvestris, Sanguinaria canadensis, jeweils spag. Krauß D4 0,714 g
- Gewebemittel 5 Conium cp
  Conium maculatum, Pimpinella saxifraga, Phytolacca decandra, Rhus toxicodendron, Vincetoxicum officinale, jeweils spag. Krauß D4 1,0 g

Anwendungsgebiete
- **Venöse Stauungen und deren Folgen (z.B. chronische Entzündungen, Ulcus cruris, chronische Gewebsveränderungen), Pfortaderstau**
- Venenleiden:
  Krampfadern, Hämorrhoidalleiden, postthrombotisches Syndrom, Venenentzündungen, verdickte und verhärtete Venen, Kopfschmerz durch Hämorrhoidalleiden
- Venöse Insuffizienz
- Rechtsherzinsuffizienz
- Fußschweiß aufgrund von Stauungen
- Chronische entzündliche oder eitrige Wunden und Geschwüre
- Entzündliche Geschwülste und Verhärtungen (z.B. Hühneraugen, Furunkel)

Gegenanzeigen
Überempfindlichkeit gegen Giftsumachgewächse.

Neben-/Wechselwirkungen
Bisher keine bekannt

Dosierung
3-mal täglich 10 Globuli

Augendiagnostische Hinweise
Alle Formen der ektasierten Krausenzone, einfache und vaskularisierte Transversalen; Stauungstransversalen, verdickte und verquollene Reizradiären, dunkle Wolken, Dunkellinien. Carbo-nitrogenoide Konstitution [Hemm 1998]. Ausgesackte Krause und Gallelöcher im unteren Drittel der Iris; Phlegmatisch-venöse Konstitution.

Packungsgröße
20 g Globuli (N1) PZN 2148899

Gewebemittel 8 Chelidonium cp S JSO

Verdauungsdrüsen, insbesondere Leber und Galle

Reguliert Drüsen und Schleimhäute des Verdauungssystems, insbesondere Leber und Galle; wirkt ausgleichend auf einen Mangel an Pneuma und Feuerelement

Zusammensetzung
10 g Streukügelchen enthalten als arzneilich wirksame Bestandteile:

- Gewebemittel 10 Podophyllum cp
  Cnicus benedictus, Chelidonium majus, Conium maculatum, Pimpinella saxifraga, Podophyllum peltatum, Rhus toxicodendron, Vincetoxicum officinale, jeweils spag. Krauß D4 0,714 g
- Stoffwechselmittel 2 Lycopodium cp
  Cochlearia officinalis, Hydrastis canadensis, Lycopodium clavatum, Matricaria chamomilla, Nasturtium officinale, Sarsaparilla, Scrophularia nodosa, Tussilago farfara, Veronica officinalis, jeweils spag. Krauß D4 0,555 g

Anwendungsgebiete
- **Erkrankungen der Leber und der Galle**, z.B.
  - **Chronische Obstipation infolge von Leber- und Gallestörungen** bzw. mangelnder Peristaltik; Koprostase
  - Gallensteine
  - Gelbsucht (mit Stoffwechselmittel 5 Berberis cp)
- **Förderung des Zusammenspiels der Oberbauchdrüsen**
- Ergänzend bei Diabetes mellitus u. anderen Stoffwechselkrankheiten
- Begleitend bei Krebserkrankungen der Bauchorgane
- Nach Laxanzienabusus

Gegenanzeigen
Überempfindlichkeit gegen Giftsumachgewächse.

Neben-/Wechselwirkungen
Bisher keine bekannt

Dosierung
3-mal täglich 10 Globuli

Augendiagnostische Hinweise

Neuritisfasern. V-Linien. Zickzack-Radiären in den Sektoren des Wirkungsgebietes. Leber- und Milz-Dreieck. Steinstraßen [Hemm 1998]. Zeichen gestörter Funktion in den Sektoren von Leber-Galle, Milz, Magen, Bauchspeicheldrüse; carbo-nitrogenoide Konstitution, phlegmatisch-venöse Konstitution. Biliöse Konstitution.

Packungsgröße

20 g Globuli (N1) PZN 7137794

Gewebemittel 9 Pulsatilla cp JSO

Ernährungs- und Stoffwechselstörungen

als Folge von funktionellen Störungen des Magen-Darm-Trakts, der Leber und des Lymphsystems; kräftigend

Zusammensetzung
10 g Streukügelchen enthalten als arzneilich wirksame Bestandteile:

- Adermittel 3 Hydrastis cp
  Avena sativa, Arnica montana, Artemisia abrotanum, Hydrastis canadensis, Malva silvestris, Pulsatilla vulgaris, Sanguinaria canadensis, jeweils spag. Krauß D4 0,476 g
- Gewebemittel 5 Conium cp
  Conium maculatum, Pimpinella saxifraga, Phytolacca decandra, Rhus toxicodendron, Vincetoxicum officinale, jeweils spag. Krauß D4 0,667 g
- Stoffwechselmittel 1 Cochlearia cp
  Cochlearia officinalis, Hydrastis canadensis, Matricaria chamomilla, Nasturtium officinale, Sarsaparilla, Scrophularia nodosa, Strychnos nux-vomica, Tussilago farfara, Veronica officinalis, jeweils spag. Krauß D4 0,370 g

Anwendungsgebiete
- **Ernährungs- und Stoffwechselstörungen (z.B. begleitend bei Diabetes) als Folge von funktionellen Störungen des Magen-Darm-Trakts, der Leber und des Lymphsystems**
- Prähepatischer Ikterus
- Schwere Magenleiden: Magengeschwür, begleitend bei Magenkrebs
- Ausscheidungsgastritis

Gegenanzeigen
Überempfindlichkeit gegen Giftsumachgewächse.

Neben-/Wechselwirkungen
Bisher keine bekannt

Dosierung
3-mal täglich 10 Globuli

Augendiagnostische Hinweise
Dunkle Krausenzone. Lymphstraßen. Tophi und Wolken. Krypten, Verdunkelungen, Pigmentierungen in der humoralen Region. Carbo-nitrogenoide Konstitution [Hemm 1998]. Phlegmatisch-venöse Konstitution.

Packungsgröße
20 g Globuli (N1) PZN 2148965

Gewebemittel 10 Podophyllum cp JSO

Nervöse Störungen im Magen-Darm-Bereich; Leber, Milz

Gewebemittel mit Bezug zu den Darmnerven, „Leberroborans", Milz

Zusammensetzung
10 g Streukügelchen enthalten als arzneilich wirksame Bestandteile:

- Gewebemittel-Grundkomplex
  Conium maculatum, Pimpinella saxifraga, Rhus toxicodendron, Vincetoxicum officinale, jeweils spag. Krauß D4 1,429 g
- Spezifische Ergänzung
  Podophyllum peltatum, Cnicus benedictus, Chelidonium majus, jeweils spag. Krauß D4 1,429 g

Anwendungsgebiete
- **Neurovegetative Störungen im Magen-Darm-Bereich**
- Colica mucosa
- Colitis ulcerosa
- Hämorrhoidalleiden
- **Konsensuelle Reaktionen von Leber und Milz**
- Chronische Obstipation
- Warzen und Polypen der Darm-, After- und Harnröhrenschleimhäute
- Leberschwellung, begleitend auch bei Hepatitis und Leberkrebs, Leberabszess; Gelbsucht, Erhöhung der Transaminasen
- Zahnungsdurchfälle
- Cholezystitis
- Milzschwellung und -verhärtung

Gegenanzeigen
Überempfindlichkeit gegen Giftsumachgewächse. Das Präparat sollte während der Schwangerschaft und Stillzeit nicht angewendet werden.

Neben-/Wechselwirkungen
Bisher keine bekannt

Dosierung
3-mal täglich 10 Globuli

Augendiagnostische Hinweise
Verdickte, verquollene, geschlängelte Reizradiären, Zickzack-Radiären in den entsprechenden Sektoren. V-Linien, Krypten in der Krausenzone [Hemm 1998]. Carbonitrogenoide Konstitution, neuropathisch-neurolymphatische Konstitution.

Enthalten in
Gewebemittel 8 Chelidonium cp S JSO
Nettigall®

Packungsgröße
20 g Globuli (N1) PZN 2148994

Gewebemittel 11 Rhus toxicodendron cp JSO

Rheumamittel, Diathesen

Hauptmittel bei allen Diatheseformen, Polychrest (Krauß), Rheumatischer Formenkreis, „Säureregulator“

Dabei ergänzen sich die Bestandteile:

Gewebemittel 5 Conium cp	Schleimhäute, Gewebe regenerierend
Stoffwechselmittel 5 Berberis cp	Entgiftung, besonders über die Leber; harnsaure Diathese
Adermittel 2 Hamamelis cp	Entzündung, Entgiftung über das venöse System
Lymphmittel 1 Echinacea cp	Entgiftung über die Lymphe, Immunmodulation

Zusammensetzung
10 g Streukügelchen enthalten als arzneilich wirksame Bestandteile:

- Gewebemittel 5 Conium cp
  Conium maculatum, Pimpinella saxifraga, Phytolacca decandra, Rhus toxicodendron, Vincetoxicum officinale, jeweils spag. Krauß D4 0,500 g
- Stoffwechselmittel 5 Berberis cp
  Berberis vulgaris, Cochlearia officinalis, Hydrastis canadensis, Matricaria chamomilla, Nasturtium officinale, Scrophularia nodosa, Sarsaparilla, Tussilago farfara, Veronica officinalis, jeweils spag. Krauß D4 0,278 g
- Adermittel 2 Hamamelis cp
  Achillea millefolium, Aesculus hippocastanum, Avena sativa, Hamamelis virginiana, Hydrastis canadensis, Malva silvestris, Sanguinaria canadensis, jeweils spag. Krauß D4 0,357 g
- Lymphmittel 1 Echinacea cp
  Echinacea angustifolia, Erythraea centaurium, Fucus vesiculosus, Humulus lupulus, Menyanthes trifoliata, Oxalis acetosella, Pulmonaria officinalis, Simaruba amara, jeweils spag. Krauß D4 0,313 g

Anwendungsgebiete
- **Muskel- und Gelenkrheumatismus**
- **(Chronische) Dermatosen**, (chronische) Hautausschläge, Furunkel, Karbunkel bei exsudativer Diathese, hartnäckige Geschwüre, Neurodermitis

- **Diathesen (harnsaure, exsudative, allergische, dyskratische Diathese)**
- **Säureregulator**/Säureausscheidung (z.B. Muskelkater, Ausscheidungsgastritis)
- Stoffwechselerkrankungen, z.B. Gicht, Lithiasis
- Arthritis deformans, rheumatoide Arthritis, Arthrose
- Verhärtungen aller Art, z.B. Hühneraugen
- Chronische Eiterungen (Abszesse, Sinusitis)
- Parodontose (insbesondere, wenn sie in Schüben auftritt, Prophylaxe mit Gewebemittel 11 Rhus toxicodendron cp über einen längeren Zeitraum 3-mal täglich 10 Globuli)

Gegenanzeigen
Überempfindlichkeit gegen Giftsumachgewächse. Bei Schilddrüsenüberfunktion sollte das Präparat nicht ohne ärztlichen Rat angewendet werden.

Nebenwirkungen
Eine Schilddrüsenüberfunktion kann verstärkt werden.

Wechselwirkungen
Bisher keine bekannt

Dosierung
3-mal täglich 10 Globuli

Augendiagnostische Hinweise
Exsudative Diathese, harnsaure Diathese, Tophi in Region der aktiven Schleimhaut, Rheumaflocken, Pfefferkornpigmente in humoraler Region [Hemm 1998]. Allergische Diathese, dyskratische Diathese, katarrhalisch-rheumatische Konstitution.

Enthalten in
Pesendorfer-Salbe®

Packungsgröße
20 g Globuli (N1) PZN 2149025

Gewebemittel 12 Sanguinaria cp JSO

Entzündungen

Akute entzündliche Erkrankungen der Schleimhäute und Drüsen

Zusammensetzung

10 g Streukügelchen enthalten als arzneilich wirksame Bestandteile:

- Gewebemittel 1 Caulophyllum cp
  Conium maculatum, Pimpinella saxifraga, Rhus toxicodendron, Vincetoxicum officinale, Caulophyllum thalictroides, jeweils spag. Krauß D4 0,667 g
- Spezifische Ergänzung
  Atropa belladonna spag. Krauß D4 3,333 g
- Adermittel 1 Avena cp
  Arnica montana, Avena sativa, Capsella bursa-pastoris, Hydrastis canadensis, Malva silvestris, Sanguinaria canadensis, jeweils spag. Krauß D4 0,556 g

Anwendungsgebiete

- **Entzündungen**, insbesondere der Drüsen und Schleimhäute, Hirnhautreizung
- Arterielles System (Apoplexprophylaxe), **Kongestionen** (auch klimakterische)
- Karbunkel, Furunkel im ersten entzündlichen Stadium (später an Gewebemittel 7 Millefolium cp denken!)
- Erkrankungen der weiblichen Unterleibsorgane, z.B. Metritis, Endometriose, Adnexitis (vor allem im Wechsel mit Gewebemittel 1 Caulophyllum cp)

Gegenanzeigen

Überempfindlichkeit gegen Giftsumachgewächse.

Neben-/Wechselwirkungen

Bisher keine bekannt

Dosierung

3-mal täglich 10 Globuli

Augendiagnostische Hinweise

Kongestionsfurchen mit und ohne ektasierter Krausenzone [Hemm, 1998].

Pulsdiagnose
Ein **Pulsus exundans** der chinesischen Pulsdiagnose oder ein **Pulsus magnus** kann auf Gewebemittel 12 Sanguinaria cp hinweisen.

Packungsgröße
20 g Globuli (N1) PZN 2149054

Gewebemittel 13 Ailanthus cp JSO

Rachen, Mandeln, Kehlkopf

Katarrhalische und entzündliche Entzündungen des Rachens der Tonsillen und des Kehlkopfes; „regt die Abwehr an und nicht auf"

Zusammensetzung
10 g Streukügelchen enthalten als arzneilich wirksame Bestandteile:

- Gewebemittel-Grundkomplex
  Conium maculatum, Pimpinella saxifraga, Rhus toxicodendron, Vincetoxicum officinale, jeweils spag. Krauß D4 1,667 g
- Spezifische Ergänzung
  Ailanthus glandulosa, Atropa belladonna, jeweils spag. Krauß D4 1,667 g

Anwendungsgebiete
- **Entzündungen und Katarrhe von Rachen, Mandeln, Kehlkopf**; z.B. Tonsillitis, Laryngitis und Pharyngitis, Rachengeschwüre, begleitend auch bei Diphtherie, Krupp, Pseudokrupp, Abszess
- Heiserkeit
- Räusperzwang
- Entzündungen der Nasennebenhöhlen (Sinusitis)

Gegenanzeigen
Überempfindlichkeit gegen Giftsumachgewächse.

Neben-/Wechselwirkungen
Bisher keine bekannt

Dosierung
3-mal täglich 10 Globuli

Praxistipp
Bei Tonsillitis hat sich die Kombination von Gewebemittel 13 Ailanthus cp und Lymphmittel 1 Echinacea cp bewährt.

Enthalten in
Gewebemittel 14 Belladonna cp

Packungsgröße
20 g Globuli (N1) PZN 2149083

Gewebemittel 14 Belladonna cp JSO

Akute Entzündungen von Rachen und Kehlkopf

Insbesondere mit Fieber oder Eiterungen

Zusammensetzung
10 g Streukügelchen enthalten als arzneilich wirksame Bestandteile:

- Adermittel 3 Hydrastis cp
  Avena sativa, Arnica montana, Artemisia abrotanum, Hydrastis canadensis, Malva silvestris, Pulsatilla vulgaris, Sanguinaria canadensis, jeweils spag. Krauß D4 0,476 g
- Fieber- und Nervenmittel 1 Aconitum cp
  Aconitum napellus, Aesculus hippocastanum, Berberis vulgaris, Cetraria islandica, Cinchona calisaya, Cinchona succirubra, Erythraea centaurium, Salix alba, Sambucus nigra, jeweils spag. Krauß D4 0,370 g
- Gewebemittel 13 Ailanthus cp
  Ailanthus glandulosa, Atropa belladonna, Conium maculatum, Pimpinella saxifraga, Rhus toxicodendron, Vincetoxicum officinale, jeweils spag. Krauß D4 0,556 g

Anwendungsgebiete
- **Entzündungen von Rachen, Mandeln und Kehlkopf, mit**
  - **Eiterungen oder**
  - **Fieber**
- Entzündungen der Nasennebenhöhlen (Sinusitis)
- hochgradige Heiserkeit, Schluckbeschwerden
- absteigende Katarrhe

Gegenanzeigen
Überempfindlichkeit gegen Giftsumachgewächse.

Neben-/Wechselwirkungen
Bisher keine bekannt

Dosierung
3-mal täglich 10 Globuli

Packungsgröße
20 g Globuli (N1) PZN 2149120

Gewebemittel 15 Condurango cp JSO

Magen, Brüche

Schädigungen der Magenschleimhaut, aus naturheilkundlicher Sicht bei Magentrocknung und -verhärtung; chronische Magenerkrankungen mit Neigung zu Atrophie und Verhärtung

Zusammensetzung
10 g Streukügelchen enthalten als arzneilich wirksame Bestandteile:

- Gewebemittel-Grundkomplex
  Conium maculatum, Pimpinella saxifraga, Rhus toxicodendron, Vincetoxicum officinale, jeweils spag. Krauß D4 1,667 g

- Spezifische Ergänzung
  Marsdenia condurango, Strychnos nux-vomica, jeweils spag. Krauß D4 1,667 g

Anwendungsgebiete
- **Chronische Magenerkrankungen**, z.B. Gastritis (z.B. mit Stoffwechselmittel 10 Centaurium cp), chronischer Reizmagen, Refluxbeschwerden, Ulcus ventriculi, Magenerweiterung, Magensenkung, *Helicobacter (Campylobacter) pylori*
- **Erschlaffungszustände des Magens**
- Hyperazidität
- Ulcus duodeni, Darmgeschwüre
- Frische Hernien und Nabelbrüche; Neigung zu Eingeweidebrüchen
- Senkungen der Bauchorgane
- In einigen Fällen auch bei Pankreasstörungen

Gegenanzeigen
Überempfindlichkeit gegen Giftsumachgewächse.

Neben-/Wechselwirkungen
Bisher keine bekannt

Dosierung
3-mal täglich 10 Globuli

Augendiagnostische Hinweise
Verformungen des Sphinkter pupillae, ektasierte Krausenzone [Hemm, 1998]. Iriszeichen in der zweiten kleinen Region, Substanzzeichen in der Krausenzone und humoralen Region.

Praxistipp
In der Wirkung ergänzt sich Gewebemittel 15 Condurango cp mit Stoffwechselmittel 1 Cochlearia cp.

Enthalten in
Gewebemittel 16 Nux vomica cp

Packungsgröße
20 g Globuli (N1) PZN 2159166

Gewebemittel 16 Nux vomica cp JSO

Magenbeschwerden

Stark ausgeprägte Magenbeschwerden, insbesondere wenn sie mit Anämie und Kachexie einhergehen; kräftigend

Zusammensetzung
10 g Streukügelchen enthalten als arzneilich wirksame Bestandteile:

- Adermittel 3 Hydrastis cp
  Avena sativa, Arnica montana, Artemisia abrotanum, Hydrastis canadensis, Malva silvestris, Pulsatilla vulgaris, Sanguinaria canadensis, jeweils spag. Krauß D4 0,476 g
- Gewebemittel 15 Condurango cp
  Marsdenia condurango, Pimpinella saxifraga, Rhus toxicodendron, Strychnos nux-vomica, Vincetoxicum officinale, jeweils spag. Krauß D4 0,556 g
- Stoffwechselmittel 1 Cochlearia cp
  Cochlearia officinalis, Hydrastis canadensis, Matricaria chamomilla, Nasturtium officinale, Sarsaparilla, Scrophularia nodosa, Strychnos nux-vomica, Tussilago farfara, Veronica officinalis, jeweils spag. Krauß D4 0,370 g

Anwendungsgebiete
- **Chronische (und akute) Magenerkrankungen**
- **„Managermittel“**
- Anazidität
- Hypazidität
- Magentrocknung
- Übelkeit
- schwere Magenerkrankungen (z.B. chronische Gastritis, Ulkus) mit Blutarmut, Kachexie und Stoffwechselstörungen, Magenkrebs

Gegenanzeigen
Überempfindlichkeit gegen Giftsumachgewächse.

Neben-/Wechselwirkungen
Bisher keine bekannt

Dosierung
3-mal täglich 10 Globuli

Packungsgröße
20 g Globuli (N1) PZN 2149195

Gewebemittel 17 Rhus aromatica cp JSO

Blasenschließmuskel

Fördert die Blasenentleerung

Zusammensetzung
10 g Streukügelchen enthalten als arzneilich wirksame Bestandteile:

- Gewebemittel-Grundkomplex
  Conium maculatum, Pimpinella saxifraga, Rhus toxicodendron, Vincetoxicum officinale, jeweils spag. Krauß D4 1,667 g
- Spezifische Ergänzung
  Populus tremula, Rhus aromatica, jeweils spag. Krauß D4 1,667 g

Anwendungsgebiet
- **Blasentleerungsstörungen, Harnverhaltung** (zusätzlich Sambucus cp-Salbe S in Blasengegend einreiben)

Gegenanzeigen
Überempfindlichkeit gegen Giftsumachgewächse.

Neben-/Wechselwirkungen
Bisher keine bekannt

Dosierung
3-mal täglich 10 Globuli

Enthalten in
Konstitutionsmittel 2 Steffensia cp

Packungsgröße
20 g Globuli (N1) PZN 2149232

Gewebemittel 17 Rhus aromatica cp D10 JSO

Harninkontinenz, Enuresis

Blasenschließmuskel: hemmt die Blasenentleerung

Zusammensetzung
10 g Streukügelchen enthalten als arzneilich wirksame Bestandteile:

- Gewebemittel-Grundkomplex
  Conium maculatum, Pimpinella saxifraga, Rhus toxicodendron, Vincetoxicum officinale, jeweils spag. Krauß D10 1,667 g

- Spezifische Ergänzung
  Populus tremula, Rhus aromatica, jeweils spag. Krauß D10 1,667 g

Anwendungsgebiete
- **Harninkontinenz, Enuresis**
- Harndrang
- Reizblase, Blasenhalshypertrophie

Gegenanzeigen
Überempfindlichkeit gegen Giftsumachgewächse.

Neben-/Wechselwirkungen
Bisher keine bekannt

Dosierung
3-mal täglich 3–5 Globuli

Packungsgröße
20 g Globuli (N1) PZN 3732086

Konstitutionsmittel 1 Thuja cp JSO

Umstimmung

Zusatzmittel bei chronischen Leiden des Stoffwechsels, des Blut- und Lymphsystems; Umstimmung des Organismus, z.B. bei Stoffwechselerkrankungen und deren Folgen

Zusammensetzung
10 g Streukügelchen enthalten als arzneilich wirksame Bestandteile:

- Konstitutionsmittel-Grundkomplex (= Konstitutionsmittel 1 Thuja cp)
  Althaea officinalis e foliis, Althaea officinalis e radice, Betula alba, Clematis recta, Eucalyptus globulus, Myrtus communis, Populus tremula, Rosa canina, Sarsaparilla, Solanum dulcamara, Steffensia elongata, Thuja occidentalis, Tilia, Veronica officinalis, Viburnum opulus, Vinca minor, jeweils spag. Krauß D4 0,625 g

Anwendungsgebiete
- **Chronische und anlagebedingte (vererbte) Erkrankungen, aufgrund von Störungen des Stoffwechsels, des Blutes oder der Lymphe**
- **Chronische Dermatosen, z.B. Hautausschläge**
- Chronische Blasenkatarrhe
- Neigung zu Schleimhauterkrankungen
- Skrofulose, Lymphatismus
- Rachitis
- Allgemeine Verbesserung der Konstitution
- Allgemeine Dyskrasie
- Erkrankungen der Drüsen und Schleimhäute (z.B. Katarrhe der oberen Atemwege)
- Reaktionsmittel

Gegenanzeigen, Neben-/Wechselwirkungen
Bisher keine bekannt

Dosierung
abends 5–7 Globuli

Augendiagnostische Hinweise

Skrofulosezeichen. Zeichen der lymphatischen, lymphatisch-hyperplastischen, hydrogenoiden und sykotischen Konstitution. Zeichen der exsudativen Diathese. Dyskratische Diathese. Dunkle und helle Wolken. Tophi. Verfärbungen der humoralen Region. Rarefizierungen. Krypten [Hemm 1998]. Konstitutionsmittel 1 Thuja cp gilt als Basismittel bei Lumenphänomenen (nosodische Belastungszeichen).

Praxistipp

Konstitutionsmittel 1 Thuja cp wird stets durch andere Mittel der JSO-Komplex-Heilweise ergänzt.

Enthalten in

Brustmittel 5 Teucrium cp
Konstitutionsmittel 2 Steffensia cp
Konstitutionsmittel 3 Phytolacca cp
Konstitutionsmittel 4 Clematis cp
Konstitutionsmittel 5 Vinca minor cp
Stoffwechselmittel 4 Sarsaparilla cp
ISO-Augentropfen C
Nettiderma,-Salbe

Packungsgröße

20 g Globuli (N1) PZN 2149261

Konstitutionsmittel 2 Steffensia cp JSO

„Konstitutionsmittel für die Blase“

Mittel für chronische Harn- und Blasenleiden

Zusammensetzung
10 g Streukügelchen enthalten als arzneilich wirksame Bestandteile:

- Gewebemittel 17 Rhus aromatica cp
  Conium maculatum, Pimpinella saxifraga, Populus tremula, Rhus aromatica, Rhus toxicodendron, Vincetoxicum officinale, jeweils spag. Krauß D4 0,556 g
- Konstitutionsmittel 1 Thuja cp
  Althaea officinalis e foliis, Althaea officinalis e radice, Betula alba, Clematis recta, Eucalyptus globulus, Myrtus communis, Populus tremula, Rosa canina, Sarsaparilla, Solanum dulcamara, Steffensia elongata, Thuja occidentalis, Tilia, Veronica officinalis, Viburnum opulus, Vinca minor, jeweils spag. Krauß D4 0,208 g
- Stoffwechselmittel 2 Lycopodium cp
  Cochlearia officinalis, Hydrastis canadensis, Lycopodium clavatum, Matricaria chamomilla, Nasturtium officinale, Sarsaparilla, Scrophularia nodosa, Tussilago farfara, Veronica officinalis, jeweils spag. Krauß D4 0,370 g

Anwendungsgebiete
- **Chronische Harnröhren- und Blasenleiden**
- Zur Ausscheidung über die Blase
- Nierenlymphatismus

Gegenanzeigen
Überempfindlichkeit gegen Giftsumachgewächse.

Neben-/Wechselwirkungen
Bisher keine bekannt

Dosierung
abends 5–7 Globuli

Packungsgröße
20 g Globuli (N1) PZN 4407997

Konstitutionsmittel 3 Phytolacca cp JSO

Drüsen, Schleimhäute, Haut

„Konstitutionsmittel für Drüsen, Schleimhäute und Haut"

Zusammensetzung
10 g Streukügelchen enthalten als arzneilich wirksame Bestandteile:

- Adermittel 2 Hamamelis cp
  Achillea millefolium, Aesculus hippocastanum, Avena sativa, Hamamelis virginiana, Hydrastis canadensis, Malva silvestris, Sanguinaria canadensis, jeweils spag. Krauß D4 0,476 g
- Gewebemittel 5 Conium cp
  Conium maculatum, Pimpinella saxifraga, Phytolacca decandra, Rhus toxicodendron, Vincetoxicum officinale, jeweils spag. Krauß D4 0,667 g
- Konstitutionsmittel 1 Thuja cp
  Althaea officinalis e foliis, Althaea officinalis e radice, Betula alba, Clematis recta, Eucalyptus globulus, Myrtus communis, Populus tremula, Rosa canina, Sarsaparilla, Solanum dulcamara, Steffensia elongata, Thuja occidentalis, Tilia, Veronica officinalis, Viburnum opulus, Vinca minor, jeweils spag. Krauß D4 0,208 g

Anwendungsgebiete
- **Chronisch-entzündlichen Erkrankungen der Haut, der Schleimhäute und der Drüsen, z.B. Varikosis mit Neigung zu Entzündungen**
- **Darmmykosen, Darmpolypen**
- Hals- und Infektrheumatismus (Waldeyerscher Rachenring)

Gegenanzeigen
Überempfindlichkeit gegen Giftsumachgewächse.

Neben-/Wechselwirkungen
Bisher keine bekannt

Dosierung
abends 5–7 Globuli

Augendiagnostische Hinweise
Zeichen der aktiven und passiven Schleimhautregion, sykotische Konstitution, lymphatisch-hypoplastische Konstitution; ektasierte Krausenzone [Hemm, 1998].

Packungsgröße
20 g Globuli (N1) PZN 2149321

Konstitutionsmittel 4 Clematis cp JSO

Haut

Chronische Hauterkrankungen; Eiterungen und Geschwüre

Zusammensetzung
10 g Streukügelchen enthalten als arzneilich wirksame Bestandteile:

- Adermittel 2 Hamamelis cp
  Achillea millefolium, Aesculus hippocastanum, Avena sativa, Hamamelis virginiana, Hydrastis canadensis, Malva silvestris, Sanguinaria canadensis, jeweils spag. Krauß D4 0,476 g
- Darmmittel 1 Allium cp
  Allium sativum, Chenopodium ambrosioides, Dictamnus albus, Imperatoria ostruthium, Ruta graveolens, Thymus serpyllum, jeweils spag. Krauß D4 0,476 g; Euphorbium D4 0,476 g
- Konstitutionsmittel 1 Thuja cp
  Althaea officinalis e foliis, Althaea officinalis e radice, Betula alba, Clematis recta, Eucalyptus globulus, Myrtus communis, Populus tremula, Rosa canina, Sarsaparilla, Solanum dulcamara, Steffensia elongata, Thuja occidentalis, Tilia, Veronica officinalis, Viburnum opulus, Vinca minor, jeweils spag. Krauß D4 0,208 g

Anwendungsgebiete
- **Chronische Haut- und Schleimhauterkrankungen, Stomatitis, Eiterungen und Geschwüre**

Gegenanzeigen, Neben-/Wechselwirkungen
Bisher keine bekannt

Dosierung
abends 5–7 Globuli

Packungsgröße
20 g Globuli (N1) PZN 2149350

Konstitutionsmittel 5 Vinca minor cp JSO

Haut (Neurodermitis, Psoriasis)

Zusammensetzung
10 g Streukügelchen enthalten als arzneilich wirksame Bestandteile:

- Adermittel 3 Hydrastis cp
  Avena sativa, Arnica montana, Artemisia abrotanum, Hydrastis canadensis, Malva silvestris, Pulsatilla vulgaris, Sanguinaria canadensis, jeweils spag. Krauß D4 0,357 g
- Gewebemittel 3 Mezereum cp
  Conium maculatum, Daphne mezereum, Pimpinella saxifraga, Rhus toxicodendron, Sempervivum tectorum, Vincetoxicum officinale, jeweils spag. Krauß D4 0,417 g
- Konstitutionsmittel 1 Thuja cp
  Althaea officinalis e foliis, Althaea officinalis e radice, Betula alba, Clematis recta, Eucalyptus globulus, Myrtus communis, Populus tremula, Rosa canina, Sarsaparilla, Solanum dulcamara, Steffensia elongata, Thuja occidentalis, Tilia, Veronica officinalis, Viburnum opulus, Vinca minor, jeweils spag. Krauß D4 0,156 g
- Stoffwechselmittel 5 Berberis cp
  Berberis vulgaris, Cochlearia officinalis, Hydrastis canadensis, Matricaria chamomilla, Nasturtium officinale, Sarsaparilla, Scrophularia nodosa, Tussilago farfara, Veronica officinalis, jeweils spag. Krauß D4 0,278 g

Anwendungsgebiete
- **Chronische Hautausschläge, z.B. Ekzeme** wie
  - Psoriasis vulgaris
  - Neurodermitis
- **Harnsaure Diathese, exsudative Diathese, allergische Diathese**

Gegenanzeigen
Überempfindlichkeit gegen Giftsumachgewächse.

Neben-/Wechselwirkungen
Bisher keine bekannt

Dosierung
abends 5–7 Globuli

Augendiagnostische Hinweise
Psorische Konstitution, dunkle sechste Region, Ekzemflocken [Hemm, 1998].

Packungsgröße
20 g Globuli (N1) PZN 2149396

Lymphmittel 1 Echinacea cp JSO

Lymphe, Abwehr, Dermatosen

Lymphatisches System, Drüsen; fördert die „auf- und absteigende" Lymphe nach Krauß

Zusammensetzung
10 g Streukügelchen enthalten als arzneilich wirksame Bestandteile:

- Lymphmittel-Grundkomplex (= Lymphmittel 1 Echinacea cp)
  Echinacea angustifolia, Erythraea centaurium, Fucus vesiculosus, Humulus lupulus, Menyanthes trifoliata, Oxalis acetosella, Pulmonaria officinalis, Simarouba officinalis, jeweils spag. Krauß D4 1,25 g

Anwendungsgebiete
- **Bestandteil der JSO-Entgiftungstherapie**
- **Hauterkrankungen, insbesondere chronische Ausschläge**
- **Abwehrschwäche**
- Entzündungen und Eiterungen, insbesondere der Haut und **Schleimhäute** (z.B. Angina, Sinusitis, Otitis, Bronchitis, Pneumonie, Pleuritis, Mastitis, Abszesse, Hautulzera)
- **Drüsenerkrankungen**, insbesondere Entzündungen, Eiterungen und **Schwellungen** (z.B. Nachbehandlung bei Mumps, begleitend beim Kropf)
- Schleimhauterkrankungen
- Schwellung der Tonsillen und Lymphknoten im Rachenring (Polypen), Schwellung der regionalen Lymphknoten
- Entgiftung über das Lymphsystem (z.B. bei Rheuma, Gicht, Lithiasis)
- Lymphozytose, Anämie (mit Adermittel 3 Hydrastis cp kombinieren)
- Stockungen und Stauungen im Bereich des Lymphsystems, z.B. zur Ergänzung der manuellen Lymphdrainage
- Fluor albus

Gegenanzeigen
Bei Schilddrüsenüberfunktion (Hyperthyreose) sollte das Präparat nicht ohne ärztlichen Rat angewendet werden.

Nebenwirkungen
Eine Schilddrüsenüberfunktion kann verstärkt werden.

Wechselwirkungen
Bisher keine bekannt

Dosierung
3-mal täglich 10 Globuli

Augendiagnostische Hinweise
Lymphatische Konstitution mit Resistenzschwäche. Verschmierte und pigmentierte humorale Region, auch mit Abdunkelungen. Tophi [Hemm 1998].

Enthalten in
Gewebemittel 11 Rhus toxicodendron cp
Lymphmittel 2 Abrotanum cp
Jsoskleran®
Pesendorfer-Salbe®

Packungsgröße
20 g Globuli (N1) PZN 2149427

Lymphmittel 2 Abrotanum cp JSO

„Kosmetik von Innen", Schwäche und Rekonvaleszenz

Blut- und Lymphsystem, Stoffwechsel; „aufsteigende" Lymphe nach Krauß, nährend, kräftigend, Nutritionsmittel; aus humoralpathologischer Sicht bei allen chronischen Säfteentmischungen (Dyskrasie)

Zusammensetzung
10 g Streukügelchen enthalten als arzneilich wirksame Bestandteile:

- Adermittel 3 Hydrastis cp
  Arnica montana, Artemisia abrotanum, Avena sativa, Hydrastis canadensis, Malva silvestris, Pulsatilla vulgaris, Sanguinaria canadensis, jeweils spag. Krauß D4 0,476 g
- Lymphmittel 1 Echinacea cp
  Echinacea angustifolia, Erythraea centaurium, Fucus vesiculosus, Humulus lupulus, Menyanthes trifoliata, Oxalis acetosella, Pulmonaria officinalis, Simaruba officinalis, jeweils spag. Krauß D4 0,417 g
- Stoffwechselmittel 1 Cochlearia cp
  Cochlearia officinalis, Hydrastis canadensis, Matricaria chamomilla,, Nasturtium officinale, Sarsaparilla, Scrophularia nodosa, Strychnos nux-vomica, Tussilago farfara, Veronica officinalis, jeweils spag. Krauß D4 0,370 g

Anwendungsgebiete
- **Chronische Appetitlosigkeit**
- **Schwächezustände,** auch Nervenschwäche, schlechter Allgemeinzustand, z.B. in der Rekonvaleszenz und nach der Schwangerschaft
- Chronische Erkrankungen, insbesondere chronische Dermatosen
- Lymphatismus
- Anämie, Skrofulose

Gegenanzeigen
Bei Schilddrüsenüberfunktion (Hyperthyreose) sollte das Präparat nicht ohne ärztlichen Rat angewendet werden.

Nebenwirkungen
Eine Schilddrüsenüberfunktion kann verstärkt werden.

Wechselwirkungen
Bisher keine bekannt

Dosierung
3-mal täglich 10 Globuli

Augendiagnostische Hinweise
Lymphatische Konstitutionen. Lymphstraßen. Tophi und Wolken. Abdunkelungen in der zweiten Region. Dunkle Wolken. Zeichen der lymphatisch-hypoplastischen Konstitution [Hemm 1998]. Exsudative Diathese, phlegmatisch-venöse Konstitution, hämatogene Konstitution, Mischkonstitution.

Packungsgröße
20 g Globuli (N1) PZN 2149462

Stoffwechselmittel 1 Cochlearia cp JSO

Stoffwechsel, Magen, Bauchlymphe, „Arcanum vitae“ der JSO-Komplex-Heilweise

Grundmittel für den gesamten Stoffwechsel, insbesondere die Assimilation, Unterstützung der drei Kochungen, stärkt den Magen über die Funktion, stärkend, kräftigend, entgiftend, Reinigung der Bauchlymphe; Bezug zum Lymphsystem

Zusammensetzung
10 g Streukügelchen enthalten als arzneilich wirksame Bestandteile:
Cochlearia officinalis, Hydrastis canadensis, Matricaria chamomilla, Nasturtium officinale, Sarsaparilla, Scrophularia nodosa, Tussilago farfara, Veronica officinalis, Strychnos nux-vomica, jeweils spag. Krauß D4 1,111 g

Anwendungsgebiete
- **Bestandteil der JSO-Entgiftungstherapie**
- **Magenerkrankungen, z.B. akute und chronische Reizzustände des Magens, u.a. als Folge von fetten oder schwer verdaulichen Speisen sowie übermäßigem Alkohol- und Nikotingenuss**
- **Entgiftung** (insbesondere Genussgifte wie Alkohol und Nikotin)
- Alle Katarrhe, insbesondere des Magens und des Darms
- Stärkung von Abwehrkraft und Resistenz
- Nutritionsstörungen, z.B. Osteoporose, Arthrose

Gegenanzeigen, Neben-/Wechselwirkungen
Bisher keine bekannt

Dosierung
3-mal täglich 10 Globuli

Augendiagnostische Hinweise
Zeichen der Krausenzone und Krause: z.B. Ektasierungen, Über- und Unterreizungszeichen, Aufhellungen und Abdunkelungen der Krausenzone (assimilatorische Grundfunktion!), sektorale Abdunkelungen der Krausenzone bzw. in der mittleren Ziliarzone, Zeichen der mesenchymalen Verschlackung, Lymphstraßen, Krypten in der humoralen Region. Gastrische Konstitution [Hemm, 1998].

Praxistipp
Bei akuten Störungen des Magens ist oftmals die alleinige Behandlung mit Stoffwechselmittel 1 Cochlearia cp ausreichend.

Hinweis
Auch in der Darreichungsform als Tablette: Jsostoma® S

Enthalten in
Gewebemittel 9 Pulsatilla cp
Gewebemittel 16 Nux vomica cp
Lymphmittel 2 Abrotanum cp
Stoffwechselmittel 7 Malva cp
Stoffwechselmittel 8 Veronica cp

Packungsgrößen

20 g Globuli (N1)	PZN 2149491
Jsostoma® S, 50 Tabletten (N1)	PZN 1838550
Jsostoma® S, 150 Tabletten (N1)	PZN 6310569

Stoffwechselmittel 2 Lycopodium cp JSO

Gallen- und Harnblase

Harnorgane, insbesondere Harnblase, Niere, Wasserhaushalt, Schleimhäute des Darmes, Leber und Gallenblase, insbesondere bei gestauter, unterreizter Leber („Leberenergetikum")

Zusammensetzung

10 g Streukügelchen enthalten als arzneilich wirksame Bestandteile:

Cochlearia officinalis, Hydrastis canadensis, Matricaria chamomilla, Nasturtium officinale, Sarsaparilla, Scrophularia nodosa, Tussilago farfara, Veronica officinalis, Lycopodium clavatum, jeweils spag. Krauß D4 1,111 g

Anwendungsgebiete

- **Zystitis** (vor allem zusammen mit Gewebemittel 2 Equisetum cp, Populus cp-Fluid)
- **Sonstige Erkrankungen der Nieren und ableitenden Harnwege, wie z.B. Blasensteine**
- **Verstopfung, Galleerbrechen, Sodbrennen, soweit dieses infolge einer gestörten Gallesekretion auftritt**
- Reizblase (z.B. im wöchentlichen Wechsel mit Stoffwechselmittel 6 Solidago cp)
- Gallensteine
- Schleimhautentzündung der Gallenblase, unklare Beschwerden nach Cholezystektomie (z.B. in Kombination mit Gewebemittel 2 Equisetum cp)
- Stauungen im Pfortadersystem, Hämorrhoidalleiden, Leberschwellung und Verhärtung, Gelbsucht
- Ödeme, Aszites
- Klimakterische Beschwerden (Leber als Recyclingorgan für Hormone)

Gegenanzeigen, Neben-/Wechselwirkungen

Bisher keine bekannt

Dosierung

3-mal täglich 10 Globuli

Augendiagnostische Hinweise
Abdunkelungen im Leber- und Nierensektor (rechtes Auge, 37 bis 45′). Steinstraßen. Ausgebuchtete Zirkulärfurchen im Lebersektor. Leber- und Nierenpigmente [Hemm, 1998]. Harnsaure Diathese, carbo-nitrogenoide Konstitution, plethorische Konstitution.

Praxistipp
Stoffwechselmittel 2 Lycopodium cp ist vor allem auch bei Stuhlträgheit infolge einer mangelnden Sekretion der Darmschleimhaut und der Gallenflüssigkeit (bei trockenem, hartem Stuhl) angezeigt.
Stoffwechselmittel 2 Lycopodium cp korrespondiert in seiner Wirkung mit Gewebemittel 2 Equisetum cp.

Enthalten in
Gewebemittel 8 Chelidonium cp S
Konstitutionsmittel 2 Steffensia cp
Stoffwechselmittel 4 Sarsaparilla cp
Nettigall®

Packungsgröße
20 g Globuli (N1) PZN 2149539

Stoffwechselmittel 3 Scrophularia cp JSO

Haut, Darm

Darmschleimhaut, Haut- und Unterhautzellgewebe, Ausschläge, chronische Ekzeme, absteigende Lymphe nach Krauß (Seite 481) Entstauung, Reinigung, Stärkung der eliminatorischen Grundfunktion

Zusammensetzung

10 g Streukügelchen enthalten als arzneilich wirksame Bestandteile:

Cochlearia officinalis, Hydrastis canadensis, Matricaria chamomilla, Nasturtium officinale, Sarsaparilla, Scrophularia nodosa, Tussilago farfara, Veronica officinalis , Rheum palmatum, jeweils spag. Krauß D4 1,111 g

Anwendungsgebiete

- **Chronische Dermatosen**, z.B. Ausschläge, insbesondere chronische **Ekzeme** (trocken oder nässend), z.B. Milchschorf, Neurodermitis, Psoriasis und Hautjucken (eventuell Kombination mit Gewebemittel 3 Mezereum cp)
- **Chronische Diarrhö, entzündliche Darmerkrankungen**, z.B. Enteritis, Colitis, Morbus Crohn, Colitis ulcerosa
- **Skrofulose, Rachitis, Lymphatismus**
- Exsudative Diathese
- Schleimhautreizungen und -schwellungen
- Neurasthenie, übersteigerte Sensibilität (z.B. beim Dermographismus) (bei rheumatischer Diathese zusammen mit Gewebemittel 5 Conium cp)
- Schilddrüsenerkrankungen

Gegenanzeigen, Neben-/Wechselwirkungen

Bisher keine bekannt

Dosierung

3-mal täglich 10 Globuli

Augendiagnostische Hinweise

Dicke, verquollene Reizradiären, Tophi und Plaques, Pfefferkornpigmente, helle Wolken, Reizradiären in der Krausenzone – besonders in der Peripherie, Bündel und Büschel, Neuronennetze, Radiärfurchen, Lymphstraßen, Zeichen der lymphatischen Konstitution, Neurolymphatismus, exsudative Diathese. Milzstauungszeichen [Hemm, 1998]. Skrofulosering, abgedunkelter Hautring.

Praxistipp
Stoffwechselmittel 3 Scrophularia cp ist bei anhaltender, hartnäckiger Neigung zu Durchfall angezeigt, da es eine zu starke Sekretion der Darmschleimhaut herabsetzt.

Enthalten in
Nettiderma®-Salbe

Packungsgröße
20 g Globuli (N1) PZN 2149568

Stoffwechselmittel 4 Sarsaparilla cp JSO

Harnorgane, insbesondere Blase

Verschleimung (insbesondere von Niere und Galle); seröse Dyskrasie

Dabei ergänzen sich die Bestandteile:

Stoffwechselmittel 2 Lycopodium cp	Gallen- und Harnblase
Konstitutionsmittel 1 Thuja cp	Umstimmung

Zusammensetzung
10 g Streukügelchen enthalten als arzneilich wirksame Bestandteile:

- Konstitutionsmittel 1 Thuja cp
  Althaea officinalis, Betula alba, Clematis recta, Eucalyptus globulus, Myrtus communis, Populus tremula, Rosa canina, Sarsaparilla, Solanum dulcamara, Steffensia elongata, Thuja occidentalis, Tilia europaea, Veronica officinalis, Viburnum opulus, Vinca minor, jeweils spag. Krauß D4 0,313 g
- Stoffwechselmittel 2 Lycopodium cp
  Cochlearia officinalis, Hydrastis canadensis, Lycopodium clavatum, Matricaria chamomilla, Nasturtium officinale, Sarsaparilla, Scrophularia nodosa, Tussilago farfara, Veronica officinalis, jeweils spag. Krauß D4 0,557 g

Anwendungsgebiete
- **Hauterkrankungen, z.B. Feigwarzen**
- **Chronische Katarrhe der Harnröhre und Harnblase**
- **Sykosis**
- Vererbte Neigung zu Gallensteinbildung
- Eliminationsstörungen
- Chronische Diarrhö, entzündliche Darmerkrankungen

Gegenanzeigen, Neben-/Wechselwirkungen
Bisher keine bekannt

Dosierung
3-mal täglich 10 Globuli

Augendiagnostische Hinweise
Sykotische Konstitution, dunkler Hautring, Flusszeichen im renalen Abschnitt, Ekzemflocken, Schleimhautlymphatismus [Hemm, 1998].

Packungsgröße
20 g Globuli (N1) PZN 2149597

Stoffwechselmittel 5 Berberis cp JSO

Lebermittel

Insbesondere bei „heißer, überreizter Leber“, hepato-renales Syndrom; Förderung der Gallensekretion; Förderung der Harnsäureausscheidung; akute Ausschläge, Ekzeme

Zusammensetzung
10 g Streukügelchen enthalten als arzneilich wirksame Bestandteile:
Cochlearia officinalis, Hydrastis canadensis, Matricaria chamomilla, Nasturtium officinale, Sarsaparilla, Scrophularia nodosa, Tussilago farfara, Veronica officinalis
Berberis vulgaris, jeweils spag. Krauß D4 1,111 g

Anwendungsgebiete
- **Leberfunktionsstörungen**, z.B. als Spezifikum bei der Leberschutztherapie, Hepato-renales Syndrom, **Hyperkinesie**
- **Entgiftung** (vor allem durch die Leber), zur Ausleitung von „Umweltgiften“
- **Harnsaure Diathese**, Gicht (gut im Wechsel mit Stoffwechselmittel 6 Solidago cp zur Steigerung der Harnsäureausscheidung über die Niere)
- **(Akute) Dermatosen**, Hautausschläge, akute Ekzeme, exsudative Diathese, Mitesser
- gestörte Gallesekretion und daraus resultierende Darmstörungen, wie z.B. Durchfälle (choleretisch)
- Muskel- und Gelenkrheumatismus

Gegenanzeigen, Neben-/Wechselwirkungen
Bisher keine bekannt

Dosierung
3-mal täglich 10 Globuli

Augendiagnostische Hinweise
Pfefferkornpigmente in der humoralen Region, Säurezeichen, harnsaure Diathese, Gallelöcher, Überreizungszeichen im Leber-Galle-Sektor, Zirkulärfurchen im Leber-Galle-Sektor, Zeichen des hepato-renalen Syndroms, Leber- und Nierenpigmente, Lakunen im Leber- und Nierengebiet, Ekzemflocken [Hemm, 1998]. Gleichzeitig Zeichen im Leber- und Nierensektor. Biliöse Konstitution.

Praxistipp
Stoffwechselmittel 5 Berberis cp ist aufgrund der Aktivierung der Entgiftungsfunktion der Leber vor allem auch bei Hauterkrankungen indiziert.

Enthalten in
Gewebemittel 11 Rhus toxicodendron cp
Konstitutionsmittel 5 Vinca minor cp
Stoffwechselmittel 9 Nasturtium cp
Pesendorfer-Salbe®

Packungsgröße
20 g Globuli (N1) PZN 2149628

Stoffwechselmittel 6 Solidago cp

Nierenmittel

Anregung des Nierenstoffwechsels, fördert die Ausscheidung über die Niere ohne das Organ zu schwächen, Diuretikum, Nierenenergetikum, Nieren- und Harnwegserkrankungen

Zusammensetzung
10 g Streukügelchen enthalten als arzneilich wirksame Bestandteile:
Cochlearia officinalis, Hydrastis canadensis, Matricaria chamomilla, Nasturtium officinale, Sarsaparilla, Scrophularia nodosa, Tussilago farfara, Veronica officinalis, Solidago virgaurea, jeweils spag. Krauß D4 1,111 g

Anwendungsgebiete
- **Nierenerkrankungen (z.B. Nephrose, Hyperurikämie):**
  - Störungen des Nierenstoffwechsels
  - Reizungen und Entzündungen des Nierengewebes (z.B. Nephritis)
  - Nierengrieß, Nierensteine (vor allem chronisch oder rezidivierend)
    [Bei Blasensteinen dagegen an Stoffwechselmittel 2 Lycopodium cp denken!]
- **Arteriosklerose, renal bedingt**
- **Förderung der Diurese z.B. bei renalen Ödemen**
- **Entgiftung** über die Niere
- Harnsaure Diathese (im Wechsel mit Stoffwechselmittel 5 Berberis cp bzw. Gewebemittel 11 Rhus toxicodendron cp)
- Harnsaure Ablagerungen in den Gelenken, die auch zu Verkalkung tendieren; feste Ablagerungen

Gegenanzeigen, Neben-/Wechselwirkungen
Bisher keine bekannt

Dosierung
3-mal täglich 10 Globuli

Augendiagnostische Hinweise
Plaques, Käsespitzen, Wolken, abgedunkelter Nierensektor, Unter- und Überreizungszeichen im Nierensektor, stroh-gelbe Tophi und Wolken.

Praxistipp
Stoffwechselmittel 6 Solidago cp korrespondiert in seiner Wirkung mit Gewebemittel 6 Vincetoxicum cp.

Enthalten in
Jsoskleran®

Packungsgröße
20 g Globuli (N1) PZN 2149657

Stoffwechselmittel 7 Malva cp JSO

Akute Entzündungen im Magen, Darm

Akute und entzündliche Erkrankungen des Stoffwechselapparates, Mittel für den „heißen“ Magen

Zusammensetzung
10 g Streukügelchen enthalten als arzneilich wirksame Bestandteile:

- Adermittel 1 Avena cp
  Arnica montana, Avena sativa, Capsella bursa-pastoris, Hydrastis canadensis, Malva silvestris, Sanguinaria canadensis, jeweils spag. Krauß D4 0,833 g
- Stoffwechselmittel 1 Cochlearia cp
  Cochlearia officinalis, Hydrastis canadensis, Matricaria chamomilla, Nasturtium officinale, Sarsaparilla, Scrophularia nodosa, Strychnos nux-vomica, Tussilago farfara, Veronica officinalis, jeweils spag. Krauß D4 0,556 g

Anwendungsgebiete
- **Akute und entzündliche Erkrankungen von Magen, Drüsen und Schleimhäuten, z.B. Colitis ulcerosa, Morbus Crohn, akute entzündliche Proktitis**

Gegenanzeigen, Neben-/Wechselwirkungen
Bisher keine bekannt

Dosierung
3-mal täglich 10 Globuli

Augendiagnostische Hinweise
Aufhellungen in der Krausenzone, helle Krause mit Lymphstraßen [Hemm, 1998]; Zirkulärfurchen in der Krausenzone, Überreizungszeichen in der Krausenzone; Aufhellungen, insbesondere Randaufhellungen im Sphinkterbereich.

Packungsgröße
20 g Globuli (N1) PZN 2149700

Stoffwechselmittel 8 Veronica cp JSO

Magenleiden, Rekonvaleszenz

Verbessert die Assimilation, unterstützt die Blutbildung, wirkt gegen Dyskrasie und deren Folgezuständen („Wächter der Krasis")

Zusammensetzung
10 g Streukügelchen enthalten als arzneilich wirksame Bestandteile:

- Adermittel 3 Hydrastis cp
  Arnica montana, Artemisia abrotanum, Avena sativa, Hydrastis canadensis, Malva silvestris, Pulsatilla vulgaris, Sanguinaria canadensis, jeweils spag. Krauß D4 0,714 g
- Stoffwechselmittel 1 Cochlearia cp
  Cochlearia officinalis, Hydrastis canadensis, Matricaria chamomilla, Nasturtium officinale, Sarsaparilla, Scrophularia nodosa, Strychnos nux-vomica, Tussilago farfara, Veronica officinalis, jeweils spag. Krauß D4 0,556 g

Anwendungsgebiete
- **Magenleiden, vor allem mit Anämie und Schwächezuständen**
- **Appetitlosigkeit, Unterernährung**
- **Rekonvaleszenz**

Gegenanzeigen, Neben-/Wechselwirkungen
Bisher keine bekannt

Dosierung
3-mal täglich 10 Globuli

Packungsgröße
20 g Globuli (N1) PZN 2149746

Stoffwechselmittel 9 Nasturtium cp JSO

Nervöse Störungen im Magen-Darm-Trakt

Regulation nervös bedingter Störungen des Magen-Darm-Traktes und der Gallensäuresekretion

Zusammensetzung
10 g Streukügelchen enthalten als arzneilich wirksame Bestandteile:

- Fieber- und Nervenmittel 1 Aconitum cp
  Aconitum napellus, Aesculus hippocastanum, Berberis vulgaris, Cetraria islandica, Cinchona calisaya, Cinchona succirubra, Erythraea centaurium, Salix alba, Sambucus nigra, jeweils spag. Krauß D4 0,556 g
- Stoffwechselmittel 5 Berberis cp
  Berberis vulgaris, Cochlearia officinalis, Hydrastis canadensis, Matricaria chamomilla, Nasturtium officinale, Sarsaparilla, Scrophularia nodosa, Tussilago farfara, Veronica officinalis, jeweils spag. Krauß D4 0,556 g

Anwendungsgebiete
- **Nervöse Störungen des Magen- und Darmkanals**, z.B.
  - Magen-Darm-Koliken
  - Spastisches Colon irritabile
  - Colitis ulcerosa, Morbus Crohn
- **Gallenwegsdyskinesien**, ungenügende Gallensäuresekretion
- Störungen der Leberfunktion
- Erkrankungen der Milz, insbesondere Milzschwellung
- Fieberhafte Hauterkrankungen
- Rückenmarksleiden

Gegenanzeigen, Neben-/Wechselwirkungen
Bisher keine bekannt

Dosierung
3-mal täglich 10 Globuli

Augendiagnostische Hinweise
Bei Lebererkrankungen mit Zeichen im Milzsektor; Zickzack-Radiären und Wellenlinien im Gallesektor, dunkle Zeichen oder Bündelbildungen im Leber-Galle-Sektor (im Gegensatz zu Stoffwechselmittel 5 Berberis cp, wo helle Zeichen zu erwarten sind), gastrische Konstitution, Neurolymphatismus.

Packungsgröße
20 g Globuli (N1) PZN 2149775

Stoffwechselmittel 10 Centaurium cp JSO

Vegetativ-nervöse Störungen

Vegetativ-nervöse Störungen (Magen, Darm, Herz, Migräne), Krämpfe, Koliken; wirkt vor allem über den Sympathikus auf nervös bedingte Störungen des Stoffwechsels, Hautnerven (Schwitzen); wirkt gegen „Fieber" im Sinne einer übersteigerten Reaktion, Infekte

Zusammensetzung
10 g Streukügelchen enthalten als arzneilich wirksame Bestandteile:

- Stoffwechselmittel-Grundkomplex
  Cochlearia officinalis, Hydrastis canadensis, Nasturtium officinale, Sarsaparilla, Scrophularia nodosa, Tussilago farfara, Veronica officinalis, jeweils spag. Krauß D4 0,667 g
- Fieber- und Nervenmittel-Grundkomplex
  Aesculus hippocastanum, Berberis vulgaris, Cetraria islandica, Cinchona calisaya, Cinchona succirubra, Erythraea centaurium, Salix alba, Sambucus nigra, jeweils spag. Krauß D4 0,667 g

Anwendungsgebiete
- **Infektions- und Erkältungskrankheiten** (gut in Kombination mit Darmmittel 1 Allium cp, vgl. Jsonettin® S, Seite 472), **akute fieberhafte Erkrankungen**
- **Abdominelle Organisation**
- Vegetativ-nervöse Störungen, nervös bedingte Organleiden, vor allem von Magen, Darm, Gallenblase und Herz; hierzu gehören:
  - **Krämpfe und Koliken, vor allem der Verdauungsorgane** (Magenkrämpfe, Darmkoliken, Gallenkoliken, Asthma etc.)
  - nervöses Erbrechen, z.B. bei Seekrankheit, Migräne
  - nervöse Herzstörungen, Roemheld-Syndrom (z.B. 10–15 Globuli vor dem Schlafen)
  - krampfartige Herzschmerzen (alle 15–60 Minuten 10 Globuli auf die Zunge geben)
- Fieberhafte Hautausschläge (z.B. Masern)
- Durchfall, vor allem akut
- Neuralgien
- **Migräne** (z.B. mehrmals 10 Globuli bei drohendem Anfall; zusätzlich einige Tropfen Viscum album cp-Fluid S an Stirn, Schläfen, hinter den Ohren und im Nacken einreiben)
- Allergien (Regulation der Irritabilität, z.B. bei Nahrungsmittelallergien mit Ödemen)

Gegenanzeigen, Neben-/Wechselwirkungen
Bisher keine bekannt

Dosierung
3-mal täglich 10 Globuli

Augendiagnostische Hinweise
Lange Reizradiären, Neuronennetze in allen Irisarealen, Zickzack-Krause, Begleitschatten, Neurasthenikerring, keilförmige Einrisse im Sphincter pupillae. Neuropathisch-neurolymphatische Konstitution, spastische Diathese und allergische Diathese [Hemm, 1998]. Neurolymphatismus.

Pulsdiagnose
Aus naturheilkundlicher Sicht bei „Fieber" im Sinne einer übersteigerten Reaktion einzusetzen. Kennzeichnend hierfür kann ein **Pulsus frequens** oder **celer** mit einem Verhältnis von Atemzug zu Pulsschlägen größer als 1:4 sein. Bei diesen „Hitzepulsen" der Humoralpathologie wird Stoffwechselmittel 10 Centaurium cp niedrig dosiert (5 Globuli in einem Glas Wasser gelöst über den Tag verteilt trinken), es sei denn, man will einen kräftigen Schweißausbruch zur Hitzeableitung erzeugen. Auch der **Pulsus superficialis** der chinesischen Pulsdiagnose deutet auf den Einsatz von Stoffwechselmittel 10 Centaurium cp hin. Bei Schwächetendenz wird hier höher (3-mal täglich 10 Globuli) dosiert, bei Stärketendenz niedriger.

Praxistipp
Bei allen krampfartigen Beschwerden gibt man in 10-minütigen Abständen je 10 Globuli Stoffwechselmittel 10 Centaurium cp auf die Zunge zum Eintritt einer Besserung. Zur nachfolgenden Behandlung gibt man stündlich 10 Globuli.

Enthalten in
Jsonettin® S

Packungsgröße
20 g Globuli (N1) PZN 2149806

Stoffwechselmittel 11 Lobelia cp S JSO

Seekrankheit, Reisekrankheit

Antiemetisch, besonders bei psychogenem Erbrechen, Beeinflussung von Übelkeit, Würgreiz und Erbrechen

Zusammensetzung
10 g Streukügelchen enthalten als arzneilich wirksame Bestandteile:
Cochlearia officinalis, Hydrastis canadensis, Matricaria chamomilla, Nasturtium officinale, Sarsaparilla, Scrophularia nodosa, Veronica officinalis, Lobelia inflata, Melissa officinalis, jeweils spag. Krauß D4 1,111 g

Anwendungsgebiete
- **Seekrankheit, Reisekrankheit und andere Kinetosen** (gut in Kombination mit Viscum album cp-Fluid S, das man in die Magengrube einreiben kann)
- Übelkeit, Würgreiz und Erbrechen
- **Schwangerschaftserbrechen** (besonders gut in Kombination mit Gewebemittel 1 Caulophyllum cp!)
- Migräne mit Erbrechen
- Morbus Menière
- Schwindel (bei Kinetosen; als Folge von Nervenreizen (z.B. Sympathikus, Ohren); als extraabdominelles Meteorismussymptom; bei Schwangerschaft)

Gegenanzeigen, Neben-/Wechselwirkungen
Bisher keine bekannt

Dosierung
3-mal täglich 10 Globuli

Augendiagnostische Hinweise
Zirkulärfurchen in der Hirnregion, große Pupille, große Krausenzone.

Praxistipp
Bei Hyperemesis gravidarum hat sich die Kombination von Stoffwechselmittel 11 Lobelia cp S mit Gewebemittel 1 Caulophyllum cp bewährt.

Packungsgröße
20 g Globuli (N1) PZN 7146876

Stoffwechselmittel 12 Euphrasia cp JSO

Augenmittel

Katarrhe und Entzündungen der Bindehaut

Zusammensetzung

10 g Streukügelchen enthalten als arzneilich wirksame Bestandteile:
Cochlearia officinalis, Hydrastis canadensis, Matricaria chamomilla, Nasturtium officinale, Sarsaparilla, Scrophularia nodosa, Atropa belladonna, Euphrasia officinalis, jeweils spag. Krauß D4 1,25 g

Anwendungsgebiete

- **Katarrhe und sonstige Entzündungen der Bindehaut** (z.B. in Kombination mit Adermittel 1 Avena cp D10 JSO oder Capsella cp-Fluid)
- Alle Funktionsstörungen des Auges
- Skrofulöse Augenentzündungen
- Zur Unterstützung bei Trübungen der Hornhaut und der Linse, Katarakt im frühen Stadium

Gegenanzeigen, Neben-/Wechselwirkungen

Bisher keine bekannt

Dosierung

3-mal täglich 10 Globuli

Enthalten in

ISO Augentropfen C

Packungsgröße

20 g Globuli (N1) PZN 2149864

Fluide

Grundsätzlich werden die Fluide zur Regulation von **nervösen Störungen** bzw. zur **Kreislaufregulation** eingesetzt, fast immer in Kombination mit Globulimitteln der JKH. Insgesamt wirken die Fluide mehr feinstofflich („Kraftwechsel“) als die Globulimittel („Stoffwechsel“). Durch die Regulation der energetischen Situation schaffen die Fluide die Voraussetzung für einen intakten Stoffumsatz („Kraftwechsel kommt vor Stoffwechsel“).

Ihre flüssige Form erleichtert die äußerliche Anwendung (z.B. als Einreibungen, Umschläge). Wegen ihrer guten Wirkung über die Haut spielt sie eine besonders große Rolle. Zur lokalen und äußerlichen Anwendung stehen darüber hinaus Salben zur Verfügung.

Die Vorläufer der heutigen Fluide sind fünf elektrohomöopathische Mittel. Mattei nannte sie aufgrund ihrer schnellen und beeindruckenden Wirkung „Elektrizitätsmittel“. Zur besseren Unterscheidung wurden die Fluide von Mattei nach Farben benannt. Die Farbbezeichnungen spiegeln sich noch heute in der Verpackung wieder und lassen sich wie folgt zuordnen:

Capsella cp-Fluid	blaues Fluid
Populus cp-Fluid	grünes Fluid
Sambucus cp-Fluid	gelbes Fluid
Rhododendron cp-Fluid	rotes Fluid
Viscum album cp-Fluid	weißes Fluid

Die Farben sind entsprechend der Wirkung (z.B. rot: anregend) ausgewählt. Krauß verweist in diesem Zusammenhang auf die Farblehre des Amerikaners Babbit [1878].

Wichtig für das Verständnis der Fluidwirkung ist das **Polaritätsprinzip**, welches sich überall in der Natur wiederfindet. Danach kann man Krankheiten auch als Störung des Gleichgewichts zwischen entgegengesetzten Funktionen auffassen. So lassen sich Entzündungen und Krämpfe als „positive“ Zustände verstehen, bei denen zu viel Energie bzw. Kraft vorliegt. Eine Degeneration entspricht dagegen einem „negativen“

Zustand. Hier liegt eine Anhäufung des negativen Kraftprinzips bzw. ein Energiemangel vor. Weitere Beispiele sind in der folgenden Tabelle zusammengefasst:

„negative" Zustände	**„positive" Zustände**
– Neuralgien	– Krämpfe
– Lähmungen	– Koliken
– Schwächezustände, Rekonvaleszenz	– kongestive und fieberhafte Erkrankungen
– Blutverteilungsstörungen	– akute Entzündungen
– Mangeldurchblutungen	– Anschoppungen
– Atrophien, Unterernährung einzelner Gewebe	– Geschwüre, (Wucherungen)
– nervöse Erschlaffung und damit verbundene Erkrankungen	

Mit den Fluiden kann man solche Regulationsstörungen im Organismus ausgleichen. Den meisten Erkrankungen liegt eine regulative Störung zugrunde, die Fluide werden daher bei fast jeder Therapie ergänzend oder als Hauptmittel eingesetzt. Sie haben entweder eine anregende, belebende oder eine hemmende, beruhigende Wirkung. Die Wirkung kann, wie beim Capsella cp-Fluid, stark von der Dosierung abhängen.

Aus naturheilkundlicher Sicht ist das Gleichgewicht von Sensibilität (Reizaufnahme; Yin) und Irritabilität (Reizbeantwortung; Yang) bedeutsam. Träger dieses Gleichgewichts ist das vegetative System[1], bei dessen Störung es zur „vegetativen Dystonie" kommt. Die Pulsation der Pupille ist ein wichtiges Zeichen, das den aktuellen Zustand des vegetativen Systems (hier Parasympathikus – Sympathikus) erschließt. Weitere Hinweise liefert die Pulsdiagnose. So zeigt z.B. ein Pulsus brevis eine verminderte Erregbarkeit/Irritabilität an.

[1] Unter dem vegetativen System wird hier das nervöse und das endokrine vegetative System verstanden (also nicht nur das vegetative Nervensystem, auf das sich die Schulmedizin mit dem Ausdruck „Vegetativum" bezieht).

Die folgende Tabelle zeigt den gezielten Einsatz der Fluide:

negativ (–)	**positiv (+)**
Sensibilität	
Sambucus cp-Fluid	*Rhododendron cp-Fluid*
– Sensibilität erhöht – Roborans nervosum → Spasmolyse – wirkt auf den Parasympathikus	– Sensibilität erniedrigt – Tonikum nervosum → Tonussteigerung – wirkt auf den Sympathikus
Kraftvermittler	
+/–	
Viscum album cp-Fluid S	
– Ausgleich	
Irritabilität	
Populus cp-Fluid	*Capsella cp-Fluid*
– venöses (und lymphatisches) System Venen-Tonus – entsorgender Aspekt	– arterielles System Arterien-Tonus – Hämostyptikum

Danach kann man Sambucus cp-Fluid und Rhododendron cp-Fluid sowie Populus cp-Fluid und Capsella cp-Fluid als gegensätzliche Paare auffassen, Viscum album cp-Fluid S gilt als neutral. Es wird vor allem zum Ausgleich eingesetzt. Bei der gemeinsamen Gabe verschiedener Fluide sollte man nicht Fluide entgegengesetzter Polarität kombinieren, da sonst die Wirkung abgeschwächt wird. Wie man mit den Fluiden gezielt die Sensibilität und Irritabilität regulieren kann, soll an einem Beispiel veranschaulicht werden:

Bei verminderter Sensibilität kommt es zur Nervenschwäche und zu verminderter Lebenskraft. Diese zeigt sich beim Gefäßsystem z.B. als weicher, leicht unterdrückbarer, langsamer Puls (mollis, debilis, rarus).[2] Bei der Augendiagnose können Radiärfurchen (Astheniefurchen) hinweisend sein [Broy, 1992]. Es liegt ein schlaffer, negativer Zustand vor. Das Fluid der Wahl ist Rhododendron cp-Fluid, da es positiv (und damit ausgleichend) auf die Sensibilität wirkt.

[2] Bei reizbarer Schwäche ist der Puls zuweilen auch beschleunigt.

Im Fall einer akuten Erkrankung besteht häufig eine erhöhte Reizempfindlichkeit, die durch den hemmenden, beruhigenden Einfluss von Fluiden gemindert werden kann. Bei chronischen Erkrankungen ist dagegen oft eine verminderte Reizempfindlichkeit gegeben. Durch den anregenden Einfluss von Fluiden kann die Reaktionsbereitschaft des Körpers erhöht werden.

Im Folgenden werden einige augendiagnostische Hinweise für den Einsatz der Fluide im Hinblick auf Sensibilität und Irritabilität aufgeführt:

Sambucus cp-Fluid	**Rhododendron cp-Fluid**
Zeichen für die erhöhte Sensibilität	Zeichen für die erniedrigte Sensibilität
– Aufhellungen	– Abdunkelungen, Dunkellinien
– Großpupille	– Kleinpupille
– enge Krausenzone	– weite Krausenzone
– Reizradiären	– Radiärfurchen
– Zick-Zack-Radiären	– Solarstrahlen
– Neuroblitz	– Keilzeichen

Capsella cp-Fluid	**Populus cp-Fluid**
Irritabilität erhöht oder erniedrigt (je nach Dosierung)	Irritabilität erniedrigt
– Pupillensaumverdickung einfacher hypertrophischer Pupillensaum „Nachtwächterring“	– Transversalen einfache oder aufsteigende Transversale klassische Stauungstransversale Gabeltransversale Sacktransversale stark verzweigte Transversalen
– Reizradiären einfache Reizradiären Zick-Zack-Radiären	– Partielle Krausenausbuchtung nach unten
– Aktualisierungszeichen Silberfaden	– Schwellungszeichen
– Kongestionsfurchen	– Tophi

Die energetische Lehre, auf der Krauß und Mattei aufbauen, stammt von Karl von Reichenbach [verschiedene Werke um 1850, Ausgabe von 1955]. Dieser sprach von dem so genannten „Od“, der Lebenskraft, die in allem wohnt und die nach polaren Gesetzen wirkt. Am gesunden Menschen fand von Reichenbach positive und negative Zonen, die er entsprechend den Körperachsen zuordnete:

negativ (–)	**positiv (+)**
oben / zum Kopf hin	unten / zu den Füßen hin
rechte Körperhälfte	linke Körperhälfte
hinten	vorne

Die Ergebnisse von Reichenbachs wurden später bei Untersuchungen mit Magneten und Elektroden bestätigt und erweitert. Zeitweise wurden die Fluide äußerlich entsprechend dieser Ergebnisse angewendet, wobei immer das Fluid der entgegengesetzten Polarität zum Ausgleich eingesetzt wurde.

Die lokale Anwendung der Fluide bleibt von Bedeutung bei der Anwendung an Akupunkturpunkten, Reflexzonen oder den Head-Zonen.

Weitere Beschreibungen der Fluidwirkung im Hinblick auf das Od finden sich in den Grundgesetzen von Krauß [14. Auflage, 1997] sowie bei Rentsch [1998].

Capsella cp-Fluid

Arterielles System, Blutstillung

Hämostyptikum, Antiphlogistikum, Gefäßtonikum

Schwache Dosen (verdünnt)	bei Blutungen und akuten Entzündungen
Starke Dosen (unverdünnt)	bei Herzschwäche und Durchblutungsstörungen

Zusammensetzung

100 g Lösung enthalten als arzneilich wirksame Bestandteile:

Capsella bursa-pastoris, Cinchona calisaya, Ervum lens, Pinus maritima, Pinus nigra, Salvia officinalis, Salvia sclarea, jeweils spag. Krauß Dil. D4 14,286 g

Anwendungsgebiete

- **Blutungen**
  3 Tropfen in 1/2 Liter Wasser schluckweise trinken
  unverdünnt auch als Tamponade oder Kompresse z.B. bei Nasenbluten; u.a. Hämorrhoidalblutungen, Hypermenorrhö
- (Akute) **Entzündungen**, insbesondere (blutige) Schleimhautkatarrhe (z.B. bei Angina 15 Tropfen mit 10–15 Globuli Gewebemittel 14 Belladonna cp (oder Gewebemittel 13 Ailanthus cp) in 1/4 Liter abgekochtem lauwarmen Wasser gelöst gurgeln; eventuell auch im Wechsel mit Populus cp-Fluid)
- Regulation der Herztätigkeit und des Kreislaufs
  (unverdünnt: anregend / verdünnt: beruhigend)
  - Hypotonie (3- bis 4-mal täglich 5 Tropfen in einem Esslöffel Wasser oder besser auf die Zunge)
  - **Kreislaufschwäche** (3- bis 4-mal täglich 5 Tropfen einnehmen, zusätzlich äußerlich auf Herz und Oberbauch einreiben); bei Kollaps: 20 Tropfen
  - (essentielle) Hypertonie (5 Tropfen in 1/2 Liter Wasser über den Tag verteilt trinken oder morgens 1–3 Tropfen unverdünnt einnehmen; besonders gut in Kombination mit Adermittel 1 Avena cp D10)
  - Hyperämie und lokale arterielle Kongestionen (verdünnt)
- Verlustanämie (3- bis 5-mal täglich 5 Tropfen auf einen Esslöffel Wasser, äußerlich in Herz- und Oberbauchgegend; dazu 3-mal täglich 10–15 Globuli Lymphmittel 2 Abrotanum cp)
- Prellungen, Quetschungen, Blutergüsse: Capsella cp-Salbe S oder 1 Esslöffel Capsella cp-Fluid in 1 Liter Wasser als Umschläge anwenden
- Klimakterische Beschwerden mit starke Blutungen, Wallungen, Schweißausbrüchen: 1–3 Tropfen in 1/8 Liter Wasser gelöst über den Tag verteilt trinken; vor allem mit Gewebemittel 1 Caulophyllum cp, Adermittel 1 Avena cp D10 und Fieber- und Nervenmittel 1 Aconitum cp D10

Gegenanzeigen
Überempfindlichkeit gegen Chinin sowie bei Alkoholkranken.
Wegen des Alkoholgehaltes soll das Präparat bei Leberkranken nur nach Rücksprache mit dem Arzt angewendet werden. Wie alle Arzneimittel sollte Capsella cp-Fluid, auch wegen des Alkoholgehaltes, in der Schwangerschaft und Stillzeit nur nach Rücksprache mit dem Arzt angewendet werden. Aufgrund des Alkoholgehaltes sollte das Arzneimittel bei Kindern unter 12 Jahren nicht angewendet werden.

Neben-/Wechselwirkungen
Bisher keine bekannt

Dosierung

unverdünnt:	3-mal täglich 5 Tropfen
verdünnt:	1–3 Tropfen in 1 Liter Wasser verdünnen und davon teelöffelweise bis zu alle 15 Minuten nehmen

Augendiagnostische Hinweise
Leitgefäße, Tümpelgefäß, Schlauchgefäß, Spindelgefäß [Hemm 1998].
Zeichen der gestörten Irritabilität (Seite 484) Pupillensaumverdickung: einfacher hypertrophischer Pupillensaum, „Nachtwächterring“; Reizradiäre, einfache Reizradiäre, Zickzack-Radiäre; Aktualisierungszeichen, Silberfaden; Kongestionsfurchen.

Praxistipp
Zur Tonisierung des arteriellen Gefäßsystems, wie z.B. bei Herz- und Kreislaufschwäche sowie Blutdruckregulationsstörungen wird Capsella cp-Fluid in unverdünnter Form (3-mal täglich 5 Tropfen) angewendet. Bei akuter Kreislaufschwäche (Kollaps) empfiehlt sich zusätzlich die einmalige Verabreichung von 20 Tropfen.
Bei äußeren und inneren Blutungen, wie z.B. Nasen- und Hämorrhoidalblutungen sowie Menstruationsblutungen, z.B. Hypermenorrhö, wird Capsella cp-Fluid in verdünnter Form (1–3 Tropfen in einer Tasse Wasser verdünnt über den Tag verteilt trinken) angewendet.
Capsella cp-Fluid kann auch äußerlich für Umschläge (1 Esslöffel in 1 Liter Wasser), z.B. bei Entzündungen angewendet werden.

Enthalten in
Capsella cp-Salbe S
Capsella cp-Hämorrhoidal-Salbe
Capsella cp-Hämorrhoidal-Zäpfchen

Packungsgrößen

50 ml Lösung (N1)	PZN 0546561
100 ml Lösung (N2)	PZN 6153101

Capsella cp-Salbe S

Prellungen, Quetschungen, Blutergüsse

Zusammensetzung
100 g Salbe enthalten als arzneilich wirksame Bestandteile:
Capsella bursa-pastoris, Cinchona calisaya, Ervum lens, Pinus maritima, Pinus nigra, Salvia officinalis, Salvia sclarea, jeweils spag. Krauß Dil. D4 1,428 g

Sonstige Bestandteile:
Weißes Vaselin, Wollwachs, dickflüssiges Paraffin, Erdnussöl, gereinigtes Wasser.

Anwendungsgebiete
Prellungen

Quetschungen
Blutergüsse

Gegenanzeigen
Überempfindlichkeit gegenüber Chinin.
Wie alle Arzneimittel sollte auch Capsella cp-Salbe S in Schwangerschaft und Stillzeit nur nach Rücksprache mit dem Arzt angewendet werden.

Neben-/Wechselwirkungen
Bisher keine bekannt

Dosierungsanleitung, Art und Dauer der Anwendung
Capsella cp-Salbe S mehrmals täglich auf die betroffenen Stellen auftragen. Salbe vorzugsweise leicht einmassieren oder einen Salbenverband anlegen. Es empfiehlt sich, die Behandlung mit Capsella cp-Salbe S nach Rücksprache mit dem Arzt über einen längeren Zeitraum durchzuführen.

Packungsgröße
50 g Salbe (N1) PZN 4995310

Capsella cp-Hämorrhoidal-Salbe

Blutende und entzündliche Hämorrhoiden

Blutstillend; entstauend und abschwellend; entzündungshemmend und schmerzstillend

Zusammensetzung
100 g Salbe enthalten als arzneilich wirksame Bestandteile:

- Adermittel 2 Hamamelis cp
  Avena sativa, Hydrastis canadensis, Malva silvestris, Sanguinaria canadensis, Achillea millefolium, Aesculus hippocastanum, Hamamelis virginiana, jeweils spag. Krauß D4 0,714 g
- Gewebemittel 5 Conium cp
  Conium maculatum, Pimpinella saxifraga, Rhus toxicodendron, Vincetoxicum officinale, Phytolacca decandra, jeweils spag. Krauß D4 1,0 g
  Capsella cp-Fluid, Capsella bursa-pastoris, Cinchona calisaya, Ervum lens, Pinus maritima, Pinus nigra, Salvia officinalis, Salvia sclarea, jeweils spag. Krauß Dil. D4 1,429 g

Sonstige Bestandteile:
Weißes Vaselin, Wollwachs, dickflüssiges Paraffin, Erdnussöl, gereinigtes Wasser.

Anwendungsgebiete
- **Blutende und entzündliche Hämorrhoiden**
- **Rhagaden und Fissuren im Analbereich**

Gegenanzeigen
Überempfindlichkeit gegen Giftsumachgewächse.
Wie alle Arzneimittel sollte auch Capsella cp-Hämorrhoidal-Salbe in Schwangerschaft und Stillzeit nur nach Rücksprache mit dem Arzt angewendet werden.

Nebenwirkungen
Bisher keine bekannt

Wechselwirkungen mit anderen Mitteln
Hinweis: Bei der Behandlung mit Capsella cp-Hämorrhoidal-Salbe kann es wegen der Hilfsstoffe weißes Vaselin und dickflüssiges Paraffin bei gleichzeitiger Anwendung von Kondomen aus Latex zu einer Verminderung der Reißfestigkeit und damit zu Beeinträchtigung der Sicherheit solcher Kondome kommen.

Dosierungsanleitung, Art und Dauer der Anwendung
Capsella cp-Hämorrhoidal-Salbe 1- bis 2-mal täglich anwenden. Etwa eine bohnengroße Menge Salbe in den After einführen oder äußerlich auftragen. Es empfiehlt sich, die Behandlung mit Capsella cp-Hämorrhoidal-Salbe nach Rücksprache mit dem Arzt über einen längeren Zeitraum durchzuführen.

Praxistipp
In der Regel empfiehlt es sich die Behandlung mit Capsella cp-Hämorrhoidal-Salbe über einen längeren Zeitraum durchzuführen.

Packungsgröße
50 g Salbe (N1) PZN 0546710

Capsella cp-Hämorrhoidal-Zäpfchen

Blutende Hämorrhoiden

Blutstillend; entstauend und abschwellend; entzündungshemmend und schmerzstillend

Zusammensetzung
1 Zäpfchen enthält als arzneilich wirksame Bestandteile:

- Adermittel 2 Hamamelis cp
  Avena sativa, Hydrastis canadensis, Malva silvestris, Sanguinaria canadensis, Achillea millefolium, Aesculus hippocastanum, Hamamelis virginiana, jeweils spag. Krauß Ø=D3 1,43 mg
- Gewebemittel 5 Conium cp
  Conium maculatum, Pimpinella saxifraga, Rhus toxicodendron, Vincetoxicum officinale, Phytolacca decandra, jeweils spag. Krauß Ø=D3 2,0 mg
- Capsella cp-Fluid
  Capsella bursa-pastoris, Cinchona calisaya, Ervum lens, Pinus maritima, Pinus nigra, Salvia officinalis, Salvia sclarea, jeweils spag. Krauß Ø=D3 2,86 mg

Sonstiger Bestandteil: Hartfett.

Anwendungsgebiete
- **Blutende und entzündliche Hämorrhoiden**
- **Rhagaden und Fissuren im Analbereich**

Gegenanzeigen
Überempfindlichkeit gegen Giftsumachgewächse
Wie alle Arzneimittel sollte auch Capsella cp-Hämorrhoidal-Zäpfchen in Schwangerschaft und Stillzeit nur nach Rücksprache mit dem Arzt angewendet werden.

Neben-/Wechselwirkungen
Bisher keine bekannt

Dosierungsanleitung, Art und Dauer der Anwendung
Capsella cp-Hämorrhoidal-Zäpfchen 1- bis 2-mal täglich einführen. Zäpfchen in den Aftereinführen. Es empfiehlt sich, die Behandlung mit Capsella cp-Hämorrhoidal-Zäpfchen nach Rücksprache mit dem Arzt über einen längeren Zeitraum durchzuführen.

Packungsgröße
10 Zäpfchen (N1) PZN 0546733

Populus cp-Fluid

Venöse Stauungen, chronische Entzündungen

Eiterungen

Zusammensetzung

100 g Lösung enthalten als arzneilich wirksame Bestandteile

Althaea officinalis e foliis,, Althaea officinalis e radice, Conium maculatum, Ervum lens, Hamamelis virginiana, Phytolacca decandra, Populus alba, Populus tremula, Sambucus nigra, jeweils spag. Krauß Dil. D4 11,111 g

Anwendungsgebiete

- **Venöse Stauungen** (Varikose, nicht blutende Hämorrhoiden)
- venöse Blutungen
- **chronische und eitrige Entzündungen** der Haut und Schleimhäute z.B. der Darmschleimhäute, hartnäckige Rachenkatarrhe, (eitrige) Angina, Sinusitis, Zystitis
- Stauungsbedingte Verhärtungen, Ödeme, vergrößerte Lymphknoten etc. Hühneraugen und Warzen (betupfen mit Populus cp-Fluid)
- (Chronische) Eiterungen, Geschwüre (insbesondere Ulcus cruris), Abszesse, eitrige Akne, Fisteln
  - äußerlich als Populus cp-Fluid oder -Salbe S anwenden;
  - innerlich Gewebemittel 7 Millefolium cp ergänzen

  Aphthen (unverdünnt mit Wattestäbchen betupfen)
- Chronisch nässende Ekzeme (3-mal täglich 5 Tropfen zusammen mit Gewebemittel 3 Mezereum cp)
- Chronische Entzündungen der Gallen- und Harnblase

  Plexus solaris mit Populus cp-Fluid einreiben
- Infektionen
- Parodontose, Stomatitis, Gingivitis (1 Esslöffel in 1/4 Liter Wasser verdünnt für Spülungen verwenden oder Wattebausch mit unverdünntem Fluid auf die betroffenen Stellen legen und nach 2–3 Stunden wiederholen)
- Gicht, chronische rheumatoide Beschwerden
- Reaktionsmittel

Gegenanzeigen
Nicht anwenden bei Alkoholkranken.
Wegen des Alkoholgehaltes soll das Präparat bei Leberkranken nur nach Rücksprache mit dem Arzt angewendet werden.
Wie alle Arzneimittel sollte Populus cp-Fluid, auch wegen des Alkoholgehaltes, in der Schwangerschaft und Stillzeit nur nach Rücksprache mit dem Arzt angewendet werden.
Aufgrund des Alkoholgehaltes sollte das Arzneimittel bei Kindern unter 12 Jahren nicht angewendet werden.

Neben-/Wechselwirkungen
Bisher keine bekannt

Dosierung
Soweit nicht anders verordnet, 3-mal täglich 5 Tropfen einnehmen. Tropfen vorzugsweise vor dem Schlucken einige Zeit im Mund behalten. Es empfiehlt sich, die Behandlung mit Populus cp-Fluid nach Rücksprache mit dem Arzt über einen längeren Zeitraum durchzuführen.

Augendiagnostische Hinweise
Zentrale Heterochromie, psorische Konstitution [Hemm, 1998]. Zeichen der erniedrigten Irritabilität: Transversalen (einfache oder aufsteigende Transversalen, klassische Stauungstransversalen, Gabeltransversalen, Sacktransversalen, stark verzweigte Transversalen), partielle Krausenausbuchtung nach unten, Schwellungszeichen, Tophi.

Praxistipp
Populus cp-Fluid kann auch äußerlich für Bäder (1 Esslöffel auf 1/4 Liter Wasser) oder als Einreibung (1:1 mit Wasser verdünnt) angewendet werden.

Enthalten in
Populus cp-Salbe S
Populus cp-Hämorrhoidal-Salbe
Populus cp-Hämorrhoidal-Zäpfchen
ISO-Augentropfen C
Jsoskleran®
Pesendorfer-Salbe®

Packungsgrößen

50 ml Lösung (N1)	PZN 0551964
100 ml Lösung (N2)	PZN 6153130

Populus cp-Salbe S

Eitrige Hauterkrankungen

Entzündungshemmend, desinfizierend, reiz- und schmerzlindernd, heilungsfördernd, entstauend

Zusammensetzung

100 g Salbe enthalten als arzneilich wirksame Bestandteile:

Althaea officinalis e foliis, Althaea officinalis e radice, Conium maculatum, Ervum lens, Hamamelis virginiana, Phytolacca decandra, Populus alba, Populus tremula, Sambucus nigra, jeweils spag. Krauß Dil. D4 1,111 g

Sonstige Bestandteile:

Weißes Vaselin, Wollwachs, dickflüssiges Paraffin, Erdnussöl, gereinigtes Wasser.

Anwendungsgebiet

- **Eitrige Hauterkrankungen**, z.B. Furunkel, Abszesse und Geschwüre, u.a. Ulcus cruris

Gegenanzeigen

Wie alle Arzneimittel sollte auch Populus cp-Salbe S in Schwangerschaft und Stillzeit nur nach Rücksprache mit dem Arzt angewendet werden.

Neben-/Wechselwirkungen

Bisher keine bekannt

Dosierungsanleitung, Art und Dauer der Anwendungsgebiete

Populus cp-Salbe S mehrmals täglich auf die betroffenen Stellen auftragen. Salbe vorzugsweise leicht einmassieren oder einen Salbenverband anlegen. Es empfiehlt sich, die Behandlung mit Populus cp-Salbe S nach Rücksprache mit dem Arzt über einen längeren Zeitraum durchzuführen.

Packungsgröße

50 g Salbe (N1) PZN 6153147

Populus cp-Hämorrhoidal-Salbe

Nicht blutende Hämorrhoiden

Entzündungshemmend, desinfizierend, reiz- und schmerzlindernd, heilungsfördernd, entstauend

Zusammensetzung
100 g Salbe enthalten als arzneilich wirksame Bestandteile:

- Adermittel 2 Hamamelis cp
  Avena sativa, Hydrastis canadensis, Malva silvestris, Sanguinaria canadensis, Achillea millefolium, Aesculus hippocastanum, Hamamelis virginiana, jeweils spag. Krauß D4 0,714 g
- Gewebemittel 5 Conium cp
  Conium maculatum, Pimpinella saxifraga, Rhus toxicodendron, Vincetoxicum officinalem, Phytolacca decandra, jeweils spag. Krauß D4 1,0 g
- Populus cp-Fluid
  Althaea officinalis e foliis, Althaea officinalis e radice, Conium maculatum, Ervum lens, Hamamelis virginiana, Phytolacca decandra, Populus alba, Populus tremula, Sambucus nigra, jeweils spag. Krauß Dil. D4 1,111 g
- Sonstige Bestandteile:
  Weißes Vaselin, Wollwachs, dickflüssiges Paraffin, Erdnussöl, gereinigtes Wasser.

Anwendungsgebiete
- **Nicht blutende und entzündliche Hämorrhoiden**
- **Rhagaden und Fissuren im Analbereich**

Gegenanzeigen
Überempfindlichkeit gegen Giftsumachgewächse.
Wie alle Arzneimittel sollte auch Populus cp-Hämorrhoidal-Salbe in Schwangerschaft und Stillzeit nur nach Rücksprache mit dem Arzt angewendet werden.

Nebenwirkungen
Bisher keine bekannt

Wechselwirkungen mit anderen Mitteln
Hinweis: Bei der Behandlung mit Populus cp-Hämorrhoidal-Salbe kann es wegen der Hilfsstoffe weißes Vaselin und dickflüssiges Paraffin bei gleichzeitiger Anwendung von Kondomen aus Latex zu einer Verminderung der Reißfestigkeit und damit zu Beeinträchtigung der Sicherheit solcher Kondome kommen.

Dosierungsanleitung, Art und Dauer der Anwendungsgebiete
Populus cp-Hämorrhoidal-Salbe 1- bis 2-mal täglich anwenden. Etwa eine bohnengroße Menge Salbe in den After einführen oder äußerlich auftragen. Es empfiehlt sich, die Behandlung mit Populus cp-Hämorrhoidal-Salbe nach Rücksprache mit dem Arzt über einen längeren Zeitraum durchzuführen.

Praxistipp
In der Regel empfiehlt es sich die Behandlung mit Populus cp-Hämorrhoidal-Salbe über einen längeren Zeitraum durchzuführen.

Packungsgröße
50 g Salbe (N1) PZN 0552113

Populus cp-Hämorrhoidal-Zäpfchen

Nicht blutende Hämorrhoiden

Entzündungswidrig, abschwellend, juckreizstillend; günstige Beeinflussung stauungsbedingter Beschwerden wie Juckreiz, Brennen und Entzündungen oder Hauteinrisse

Zusammensetzung
1 Zäpfchen enthält als arzneilich wirksame Bestandteile:

- Adermittel 2 Hamamelis cp
  Avena sativa, Hydrastis canadensis, Malva silvestris, Sanguinaria canadensis, Achillea millefolium, Aesculus hippocastanum, Hamamelis virginiana, jeweils spag. Krauß Ø=D3 1,43 mg
- Gewebemittel 5 Conium cp
  Conium maculatum, Pimpinella saxifraga, Rhus toxicodendron, Vincetoxicum officinale, Phytolacca decandra, jeweils spag. Krauß Ø=D3 2,0 mg
- Populus cp-Fluid
  Althaea officinalis e foliis, Althaea officinalis e radice, Conium maculatum, Ervum lens, Hamamelis virginiana, Phytolacca decandra, Populus alba, Populus tremula, Sambucus nigra, jeweils spag. Krauß Ø=D3 2,22 mg

Sonstiger Bestandteil: Hartfett.

Anwendungsgebiete
- **Nicht blutende und entzündliche Hämorrhoiden**
- **Rhagaden und Fissuren im Analbereich**

Gegenanzeigen
Überempfindlichkeit gegen Giftsumachgewächse.
Wie alle Arzneimittel sollte auch Populus cp-Hämorrhoidal-Zäpfchen in Schwangerschaft und Stillzeit nur nach Rücksprache mit dem Arzt angewendet werden.

Neben-/Wechselwirkungen
Bisher keine bekannt

Dosierungsanleitung, Art und Dauer der Anwendungsgebiete
Populus cp-Hämorrhoidal-Zäpfchen 1- bis 2-mal täglich einführen. Zäpfchen in den Aftereinführen. Es empfiehlt sich, die Behandlung mit Populus cp-Hämorrhoidal-Zäpfchen nach Rücksprache mit dem Arzt über einen längeren Zeitraum durchzuführen.

Packungsgröße
10 Zäpfchen (N1) PZN 0552165

Rhododendron cp-Fluid

Tonussteigerung

Tonikum, Roborans, Antineuralgikum

Zusammensetzung
100 g Lösung enthalten als arzneilich wirksame Bestandteile:
Aconitum napellus, Rhododendron ferrugineum, Rosa canina, Rosmarinus officinalis, Vitis vinifera, jeweils spag. Krauß Dil. D4 20,0 g

Anwendungsgebiete
- **Entzündliche und degenerative Muskel- und Gelenkerkrankungen**
- **Neuralgien**
- **Entsäuerung** (Harnsäure ausscheidend) (1–2 Tropfen in einem Glas Wasser gelöst über den Tag verteilt trinken)
- (Schlaffe) Lähmungen, Atrophien, z.B. als Verletzungsfolge, bei Apoplex, Kinderlähmung (Einreibungen und Massagen mit Rhododendron cp-Salbe S oder Rhododendron cp-Fluid, z.B. mit 5 Tropfen an gelähmten Extremitäten bei Apoplex), insbesondere der rechten Körperhälfte
- Überreizungszustände/**Allergien** (verdünnt – 3 Tropfen in einem Glas Wasser gelöst über den Tag verteilt trinken)
- Chronische reaktionsarme Muskel- und Gelenkerkrankungen
- Sehnenscheidenentzündung (äußerlich als Salbe)
- Fersensporn (äußerlich z.B. als Salbe auftragen, Einlage mit entsprechender Aussparung verwenden)
- Atonische Obstipation (den Bauch im Uhrzeigersinn mit Rhododendron cp-Fluid einreiben)
- Depressive Verstimmungen (zusammen mit Fieber- und Nervenmittel 1 Aconitum cp und Viscum album cp-Fluid S)
- Unterreizungszustände (unverdünnt)
- Schwächezustände (1 Tropfen in die Fußsohle einreiben), Abgespanntheit, Ermüdungserscheinungen, Folgen von Überanstrengung, auch Konzentrationsschwäche (Tonikum)
- Rekonvaleszenz (s. auch Adermittel 3 Hydrastis cp und Lymphmittel 2 Abrotanum cp)
- Wachstumsförderung (Einreibung am Plexus solaris)
- Schilddrüsenunterfunktion mit Antriebsschwäche (unverdünnt)

Gegenanzeigen
Nicht anwenden bei Alkoholkranken.
Wegen des Alkoholgehaltes soll das Präparat bei Leberkranken nur nach Rücksprache mit dem Arzt angewendet werden.
Wie alle Arzneimittel sollte Rhododendron cp-Fluid, auch wegen des Alkoholgehaltes, in der Schwangerschaft und Stillzeit nur nach Rücksprache mit dem Arzt angewendet werden.
Aufgrund des Alkoholgehaltes sollte das Arzneimittel bei Kindern unter 12 Jahren nicht angewendet werden.

Neben-/Wechselwirkungen
Bisher keine bekannt

Dosierung

unverdünnt:	3-mal täglich 5 Tropfen
verdünnt:	3 Tropfen in 1/8 Liter Wasser gelöst über den Tag verteilt schluckweise trinken

Augendiagnostische Hinweise
Dunkle Wolken, Krypten, Säurezeichen [Hemm 1998]. Harnsaure Diathese, hydrogenoide Konstitution. Zeichen der erniedrigten Sensibilität: Abdunkelungen, Dunkellinien; Kleinpupille; weite Krausenzone, Radiärfurchen, Solarstrahlen, Keilzeichen.

Pulsdiagnose
Zur Dämpfung von Überreizungszuständen kann man bei einem **Pulsus exundans** der chinesischen Pulsdiagnose 1–2 Tropfen Rhododendron cp-Fluid in einem Glas Wasser lösen und dies löffelweise über den Tag verteilt einnehmen lassen.

Praxistipp
Rhododendron cp-Fluid kann auch äußerlich für Einreibungen oder Umschläge angewendet werden.

Enthalten in
Rhododendron cp-Salbe S

Packungsgrößen

50 ml Lösung (N1)	PZN 0552254
100 ml Lösung (N2)	PZN 6153153

Rhododendron cp-Salbe S

Durchblutungsfördernd

Schmerzlindernd, fördert die Durchblutung der betroffenen Areale, fördert den Abbau und die Ausscheidung von abgelagerten Stoffwechselendprodukten und Schlackenstoffen

Zusammensetzung

100 g Salbe enthalten als arzneilich wirksame Bestandteile:

Aconitum napellus, Rhododendron ferrugineum, Rosa canina, Rosmarinus officinalis, Vitis vinifera, jeweils spag. Krauß Dil. D4 2,0 g

Sonstige Bestandteile:

Weißes Vaselin, Wollwachs, dickflüssiges Paraffin, Erdnussöl, gereinigtes Wasser.

Anwendungsgebiete

- **Neuralgien, wie**
  - **Ischialgien**
  - **Sehnenscheidenentzündungen**
  - **Beschäftigungskrämpfe**
- **Nervenpunktmassage bei Atrophien und Paresen**

Gegenanzeigen

Wie alle Arzneimittel sollte auch Rhododendron cp-Salbe S in Schwangerschaft und Stillzeit nur nach Rücksprache mit dem Arzt angewendet werden.

Neben-/Wechselwirkungen

Bisher keine bekannt

Dosierungsanleitung, Art und Dauer der Anwendung

Rhododendron cp-Salbe S mehrmals täglich auf die betroffenen Stellen auftragen. Salbe vorzugsweise leicht einmassieren oder einen Salbenverband anlegen. Es empfiehlt sich, die Behandlung mit Rhododendron cp-Salbe S nach Rücksprache mit dem Arzt über einen längeren Zeitraum durchzuführen.

Packungsgröße

50 g Salbe (N1) PZN 6310598

Sambucus cp-Fluid

Spasmolyse

Sedativum; senkt die gesteigerte Sensibilität, Juckreiz stillend

Zusammensetzung
100 g Lösung enthalten als arzneilich wirksame Bestandteile:
Allium cepa, Chelidonium majus , Podophyllum peltatum, Ruta graveolens, Sambucus nigra, jeweils spag. Krauß Dil. D4 20,0 g

Anwendungsgebiete
- **Krämpfe und Koliken** innerer Organe (Darm, Galle, Magen usw.), z.B. bei spastischer Obstipation, Dysmenorrhö, zur Muskelentkrampfung
- **Juckreiz**, juckende Ekzeme (z.B. Urtikaria, Psoriasis) (auch äußerlich als Fluid oder Salbe)
- Spasmen der glatten Muskulatur, insbesondere des Magen-Darm-Traktes, der Atem-, Harn- und Gallenwege
- Schluckauf
- Spastische Diathese
- (Psychische) Erregungszustände, Epilepsie
- Einschlafstörungen (5 Tropfen mit 1 Esslöffel Wasser verdünnt vor dem Schlafengehen nehmen; zusätzlich äußerlich an Stirn, Schläfen und Nacken einreiben)
- nervöser Bluthochdruck
- Allergien
- Reizhusten, Keuchhusten (10 Tropfen Sambucus cp-Fluid mit 15 Globuli Brustmittel 3 Drosera cp in 1/8 Liter Wasser lösen und schluckweise zwischen den Anfällen trinken lassen), Asthma bronchiale
- Wurmerkrankungen (in Kombination mit Darmmittel 1 Allium cp oder Darmmittel 2 Tanacetum cp; jeweils 5 Tropfen vor den Mahlzeiten)

Gegenanzeigen
Nicht anwenden bei Alkoholkranken.
Wegen des Alkoholgehaltes soll das Präparat bei Leberkranken nur nach Rücksprache mit dem Arzt angewendet werden.
Wie alle Arzneimittel sollte Sambucus cp-Fluid, auch wegen des Alkoholgehaltes, in der Schwangerschaft und Stillzeit nur nach Rücksprache mit dem Arzt angewendet werden.
Aufgrund des Alkoholgehaltes sollte das Arzneimittel bei Kindern unter 12 Jahren nicht angewendet werden.

Neben-/Wechselwirkungen
Bisher keine bekannt

Dosierung
3-mal täglich 5 Tropfen

Augendiagnostische Hinweise
Zeichen der erhöhten Sensibilität: Aufhellungen, Großpupille, enge Krausenzone, Reizradiären, Zickzack-Radiären, Neuroblitze.

Praxistipp
Sambucus cp-Fluid kann bei Pruritus auch äußerlich als Einreibung angewendet werden.

Enthalten in
Sambucus cp-Salbe S
Nettiderma®-Salbe
Nettigall®

Packungsgrößen

50 ml Lösung (N1)	PZN 0552633
100 ml Lösung (N2)	PZN 6153199

Sambucus cp-Salbe S

Spasmen

verschiedener Genese

Zusammensetzung
100 g Salbe enthalten als arzneilich wirksame Bestandteile:
Allium cepa, Chelidonium majus , Podophyllum peltatum, Ruta graveolens, Sambucus nigra, jeweils spag. Krauß Dil. D4 2,0 g

Sonstige Bestandteile:
Weißes Vaselin, Wollwachs, dickflüssiges Paraffin, Erdnussöl, gereinigtes Wasser.

Anwendungsgebiet
– **Spasmen verschiedener Genese sowie bei Pruritus, z.B. bei Ekzemen**

Gegenanzeigen
Wie alle Arzneimittel sollte auch Sambucus cp-Salbe S in Schwangerschaft und Stillzeit nur nach Rücksprache mit dem Arzt angewendet werden.

Neben-/Wechselwirkungen
Bisher keine bekannt

Dosierungsanleitung, Art und Dauer der Anwendung
Sambucus cp-Salbe S mehrmals täglich auf die betroffenen Stellen auftragen. Salbe vorzugsweise leicht einmassieren oder einen Salbenverband anlegen. Es empfiehlt sich, die Behandlung mit Sambucus cp-Salbe S nach Rücksprache mit dem Arzt über einen längeren Zeitraum durchzuführen.

Packungsgröße
50 g Salbe (N1) PZN 6310581

Viscum album cp-Fluid S

Ausgleich bei nervösen Störungen

Erschöpfungszustände, Neurosen, Schmerzen, Schlafstörungen, nervöser Ausgleich, Zustände in Folge von Überanstrengung; aus naturheilkundlicher Sicht Vermittler der „Allkraft" und der Ordnung, fördert die Aufnahme von „Od" nach Reichenbach, kräftigt den Sympathikus im alten naturheilkundlichen Sinne (Lebensnerv) und aktiviert so die Lebenskraft

Zusammensetzung
100 g Lösung enthalten als arzneilich wirksame Bestandteile:
Achillea millefolium, Agaricus muscarius, Arnica montana, Avena sativa, Cimicifuga racemosa, Genista scoparia, Menyanthes trifoliata, Ruta graveolens, Sanguinaria canadensis, Viscum album, jeweils spag. Krauß Dil. D4 10,0 g

Anwendungsgebiete
- **Nervöse Erschöpfung, Überarbeitung, Neurasthenie mit Schwäche (3-mal täglich 10–20 Tropfen innerlich)**
- **Zur Beruhigung**
- **Schmerzen** (zur lokalen Anwendung: äußerlich als Fluid oder Salbe einsetzen), Neuralgien (äußerlich an Stirn, Genick und auf schmerzenden Stellen), Kopfschmerzen, Migräne, Menstruationsbeschwerden, Brustschmerzen während der Periode (dabei äußerlich als Salbe oder Umschlag)
- Leichte Verbrennungen
- Nervöse Erregungszustände, z.B. Organneurosen, Schlafstörungen (verdünnt: ca. 5–10 Tropfen in einem Glas Wasser über den Tag verteilt trinken, bei Organneurosen durch 10 Globuli Fieber- und Nervenmittel 1 Aconitum cp D10 und entsprechende Organmittel ergänzen), Neurasthenie mit erhöhter Erregbarkeit
- Angstzustände
- Folgen von Schlafmangel
- Zur Desensibilisierung bei Allergien und Asthma nervosa

Gegenanzeigen
Nicht anwenden bei Alkoholkranken. Wegen des Alkoholgehaltes soll das Präparat bei Leberkranken nur nach Rücksprache mit dem Arzt angewendet werden.
Wie alle Arzneimittel sollte Viscum album cp-Fluid S, auch wegen des Alkoholgehaltes, in der Schwangerschaft und Stillzeit nur nach Rücksprache mit dem Arzt angewendet werden.

Aufgrund des Alkoholgehaltes sollte das Arzneimittel bei Kindern unter 12 Jahren nicht angewendet werden.

Neben-/Wechselwirkungen
Bisher keine bekannt

Dosierung

unverdünnt:	3- bis 5-mal täglich 10–20 Tropfen
verdünnt:	ca. 5 Tropfen in einem Glas Wasser über den Tag verteilt schluckweise trinken

Augendiagnostische Hinweise
Radiärfurchen, Neuronennetze, Neurohäkchen, Neuritisfasern, oxygenoide Konstitution, spasmophile Diathese, Zickzack-Krause, Bandkrause [Hemm 1998].

Praxistipp
Bei Erschöpfungszuständen mit Nervosität und erhöhter Reizbarkeit wird Viscum album cp-Fluid S in unverdünnter Form, 3-mal täglich 10–20 Tropfen, gegeben.
Bei nervösen Erregungszuständen, u.a. bei Herzneurosen und Schlafstörungen wird Viscum album cp-Fluid S in verdünnter Form, 1–5 Tropfen in einer Tasse Wasser verdünnt schluckweise und über den Tag verteilt, gegeben.
Viscum album cp-Fluid S kann auch äußerlich, z.B. bei Schmerzen als Einreibung an der entsprechenden Stelle (Stirn, Schläfe, Magen etc.) angewendet werden.

Enthalten in
Viscum album cp-Salbe S

Packungsgrößen

50 ml Lösung (N1)	PZN 4991370
100 ml Lösung (N2)	PZN 6153236

Viscum album cp-Salbe S

Schmerzen, Neuralgien

Ausgleichend auf das Nervensystem, entzündungshemmend, heilungsfördernd

Zusammensetzung

100 g Salbe enthalten als arzneilich wirksame Bestandteile:

Achillea millefolium, Agaricus muscarius, Arnica montana, Avena sativa, Cimicifuga racemosa, Genista scoparia, Menyanthes trifoliata, Ruta graveolens, Sanguinaria canadensis, Viscum album, jeweils spag. Krauß Dil. D4 1,0 g

Sonstige Bestandteile:

Weißes Vaselin, Wollwachs, dickflüssiges Paraffin, Erdnussöl, gereinigtes Wasser.

Anwendungsgebiete

- **Schmerzzustände, z.B.**
  - **Narbenschmerzen**
  - **Verbrennungen und**
  - **Neuralgien**
- **Nervenpunktmassage**

Gegenanzeigen

Überempfindlichkeit gegen Arnika. Wie alle Arzneimittel sollte auch Sambucus cp-Salbe S in Schwangerschaft und Stillzeit nur nach Rücksprache mit dem Arzt angewendet werden.

Neben-/Wechselwirkungen

Bisher keine bekannt

Dosierungsanleitung, Art und Dauer der Anwendungsgebiete

Viscum album cp-Salbe S mehrmals täglich auf die betroffenen Stellen auftragen. Salbe vorzugsweise leicht einmassieren oder einen Salbenverband anlegen. Es empfiehlt sich, die Behandlung mit Viscum album cp-Salbe S nach Rücksprache mit dem Arzt über einen längeren Zeitraum durchzuführen.

Packungsgröße

50 g Salbe (N1) PZN 6153294

ISO-Augentropfen C

Nicht bakterielle Konjunktivitis

Zusammensetzung
10 g Augentropfen enthalten als arzneilich wirksame Bestandteile:
Gewebemittel 5 Conium cp, Stoffwechselmittel 12 Euphrasia cp, Adermittel 2 Hamamelis cp, Populus cp-Fluid, Konstitutionsmittel 1 Thuja cp, jeweils spag. Krauß D4 30 mg

Weitere Bestandteile:
Benzalkoniumchlorid (Konservierungsmittel) 1 mg, Hefe, Saccharose, Ethanol, Natriumchlorid, Wasser für Injektionszwecke

Anwendungsgebiete
- **Akute und chronische Konjunktivitis verschiedener Genese, u.a. auch bei Heuschnupfen, Katarrhen, Ermüdungserscheinungen, insbesondere nach Überanstrengung**

Gegenanzeigen
Überempfindlichkeit gegen Giftsumachgewächse

Neben-/Wechselwirkungen
Bisher keine bekannt

Dosierung
Mehrmals täglich 1 Tropfen einträufeln, Tropfen in den Bindehautsack einträufeln.

Besondere Hinweise
Tropfflasche nach Gebrauch sofort verschließen. Nach Anbruch höchstens 6 Wochen verwendbar. Nicht über 25 °C lagern.

Packungsgröße
10 ml Tropfflasche (N1) PZN 6153265

Jsonettin® S

Erkältung und grippale Infekte

Zusammensetzung
1 Tablette enthält als arzneilich wirksame Bestandteile:

Darmmittel 1 Allium cp spag. Krauß D4 40 mg, Stoffwechselmittel 10 Centaurium cp spag. Krauß D4/D6 60 mg

Weitere Bestandteile:

Lactose 1 H_2O, Hefe, Magnesiumstearat, Weizenstärke

Anwendungsgebiete
- **Fieberhafte Erkältungskrankheiten und grippale Infekte, u. a. auch als Adjuvans bei Infektionskrankheiten, insbesondere des Magen-Darm-Traktes**

Gegenanzeigen, Neben-/Wechselwirkungen
Bisher keine bekannt

Dosierung
Bei akuten Beschwerden in den ersten 1–2 Tagen stündlich 1–2 Tabletten bis zum Eintritt der Besserung einnehmen. Zur folgenden Behandlung 3-mal täglich 1–2 Tabletten einnehmen.

Kinder unter 12 Jahren nehmen in der Regel bei akuten Beschwerden in den ersten 1–2 Tagen alle 2 Stunden 1 Tablette. Zur nachfolgenden Behandlung wird 3-mal täglich 1 Tablette gegeben. Tabletten vorzugsweise langsam im Mund zergehen lassen.

Packungsgröße
150 Tabletten (N1) PZN 6310575

Jsoskleran®

Durchblutung

Zusammensetzung

1 Tablette enthält als arzneilich wirksame Bestandteile:

Arnica montana spag. Krauß Trit. D30, Adermittel 1 Avena cp spag. Krauß D12, Fieber- und Nervenmittel 1 Aconitum cp spag. Krauß D12, Gewebemittel 6 Vincetoxicum cp spag. Krauß D12, Lymphmittel 1 Echinacea cp spag. Krauß D12, Stoffwechselmittel 6 Solidago cp D12, Populus cp-Fluid D12, jeweils 14,3 mg

Weitere Bestandteile:

Lactose 1 H_2O, Hefe, Magnesiumstearat, Weizenstärke

Anwendungsgebiete

- **Koronare und zerebrale arteriosklerotische Durchblutungsstörungen, z.B.**
  - **koronare Herzkrankheit**
  - **Hypertonie**
  - **Zerebralsklerose**
- **Prophylaxe von arteriosklerotischen Gefäßveränderungen**

Gegenanzeigen

Bei Schilddrüsenerkrankungen sollte das Präparat nicht ohne ärztlichen Rat angewendet werden.

Nebenwirkungen

Eine bestehende Schilddrüsenüberfunktion (Hyperthyreose) kann verstärkt werden.

Wechselwirkungen

Bisher keine bekannt

Dosierung

3-mal täglich 1–2 Tabletten einnehmen. Tabletten vorzugsweise langsam im Mund zergehen lassen.

Packungsgrößen

150 Tabletten (N1)	PZN 0553822
2000 Tabletten	PZN 0553839

Jsostoma® S

Reizmagen

Zusammensetzung

1 Tablette enthält als arzneilich wirksame Bestandteile:

Cochlearia officinalis, Hydrastis canadensis, Matricaria chamomilla, Nasturtium officinale, Sarsaparilla, Scrophularia nodosa, Strychnos nux-vomica, Veronica officinalis, jeweils spag. Krauß Trit. D4 11,11 mg, Tussilago farfara spag. Krauß Trit. D6 11,11 mg

Weitere Bestandteile:

Lactose 1 H_2O, Hefe, Magnesiumstearat, Weizenstärke

Anwendungsgebiete

- **Akute und chronische Gastritis**
- **Nervöse und funktionelle Magen-Darm-Störungen**
  - **Völlegefühl**
  - **Meteorismus**
  - **Dyspepsie**
  - **u.a. nach Operationen**
  - **nach Genuss von fetten oder schwer verdaulichen Speisen sowie übermäßigem Alkohol- und Nikotinkonsum**

Gegenanzeigen, Neben-/Wechselwirkungen

Bisher keine bekannt

Dosierung

Soweit nicht anders verordnet, bei akuten Beschwerden in den ersten 1–2 Tagen stündlich 1–2 Tabletten bis zum Eintritt einer Besserung einnehmen. Zur nachfolgenden Behandlung 3-mal täglich 1–2 Tabletten einnehmen. Tabletten vorzugsweise vor den Mahlzeiten langsam im Mund zergehen lassen.

Besondere Hinweise

Häufig empfiehlt es empfiehlt sich, die Behandlung mit Jsostoma® S über einen längeren Zeitraum durchzuführen.

Packungsgrößen

50 Tabletten (N1)	PZN 1838550
150 Tabletten (N1)	PZN 6310569

Nettiderma®-Salbe

Juckende Dermatosen

Zusammensetzung

100 g Salbe enthalten als arzneilich wirksame Bestandteile:

Adermittel 2 Hamamelis cp spag. Krauß D6 100 mg, Darmmittel 2 Tanacetum cp spag. Krauß D6 150 mg, Fieber- und Nervenmittel 2 Cinchona cp spag. Krauß D6 150 mg, Gewebemittel 2 Equisetum cp spag. Krauß D6 200 mg, Konstitutionsmittel 1 Thuja cp spag. Krauß D6 100 mg, Stoffwechselmittel 3 Scrophularia cp spag. Krauß D6 300 mg, Sambucus cp-Fluid spag. Krauß D4 2,0 g

Weitere Bestandteile:

Hefe, Ethanol, Saccharose, gereinigtes Wasser, weißes Vaselin, Wollwachs, dickflüssiges Paraffin, Erdnussöl

Anwendungsgebiete

- **Juckende Dermatosen, z.B. Ekzeme, Intertrigo, Impetigo, Pyodermien**

Gegenanzeigen

Während der Schwangerschaft und Stillzeit sollte das Präparat nicht angewendet werden.

Neben-/Wechselwirkungen

Bisher keine bekannt

Dosierung

Mehrmals täglich auf die betroffenen Stellen auftragen. Salbe vorzugsweise leicht einmassieren oder einen Salbenverband anlegen.

Besondere Hinweise

In der Regel empfiehlt es sich, die Behandlung mit Nettiderma®-Salbe über einen längeren Zeitraum durchzuführen.

Packungsgröße

50 g Salbe (N1) PZN 0551674

Nettigall®

Cholezystopathie, Hepatopathie

Zusammensetzung

1 Tablette enthält als arzneilich wirksame Bestandteile:

Aesculus hippocastanum, Carduus marianus, Chelidonium majus, Podophyllum peltatum, Strychnos nux-vomica, jeweils spag. Krauß D4 20 mg, Natrium sulfuricum D3 30 mg, Darmmittel 1 Allium cp, Fieber- und Nervenmittel 1 Aconitum cp, Gewebemittel 10 Podophyllum cp, Stoffwechselmittel 2 Lycopodium cp, jeweils spag. Krauß D4 2,0 mg, Sambucus cp-Fluid spag. Krauß D4 30 mg

Weitere Bestandteile:

Lactose 1 H_2O, Hefe, Magnesiumstearat, Weizenstärke

Anwendungsgebiete

- **Akute und chronische Cholezystopathie, z.B.**
  - **Entzündungen der Gallenblase und -wege**
  - **Steinbildung**
  - **Beschwerden nach Gallenblasenoperationen (Postcholezystektomie-Syndrom)**
- **Hepatopathien**

Gegenanzeigen

Überempfindlichkeit gegen Giftsumachgewächse.

Während der Schwangerschaft und Stillzeit sollte das Präparat nicht angewendet werden.

Neben-/Wechselwirkungen

Bisher keine bekannt

Dosierung

Bei akuten Beschwerden in den ersten Tagen 1–2 Tagen stündlich 1–2 Tabletten bis zum Eintritt der Besserung einnehmen. Zur nachfolgenden Behandlung 3-mal täglich 1–2 Tabletten einnehmen. Tabletten vorzugsweise vor den Mahlzeiten langsam im Mund zergehen lassen.

Packungsgröße

100 Tabletten (N1) PZN 6158133

Pesendorfer-Salbe®

Rheuma

100 g Salbe enthalten als arzneilich wirksame Bestandteile:
Adermittel 2 Hamamelis cp, Gewebemittel 5 Conium cp, Lymphmittel 1 Echinacea cp, Stoffwechselmittel 5 Berberis cp jeweils spag. Krauß D4 4,0 g, Populus cp-Fluid spag. Krauß D4 8,0 g

Weitere Bestandteile:
Hefe, Ethanol, Saccharose, gereinigtes Wasser, weißes Vaselin, Wollwachs, dickflüssiges Paraffin, Erdnussöl

Anwendungsgebiete

- **Entzündliche und degenerative rheumatische Erkrankungen der Muskeln und Gelenke, z.B.**
  - **Chronische Polyarthritis**
  - **Arthrose**
  - **Gicht**
  - **Lumbago**
- **Drüsenschwellungen**

Gegenanzeigen

Überempfindlichkeit gegen Giftsumachgewächse.
Bei Schilddrüsenerkrankungen sollte das Präparat nicht ohne ärztlichen Rat angewendet werden.

Nebenwirkungen

Eine bestehende Schilddrüsenüberfunktion (Hyperthyreose) kann verstärkt werden.

Wechselwirkungen

Bisher keine bekannt

Dosierung

Pesendorfer-Salbe® mehrmals täglich auf die betroffenen Stellen auftragen. Salbe vorzugsweise leicht einmassieren oder einen Salbenverband anlegen.

Packungsgrößen

50 g Salbe (N1)	PZN 0551800
200 g Salbe (N3)	PZN 4946211

Anhang

Glossar

Die Begriffserklärungen stützen sich auf das naturheilkundliche Verständnis und sind nicht zwangsläufig identisch mit denen der wissenschaftlichen Medizin.

Absteigende Lymphe
Der Begriff stammt von Krauß. Schlacken werden aus dem Zellstoffwechsel ins Interstitium abgegeben; solche Schlackenstoffe werden normalerweise über Venen und Lymphgefäße absorbiert und zur Ausscheidung gebracht. Gemeint sind die lymphatischen Anteile, die gleichzeitig der Entgiftung dienen.

Antagonismus
Die Beziehung der Körperteile zueinander ist unter Sympathie (Seite 486) dargelegt. Für den Antagonismus gilt grundsätzlich das Gleiche, lediglich die Reaktionsart ist anders.

So kann nämlich die Veränderung eines Teiles genau die entgegengesetzte Veränderung eines anderen bewirken. Diese Gesetzmäßigkeit kann Ursache vieler Krankheiten aber eben auch ihrer Heilung sein. So kann z.B. unterdrückte Hauttätigkeit einen Durchfall hervorrufen oder unterdrückter Fußschweiß kann ein Asthma bronchiale auslösen; Asthmamittel alleine helfen hier nicht weiter.

Antagonismus und Sympathie sollten also weitestgehend bei der Diagnose und Behandlung Berücksichtigung finden, weiterhin sind sie Grundlage der veränderten Krankheiten und finden ihren therapeutischen Niederschlag in der Lehre der Ableitung und des Gegenreizes.

Arcanum vitae
„Lebenselexier“ (Arcanum, lat. Geheimmittel, Wundermittel; vitae, lat. des Lebens)

Asthenie
Schnelle Ermüdbarkeit, Kraftlosigkeit, Schwäche (auch psychisch) (Neurasthenie, Seite 485).

Atonie
Spannungsarmut, Schlaffheit, Erschlaffung in Folge fehlender Gewebespannung.

Aufsteigende Lymphe
Der Begriff stammt von Krauß. Sie entspricht der nährenden Feuchtigkeit (Schleim – Phlegma) im humoralpathologischen Sinne und dient dem Ersatz verbrauchten Substrates. Gemeint sind die lymphatischen Anteile, die primär der Ernährung und Kräftigung dienen.

Colon irritabile
Siehe auch Colica mucosa und Seite 22

Darmfistel
Siehe Analfistel Seite 39

Diarrhoea paradoxa
Verstopfungsdurchfall; Entleerung eines Gemisches aus festem Kot und dünnflüssigen Massen.

Diathese
Neigung bzw. Bereitschaft des Körpers zu bestimmten Krankheiten.

– **Dyskratische Diathese**
Krankheitsbereitschaft mit der Neigung zur Säfteentmischung (Dyskrasie, Seite 26).

– ***Rheumatische Diathese***
Spezifische Krankheitsbereitschaft, auf unterschiedliche Reize immer in der gleichen Art und Weise, namentlich mit übermäßigen Reaktionen an serösen Häuten zu reagieren, vgl. katarrhalisch-rheumatische Konstitution (Seite 30)

Disposition
Krankheitsbereitschaft; die angeborene oder erworbene Anfälligkeit eines Organismus für Erkrankungen.

Ekzem
Mögliche Entstehungsfaktoren: allergisch, endogen (konsensuell und antagonistisch) und exogen (Kontaktekzem).

Fußbad, ansteigend

Gebrauchsgegenstände
- Wanne
- Wasser
- Badethermometer

Kontraindikationen
- Sehr starke Neigung zu oder bereits vorhandene Krampfadern

Vorgehensweise
- Knöcheltief Wasser mit einer Temperatur von 37 Grad Celsius in die Wanne geben.
- Dauer des Fußbades: 15–20 Minuten
- Während dieser Zeit sollte immer wieder heißes Wasser zugegeben werden, um die Temperatur langsam zu steigern.
  Sie sollte zuletzt 42 Grad Celsius betragen.
  Wenn es dem Patienten zu heiß wird, vorher aufhören.

Grundstärke
Die Grundstärke entspricht der niedrigsten in der JKH herstellbaren Potenz, der D4.

Hepato-renales Syndrom
Konsensuelle Nierenreaktionen infolge von Leberfunktionsstörungen. „Die Leber macht harnfähig, was harnpflichtig ist." Von Deck in die augendiagnostische Phänomenologie übertragen.

Humoralpathologie
Seit der Antike bis in das 19. Jahrhundert vorherrschendes medizinisches Erklärungsmodell mit der Beschreibung warmer und kalter bzw. trockener und feuchter Veränderungen. In der Vier-Säfte-Lehre sind den postulierten Körpersäften die Elemente zugeordnet:
- Schwarzgalle (Erde)
- Phlegma (Wasser)
- Blut (Luft) und
- Gelbgalle (Feuer)

In der Humoralpathologie werden alle Krankheiten aus der fehlerhaften Zusammensetzung des Blutes und der Körpersäfte (Dyskrasie, Seite 26) sowie der Anhäufung von Schadstoffen abgeleitet.

Hyperergie
Gesteigerte Empfindlichkeit, Reaktionsbereitschaft und Reizbeantwortung eines sensibilisierten Gewebes bzw. Organismus bei Kontakt mit einem Antigen (Allergie).

Intramurales System
In den Wänden von Hohlorganen gelegene Anteile wie Muskeln und vermittelnde Anteile des Nervensystems.

Irritabilität
Fähigkeit zur Reizbeantwortung. Sie ist im gesamten Organismus gleich und korrespondiert mit der Sensibilität (Seite 486).

Katarrh
Den Schleimhäuten eigentliche Reaktion bezüglich der Qualität und Quantität der Schleimhautfunktion. Häufig mit subepithelialem Venenstau, keine echte Entzündung.

Kochungen
In der Humoralpathologie (Seite 483) wird die Assimilation in drei Kochungen unterschieden:
Die **erste Kochung** beginnt mit dem Appetit, der entweder aus einem animalischen oder aus einem natürlichen Antrieb (Substanzmangel in Leber/Magen) resultiert. Die Fremdstoffe werden im Mund zerkleinert und im Magen homogenisiert.
Die **zweite Kochung** erfolgt in der Leber und führt zur endgültigen Umwandlung in Blut. Dabei nimmt die Leber den Nahrungssaft (Chylus) aus dem Darm auf und verwandelt ihn in Blut. Die anfallenden Überschussstoffe (Gallen und Phlegma) werden in Gallenblase, Milz (Magen) und Lymphe geleitet.
In der **dritten Kochung**, dem Übergang aus dem Blut in das Gewebe, erfolgt dann die Assimilation in die Körpersubstanz.

Kongestion
Lokale Blutfülle im Sinne der arteriellen Hyperämie. Physiologisch wie pathologisch (Entzündung) möglich.

Konjunktivitis
Entzündung der Bindehaut des Auges. Neben den allgemein pathologischen Ursachen ist immer auch an ein allergisches Geschehen zu denken.

Konsensus
Systemumfassende Bereitschaft und Fähigkeit zur gleichsinnigen Mitreaktion der einzelnen Teile untereinander.

Konstitution
Gesamtheit körperlicher, seelischer und geistiger Anlagen eines Individuums, welche die Neigung zu bestimmten Erkrankungen oder Krankheitsarten als bevorzugte Reaktionsweise auf Belastungen einschließt und durch die Umwelt beeinflusst werden kann.

– ***Anämische Konstitution***
Konstitutionelle Neigung zum „Anämie-Syndrom"; dahinter können sich sämtliche Anämieformen verbergen. Insbesondere bei normochromen Formen müssen Laborparameter nicht auffällig sein.
– ***Atonisch-asthenische Konstitution***
Atonie (Spannungsarmut, Seite 481) und Asthenie (Kraftlosigkeit, Seite 481) besitzen eindeutig konstitutionelle Fixierung. Der Tonus (Seite 487) wird primär über das Nervensystem initiiert und die Sthenie wird hauptsächlich durch das hormonelle System geprägt.
– ***Hämangiotische Konstitution***
Neigung zu Hyperkinesien des arteriellen Systems mit Tendenz zu Hypertonie, Apoplexie, Sklerose; anfangs funktionelle Krankheitserscheinungen durch psychovegetative Übererregung.
– ***Oxygenoide Konstitution***
Konstitutionelle Neigung zu gesteigerten Verbrennungsvorgängen bei erhöhtem Substanzverbrauch, vermehrter Wärmebildung; unökonomischer Stoffwechsel mit Erhöhung der Entropie – ähnlich wie bei hyperthyreoten Zuständen, aber nicht identisch. Erkrankungen treten erst auf bei Verminderung der Ausscheidungsvorgänge.

Kristallose
Trocknungszustand, der zu Grieß- und Steinbildung führt.

Melancholie
Begriff aus der alten Temperamentslehre. Melancholie, die schwarze Galle, entspricht der Erdigkeit mit der Qualität trocken und kalt. Erschöpft sich aber nicht in der Beschreibung von „Traurigkeit", sondern bezeichnet die Reaktionslage des Gesamtsystems.

Neurasthenie
Asthenische (schwache) Reaktion des Nervensystems (vgl. Asthenie, Seite 481)

Neurolymphatismus
Reaktionsmechanismen wie bei der neuropathisch-neurolymphatischen Konstitution (Seite 48).

Nutrition
Ernährung der Zellen und Gewebe. Der Begriff steht für die Kochungen in den verschiedenen Abschnitten (Seite 484).

Peritonitis
Bauchfellentzündung; akute oder chronische Entzündung des Peritoneums.

Perthes-Test
Der Perthes-Test eignet sich zur Prüfung der Durchgängigkeit der tiefen Beinvenen und Kollateralen. Nach dem Anlegen einer Staubinde oberhalb von Varizen führt das Umhergehen über die Tätigkeit der Muskelpumpe bei intakten Venae perforantes und durchgängigen tiefen Venen zur Entleerung der zuvor prall gefüllten Krampfadern (Perthes-Zeichen).

Salzhemd
Bei Störungen der Nierenfunktion zur Ableitung auf die Haut.
Gebrauchsgegenstände:
Unterhemd, Topf, Wasser, genügend Salz

Vorgehensweise:
Ein Unterhemd wird in eine warme gesättigte Salzlösung eingetaucht, und in einem feuchtwarmen Zustand angezogen. In dieser Zeit entsteht eine Hautreizung, die zu einer sinnvollen Hautausdünstung führt. Damit wird traditionelles Wissen aufgegriffen, nach dem eine Heilung von innen nach außen eintritt.

Indikationen:
- Schwere Nierenkrankheiten
- Akute Infektionskrankheiten oder aber beim
- Herpes zoster (wo die Hauterscheinung nicht an die Oberfläche kommen will).

Dauer der Anwendung:
- Nieren- und Infektionskrankheiten: ca. 1 bis 3 Stunden im Bett verbringen
- Stoffwechselbedingte Hypertonie: ca. 20 Minuten
- Abdominell bedingte Hypertonie: ca. 20 Minuten

Sensibilität
Fähigkeit zur Reizaufnahme. Sie ist von Ort zu Ort (Körperteil) verschieden und ist an die Irritabilität (Seite 484) geknüpft.

Sympathie
Alle Körperteile stehen in Beziehung zueinander. Bei einer Erkrankung eines Organs sind andere Organe auch betroffen. Im Falle der Sympathie reagieren die anderen Teile gleichsinnig mit. Das heißt, bei einem Kopfschmerz durch aktiven Blutandrang reagiert der Magen sympathisch ebenfalls mit einer aktiven Kongestion, was dann zum Erbrechen führen kann, welches aber nebenbei das Kopfweh lindert.

Ebenso kann ein Erreger einen lokalen entzündlichen Reiz initiieren. Mitunter kommt es zur sympathischen Mitreaktion des gesamten Systems, was sich in Fieber, allgemeiner Lymphknotenschwellung und dergleichen ausdrücken kann.
Durch diese Sympathie der Körperteile können örtliche Leiden durch sinnvollen Einsatz von Energie schneller behoben werden. Gleichermaßen kommt es nicht zur Überbeanspruchung eines einzelnen Organs.
Einerseits zeigt sich hier das natürliche Heilbestreben des Körpers, andererseits ist diese Gesetzmäßigkeit umzulegen auf diverse therapeutische Maßnahmen, indem man bei dieser Sympathie hilft oder lenkt.
Beispiel: Ein kalter Beinguss bei aktiver Kopfkongestion bewirkt seinerseits einen Blutandrang und lindert die Kopfkongestion.
Siehe auch Antagonismus (Seite 481)

Tenesmen
Beständiger schmerzhafter Harn- oder Stuhldrang.

Tonus
Der Tonus ist eine Art Vorspannung der Gewebe. Zwar betrifft dies primär motorisch aktive Gewebe, aber nachdem jede Zelle alles kann, manche nur etwas spezifizierter, betrifft es doch alle Teile. Konstitutionelle Hintergründe sind in aller Regel gegeben. Früher wurde der Magen als Tonusgeber oder Tonus-Zentrum bezeichnet, vgl. Magenerschlaffung (Seite 230).

Trendelenburg-Test
Das Verfahren dient zur Diagnose venöser Klappeninsuffizienzen. Am hochgelagerten Bein wird das Venenblut aus Varizen ausgestrichen. Die Vena saphena magna wird unterhalb der Leistenbeuge mit einer Staubinde komprimiert und das Bein anschließend gesenkt.
Füllen sich die Venen nur langsam nach 30 Sekunden oder nicht, dann sind die Venae perforantes intakt, der Trendelenburg-Test ist negativ.
Die Füllung der Varizen innerhalb kürzerer Zeit deutet auf insuffiziente Verbindungsvenen hin, der Trendelenburg-Test ist positiv. Dabei ermöglicht die rapide Füllung nach distal von einer bestimmten Stelle an unter Umständen die Lokalisation der insuffizienten Perforansvene.
Eine schlagartige Füllung der Krampfader von der dekomprimierten Mündungsstelle der Vena saphena magna aus tritt bei deren Mündungsklappeninsuffizienz auf, der Trendelenburg-Test ist doppelt positiv.

Trockenbürsten der Haut
Zur Anregung der Schweißfunktion sowie der Blutspeicherfunktion der Haut.

Gebrauchsgegenstände:
Wurzelbürste oder Sisalhandschuh

Vorgehensweise:
Kreisende Bewegungen im Uhrzeigersinn mit leichtem bis mittlerem Druck. Man beginnt immer an dem Punkt der dem Herzen am Entferntesten liegt.
Wir beginnen somit also am rechten Fußrücken,
gehen an der Außenseite des rechten Beines hinauf bis zum Beckenrand,
an der Vorderseite des rechten Beines hinunter bis zum Fußrücken,
an der Innenseite des Beines hinauf bis zur Leiste,
jetzt kann man die rechte Fußsohle bearbeiten.
In der gleichen Weise verfährt man danach mit dem linken Bein,
danach mit dem Bauch,
dann den rechten Arm,
danach den linken Arm.
Nicht gebürstet wird der Brustraum.

Häufigkeit der Anwendung:
Täglich – am besten morgens direkt nach dem Aufstehen.

Indikationen:
- Wirkt ermunternd und erfrischend
- durchblutungsfördernd
- abhärtend
- abwehrsteigernd
- regt die Hautaktivität an (zum Beispiel: Schweißbildung)

Venosität
Gemeint ist die krankhaft erhöhte Venosität der traditionellen Heilkunde; es handelt sich um eine Vermehrung des Kohlenstoffes im Blut infolge einer Reihe von Allgemeinleiden (z.B. auch bei Erkrankungen der Atemwege und des Herzens). Dieser Zustand kann allgemeine und lokale Auswirkungen haben – wie etwa beim Hämorrhoidalleiden.

Vasomotoren
Gefäßnerven, Nerven des vegetativen Nervensystems, die eine Verengung (Vasokonstriktion) oder Erweiterung (Vasodilatation) der Gefäße auslösen.

Weiterführende Literatur

Babbitt, E.D. (1967): The principles of light and color [1. Auflage 1878]. Citadel Press Secausus, N.J.

Broy, J. (1992): Die Konstitution. Humorale Diagnostik und Therapie. Foitzick-Verlag, München

Helmstädter, A.: Spagyrische Arzneimittel, Pharmazie und Alchemie der Neuzeit, Heidelberger Schriften, Wissenschaftliche Verlagsgesellschaft Stuttgart (1990)

Hemm, W. (1998): Augendiagnose für die Praxis. Loseblattsammlung. Gesundheits-Dialog-Verlag, München

Hemm, W., Mair, S. (2003): Praktische Biochemie nach Dr. Schüßler. Alt bewährt, neu bearbeitet. Foitzick-Verlag, München

Krauß, Th. (1997): Die Grundgesetze der JSO-Komplex-Heilweise, 14. Auflage. Sonntag Verlag Stuttgart

Mair, S. (1996): Hypertonie/Hypotonie, die Behandlung mit der JSO-Komplex-Heilweise. Naturheilpraxis 3, S. 399-405

Mair, S. (2000): Nieren und Haut – Beziehungen und Therapie. Der Heilpraktiker und Volksheilkunde 1, S. 8–13

Mair, S. (2001): Entgiftung – Entschlackung. Naturheilpraxis 2, S. 193–195

Mair, S. (2001/2002): Kopfschmerzsyndrome. Praktisches diagnostisches und therapeutisches Vorgehen. HP-Heilkunde 11–12/2001, 1–2/2002

Reichenbach, K. von (1955): Odisch-magnetische Briefe. Karl F. Haug Verlag, Ulm

Rentsch, M. (1998): ISO-Fluide und ihre Wirkung auf den Organismus. Heilpraktiker & Volksheilkunde 7, S. 18–20

Richter, H.; Schünemann, M. (2000): Spagirisch heilen. Die JSO-Komplex-Heilweise. Foitzick-Verlag, München

Rüdinger, B. (2002): Wirksamkeit eines pflanzlichen spagirischen Kombinationspräparates bei funktioneller Dyspepsie. Ärztezeitschrift für Naturheilverfahren 43 (11), S. 727–731

Schünemann, M. (2000): Natürliche und naturheilkundliche Therapie der Allergie als immunpathologische Entzündung. Naturheilpraxis 9, S. 1417–1425

Wagner, R. (2000): Skrofulose – Reifestörung des Lymphsystems mit weitreichenden Folgen. Naturheilpraxis 6, S. 979–980

Wehrmann, W. (2001): Spagirik – Die erstaunliche Kosmetik von Innen beim Therapieren mit Kräften. Ein spagirisches Lymphmittel. Wir 2/2001, S. 58–60.

www.iso-arznei.de
www.cocura.de – Ihr Assistent für die JSO-Komplex-Heilweise

Indikationsverzeichnis (Index)